Gertraud Evers

Sprech-Stunden

Gertraud Evers

Sprech-Stunden

Erzählte Psychotherapie

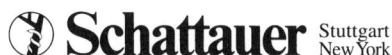 **Schattauer** Stuttgart New York

Dr. med. Gertraud Evers

Landmannstraße 9
35394 Gießen

E-Mail: Gertraud.Evers@gmx.de

Bibliografische Information der Deutschen Nationalbibliothek
Die Deutsche Nationalbibliothek verzeichnet diese Publikation in der Deutschen National-
bibliografie; detaillierte bibliografische Daten sind im Internet über http://dnb.d-nb.de
abrufbar.

© 2007 by Schattauer GmbH, Hölderlinstraße 3, 70174 Stuttgart, Germany
E-Mail: info@schattauer.de
Internet: http://www.schattauer.de
Printed in Germany

Lektorat: Volker Drüke, Münster
Umschlagabbildung: Dr. med. Gertraud Evers, Gießen
Satz: Typomedia GmbH, Ostfildern
Druck und Einband: fgb – freiburger graphische betriebe GmbH & Co. KG, Freiburg

ISBN-10: 3-7945-2537-X
ISBN-13: 978-3-7945-2537-9

Für

**Adalbert
Johanna und Charlotte**

Inhalt

Einleitung

»Wir lesen, damit wir wissen, dass wir nicht allein sind«, sagt der Literaturprofessor (Anthony Hopkins) zu seiner Kollegin (Debra Winger) in dem Film »Shadowlands«.

»… dass nämlich Lesen allezeit und für jedermann vielleicht nie etwas anderes war, als sich auf einen Punkt zu konzentrieren, um von dem unkontrollierbaren Fortgleiten der Welt nicht verführt und nicht zerstört zu werden. Nichts läse man, gar nichts, wenn nicht aus Angst.« (Alessandro Baricco, »Land aus Glas«)

Ich bin eine Psychotherapeutin, die für ihr Leben gern liest und schreibt. Ich liebe Geschichten, und immer wieder bin ich dankbar, dass diese Neigung und mein Brotberuf so gut zusammenpassen. Schon als ich mich auf den internistischen oder neurologischen Stationen vorrangig um die Leberzirrhose oder den Schlaganfall meiner Patienten und Patientinnen[1] kümmern sollte, interessierte ich mich am meisten für ihre Herkunft, ihre Beziehungen, ihre Arbeit, ihre Leidenschaften.

Als Psychiaterin und Psychotherapeutin richte ich nun meine Aufmerksamkeit ganz gezielt auf die Lebens- und Leidensgeschichten der Patienten. Das ist schon eine anstrengende Profession, manchmal nervtötend, manchmal herzzerreißend, aber stets von Neuem erfahre ich sie auch als Passion und bin fasziniert von der Vielfalt menschlichen Erlebens und Verhaltens, der Fülle sinnlicher Details und intensiver Augenblicke.

Zwischen beredter Theorie und verschwiegener Praxis suche ich den Raum zur Entfaltung von Patientengeschichten. In diesem Buch werden vier ausführliche

---

1 Wenn in der Folge von Patienten die Rede ist, sind Männer und Frauen gemeint. Ich bin eine Frau, also eine Therapeut*in*, ich arbeite mit Männern und mit Frauen, und es versteht sich von selbst, dass in der Psychotherapie das Geschlecht und die sexuelle Identität sowie deren komplexe individuelle und gesellschaftliche Entstehungsbedingungen eine jeweils *besondere* Bedeutung haben. Bei *allgemeinen* Überlegungen verzichte ich zugunsten der flüssigeren Lesbarkeit darauf, jedes Mal auch die weibliche Form anzuführen, und bitte die Leser und Leserinnen, die entsprechenden Endungen mitzudenken.

Falldarstellungen lebensnah vorführen, wie Psychotherapie ablaufen kann – mit Fortschritten und Rückschlägen, Durststrecken und Sternstunden. Ich bin überzeugt, dass die erzählende Sprache geeignet ist, das professionelle Verständnis zu bereichern; für Leser, die nicht vom Fach sind, öffnen sich neue Einblicke in Lebensprobleme, mit denen sich beileibe nicht nur Psychotherapie-Patienten herumschlagen.

Damit ist angeklungen, was mich zum Schreiben bewogen hat und warum ich die erzählende Form gewählt habe. Auf den folgenden Seiten werde ich meine Motivation und meinen professionellen Standort genauer beschreiben.

Seit dem Beginn meiner Ausbildung habe ich in der Literatur begierig nach Fallgeschichten Ausschau gehalten, wurde aber meist mit recht kargen Ausschnitten abgespeist. Wenn konkrete therapeutische Interaktionen dargestellt werden, dienen sie häufig nur als illustrative Garnierung, während die Hauptmahlzeit aus Theorie besteht. Wie gerne hätte ich als Lehrling den Meistern der Zunft über die Schulter geschaut! Wäre das möglich gewesen, hätte ich übrigens schon früher feststellen können, dass sie alle mit Wasser kochen.

Neben dem theoretischen Wissen und der notwendigen Selbsterfahrung ist nämlich ein Teil des therapeutischen Berufs durchaus als Handwerkszeug vermittelbar. Aber die psychotherapeutische Praxis findet aus guten Gründen hinter verschlossenen Türen statt, daher gibt es so wenig Gelegenheit, durch Zuschauen und Zuhören zu lernen. Was ich als Lernende beinahe vergeblich gesucht habe, will ich mit diesem Buch selbst auf die Beine stellen: die Möglichkeit, einer mittlerweile erfahrenen Therapeutin bei ihrer Arbeit über die Schulter zu schauen, mit ihr Erfolge zu betrachten, Fehler zu überdenken, Erkenntnisse zu teilen.

Damit sei keinesfalls in Abrede gestellt, dass Psychotherapie auch Kunst ist, nicht nur Handwerk. Wenn ich das Wasser, mit dem wir kochen, auf diese ernüchternde Art benenne, will ich zugleich deutlich machen, dass das persönliche Feuer unter dem Topf, nennen wir es Talent, Charisma oder Engagement, nicht in der Imitation, sondern nur im eigenen Herzen zu finden ist.

Ausführliche Falldarstellungen sind meines Wissens ziemlich rar, zumal auf dem Feld der psychoanalytisch orientierten Behandlungsformen. Was wirklich in den Therapiestunden passiert, bleibt im Dunkel. Die Verhüllung verheißt einerseits Sicherheit im geschützten Raum; andererseits kann sie unnötige Ängste schüren. Schon klar, man darf nicht alles ans Licht zerren; schon klar, manchmal ist Schweigen Gold, und manchmal versagt die Sprache vor dem Unbegreiflichen. Aber sollen wir deshalb aufhören, das Begreifen zu versuchen? Ich bin überzeugt, dass das therapeutische Geschehen – wie jede menschliche Beziehung – so komplex und geheimnisvoll ist, dass es keiner zusätzlichen Verrätselung bedarf, um seine Magie zu bewahren. Es ist nicht nötig, extra Gardinen zu drapieren. Hinter jeder Antwort tut sich sowieso die nächste Frage auf. Jeder gelüftete Schleier gibt den Blick auf den nächsten frei. Wenn ich eine Schicht nach der anderen betrachte und so genau wie möglich sprachlich zu fassen suche, stoße ich fortwährend an die Grenzen der Beschreibbarkeit. Ich muss respektieren, dass seelisches Geschehen letztlich unergründlich bleibt – und bin doch immerfort bemüht, es zu erkunden. Im günstigsten Fall gelingt der Sprache ein erhellender Augenblick, eine neue Beleuchtung.

Lebensgeschichten, Lebensumstände, Lebensträume – sie stehen in meiner psychotherapeutischen Tätigkeit im Mittelpunkt der Aufmerksamkeit. Geschichten bekomme ich da genug zu hören – mehr als genug! Viele von ihnen sind traurig, manche dramatisch oder grausam. Um nicht von ihnen überschwemmt zu werden, musste ich mir Bewältigungsmethoden suchen. Ich will mitfühlend, aber nicht rührselig sein; Abstand halten, ohne mich in kalter Routine abzuschotten. Es gilt, auf die Geschichten der Patienten tief einzugehen, ohne darin unterzugehen. Sich einlassen und sich zugleich heraushalten – die Quadratur des Kreises? Die angemessene therapeutische Haltung nannte eine britische Kollegin einmal »sitting on the fence« (»auf dem Zaun sitzen«). Mit einem Bein drin, stelle ich mir vor, und dem anderen draußen, so halte ich mich im Grenzbereich zwischen Innen- und Außenleben meiner Gesprächspartner auf.

Tue ich von dieser Schwelle aus einen Schritt nach innen, kann ich mich, wie es ja auch umgangssprachlich heißt, in mein Gegenüber hinein-versetzen. Ich stelle mich in die Schuhe des Patienten, sehe die Welt vorübergehend mit seinen Augen und bekomme ein Gespür dafür, wie die Brille getönt ist, durch die er die äußere Realität betrachtet. Was ich als Therapeutin dabei fühle, entspricht einem identifizierenden Mitschwingen und wird in der psychoanalytischen Fachsprache als »konkordante Gegenübertragung« bezeichnet.

Der Schritt nach außen macht mich wieder zum Gegenüber. Was ich als Interaktionspartnerin empfinde (die »komplementäre Gegenübertragung«), zeigt mir, wie es anderen mit meinem Patienten geht. So können wir wiederkehrende Muster in seinen Beziehungen entdecken.

Was brauche ich, um »hineinzukommen«, also Zugang zur inneren Welt der kranken Menschen zu finden? Ich höre mir ihre Geschichten an. Dazu sind Zeit, Aufmerksamkeit, Genauigkeit und ein gutes Gedächtnis notwendig. Die professionelle Gesprächstechnik hilft beim Aufspüren, das theoretische Wissen beim Ordnen des Materials. Damit aus dem therapeutischen Arbeitsbündnis eine Vertrauensbeziehung wächst, muss darüber hinaus die »Chemie« stimmen. Sie entzieht sich weitgehend der bewussten Einflussnahme. Ich meine da neben Sympathie und Respekt auch jenen Teil der Beziehung, den wir im Kollegenkreis bisweilen als therapeutischen Eros bezeichnen: Da bin ich begeistert von der unverwechselbaren Eigenart meiner Patienten; da verspreche ich, alles, was ich kann, für sie zu tun. In diesem Sinne darf ich sagen, dass dieses Buch auch geschrieben wurde, weil ich meine Patienten liebe.

»Draußen« brauche ich als authentische Therapeutin ein festes Standbein, indem ich mich laufend um Integrität und Selbstreflexion in meinem eigenen Leben bemühe. Persönliche Wünsche und wunde Punkte sollen sich nicht störend in die therapeutischen Beziehungen einmischen. Diesem Ziel dient zunächst die Lehranalyse im Rahmen der psychoanalytischen Ausbildung. Berufsbegleitend hilft mir heute die Supervision, blinde Flecken aufzudecken.

Einen festen Halt »draußen« gibt last not least das so genannte »Setting«, also der gesamte professionelle Rahmen der Psychotherapie: Sprechzimmer, Zeitbegrenzung, Bezahlung, formale Regeln (z. B. Absprachen über Urlaube oder Ausfallhonorare). Das Setting verweist ständig darauf, dass Psychotherapie eine Dienstleistung ist, auch wenn sie wie eine persönliche Beziehung erlebt wird; dass Therapeutin und Patient nicht befreundet sind, dass sie sich nach jeder Stunde am »Zaun« verabschieden und in ihr eigenes wirkliches Leben zurückgehen. Die Therapie ist nicht das wirkliche Leben – aber therapeutisches Erleben ist wirklich und wirksam. Ein Aquarium ist nicht das Meer – aber Wasser bleibt Wasser.

Auf dieser Schwelle zwischen Innen und Außen ist für mich das Schreiben angesiedelt. Tagebücher und Briefe haben immer wieder als »Zaun« gedient, um schönen Erlebnissen eine Fassung zu geben, von Unbill Abstand zu bekommen und Widersprüche dingfest zu machen. Schreibend habe ich begriffen, was ein Konflikt ist; und wie vielschichtig und verwickelt Konflikte sein können. Schreibend schickte ich mich als junge Psychiaterin an, die Fülle des Leidens zu Krankengeschichten zu portionieren.

Viele Jahre lang habe ich Aufnahmeberichte im Krankenhaus, Arztbriefe und Psychotherapie-Anträge in einer abstrahierenden Fachsprache verfasst. Lebens- und Leidensgeschichten müssen in diagnostische Raster eingepasst werden. Die sinnliche Oberfläche der Begegnung, Gesichter, Gewänder, Tonfälle, Gesten, Gerüche, all das wird bestenfalls als Illustration geduldet; geht es doch darum, Komplexität zu reduzieren, nicht darum, sie zu entfalten.

Obwohl ich also meine Lust am Beobachten und Beschreiben kanalisieren musste, habe ich mir mit der professionellen Korrespondenz stets Mühe gegeben; schließlich sollten aus den Kürzeln des psychiatrischen oder psychotherapeutischen Vokabulars brauchbare Leitlinien zur Behandlung entwickelt werden. Und was da mit meiner Unterschrift an die Öffentlichkeit der Profis gelangte, sollte mich als eine der ihren ausweisen. Ich habe an alles Erdenkliche gedacht, riefen meine Berichte, und alles Menschenmögliche getan, *lege artis*, alles korrekt dokumentiert, hier habt ihr es schwarz auf weiß! Das Entlastungszeugnis sollte in seiner Ausführlichkeit beweisen, dass dem leider manchmal dürftigen Erfolg immerhin ein erstklassiges Bemühen vorangegangen war. Denn manchmal ist die Psychiaterin/Psychotherapeutin machtlos. Aber immerhin, sie hat das Elend treffend beschrieben …

Das Schreiben dient also auch dem Bedürfnis, sich in einem schwierigen Job vor dem eigenen Gewissen und vor potenziellen Kritikern zu rechtfertigen. Anders als der Chirurg, der seine Handgriffe und deren Folgen exakt beschreiben und annähernd exakt wiederholen kann, muss ich immer wieder innehalten und mich fragen: Was tue ich da? Dinge beim Namen nennen gibt immerhin ein Stück Bemächtigungsgefühl. Plausible Zusammenhänge konstruieren hält die Hoffnung auf Sinn aufrecht. Der amerikanische Psychiater und Psychotherapeut Irvin D. Yalom, aus dessen Büchern ich eine Menge gelernt habe, meint sogar, dass Diagnosen nur dazu gut sind, dem Therapeuten ein Sicherheitsgefühl zu verschaffen, das er dem Patienten weitergeben kann. Darüber hinaus aber bin ich davon überzeugt, dass eine gute Beschreibung für den Patienten wertvoll ist, auch wenn er ihren vollständigen Wortlaut vielleicht gar nicht kennt. Wenn ich als Therapeutin nämlich treffende Worte finde, dann habe ich vorher ganz genau hingeschaut. Das heißt, ich bin meinem Patienten nahe gekommen, ich habe ihn gesehen, wie er wirklich ist, ich habe das ausgehalten und bin immer noch an seiner Seite. Davon ehrlich und liebevoll zu erzählen heißt für mich: dem anderen gerecht werden, Zeugnis ablegen von seinem Wesen. Ich glaube, das ist ein Wert an sich, auch wenn die angestrebten Veränderungen noch auf sich warten lassen. Und es hilft, gemeinsam eine maßgeschneiderte Behandlung zu entwickeln.

Wenn ich in den folgenden Geschichten detailliert von meinen Arbeitsstunden berichte, dann spielt außerdem das Bedürfnis nach Anerkennung eine Rolle. Von den Patienten selbst darf ich sie zwar erhoffen, aber nicht erwarten; deren schönstes Lob ist ja ihre Genesung, die unweigerlich mit unserer Trennung einhergeht. In der Supervision spenden wir einander wohl kollegiale Anerkennung, müssen uns aber zugleich der Kritik stellen. Hier erlaube ich mir nun, mich als Therapeutin zu zeigen, der Einiges gut gelungen ist. Die Kehrseite nehme ich sehenden Auges in Kauf: Wer sich zeigt, riskiert, sich zu blamieren. Wenn ich selbst erkannte Fehler ausdrücklich benenne, dann gereicht mir das ja gerade noch zur Ehre, weil ich mich als lernfähig und freimütig erweise. Aber Leser und Leserin könnten *mehr* sehen als ich! Dort, wo ich durchdachtes Material vorzulegen meine, erspähen sie womöglich Motive, die mir verborgen geblieben sind. Wo ich blauäugig das Richtige zu tun meine, stöhnen sie: Wie kann man nur?! Wo ich im Dunkeln tappe, geht ihnen vielleicht ein Licht auf. Aber so ist das nun einmal: Wer sich zeigt, liefert sich dem Blick aus, dem wohlwollenden und dem kritischen oder gar missbilligenden. Meinen Patienten geht es nicht anders, wenn sie die Selbstoffenbarung wagen.

Seit dreizehn Jahren arbeite ich als Therapeutin in freier Praxis, gemeinsam mit einem zweiten Psychiater, der sich mit der medikamentösen Behandlung gut auskennt. Viele meiner Patienten werden mir von ihm vorgestellt; andere überweist der Hausarzt. Manche haben sich meine Nummer aus dem Telefonbuch gesucht, andere orientieren sich an einer Therapeutenliste ihrer Krankenkasse, wieder andere kommen auf Empfehlung früherer Patienten. Anlass für die Therapie sind meist Depressionen, Angstzustände oder Beziehungsstörungen, gelegentlich Zwangssymptome, Suchtprobleme oder Persönlichkeitsstörungen. Vereinzelt habe ich Menschen behandelt, die schizophrene oder paranoide Episoden oder traumatische Erlebnisse zu verarbeiten hatten. Nach dem Erstgespräch folgen bis zu fünf Probesitzungen, in denen wir Beschwerden und Ziele klären und ausprobieren, ob wir »miteinander können«. Wenn wir uns zur Zusammenarbeit entscheiden, treffen wir uns anschließend jede Woche zu einem fünfzigminütigen Gespräch. Die Therapie umfasst insgesamt mindestens fünfundzwanzig, maximal hundert Stunden; sie dauert also gewöhnlich, unter Berücksichtigung von Ferien und krankheits- oder berufsbedingten

Stundenausfällen, von einem knappen Jahr bis zu etwa dreieinhalb Jahren, in Einzelfällen auch länger. Mein Sprechzimmer ist klein, sparsam eingerichtet und ein bisschen schummerig, weil ein großer Baum vor dem Fenster steht. Drei Wände werden von Bücherregal, Kommode und Schreibtisch eingenommen, an der vierten steht ein Holztisch mit Kalender und Uhr, an dessen beiden Seiten die roten Polstersessel im rechten Winkel zueinander angeordnet sind. So kann man einander gut in die Augen sehen, aber auch den Blick zu den Bildern an den Wänden oder zum Fenster hinaus schweifen lassen.

Die Behandlungsform, die ich anbiete, ist eine tiefenpsychologisch orientierte Psychotherapie. Ich bediene mich also der Erkenntnisse der psychoanalytischen Forschung. Am Beginn der Behandlung erläutere ich den tiefenpsychologischen Ansatz gewöhnlich so: »Sie sind ein erwachsener Mensch, Sie haben in Ihrem Leben gewiss schon zahlreiche Schwierigkeiten ohne Therapie bewältigt. Jetzt kommen Sie aber allein nicht weiter. Ich nehme an, dass die Wurzeln Ihres Problems Ihrem Bewusstsein nicht direkt zugänglich sind.« Ein Teil meiner Arbeit besteht also darin, die Wirkungsweise unbewusster Kräfte aufzudecken. Dabei hilft eine Form des Zuhörens, bei der ich mich möglichst offen halte, ohne die Mitteilungen meiner Patienten sofort, entsprechend der Alltagslogik, als wesentlich oder unwesentlich zu bewerten. Ich halte mich dafür offen, nicht nur den *Inhalt* der Erzählung zu erfassen, sondern zugleich den *Prozess*, der sich in der Erzählung selbst und in der Beziehung zwischen Erzähler/in und Zuhörerin im Hier und Jetzt abzeichnet. Das Unbewusste zeigt sich gern verkleidet, etwa in Tag- oder Nachtträumen, es blitzt in den berühmten Freudschen Fehlleistungen auf, es lässt sich bisweilen am körperlichen Ausdruck erahnen, insbesondere, wenn dieser mit den begleitenden Worten nicht im Einklang steht. Manchmal tauchen unbewusste Facetten einer Therapie sogar in meinen eigenen Träumen auf. Oft genug bewirkt der Einblick in die innere Welt der Phantasien, dass das Leben in der äußeren Welt stimmiger und reicher wird.

Vor allem aber glaube ich daran, dass eine gute Beziehung zwischen Therapeutin und Patient heilsam wirkt. Eine solche aufrichtige und bedeutungsvolle Beziehung ermöglicht die so genannte korrigierende emotionale Erfahrung. Ich lege großen Wert darauf, neben den Erinnerungen, Träumen und Phantasien die aktuell gelebte Erfahrung nicht zu vernachlässigen. Deshalb interessiere ich mich für die Berufe, Wohnungen und Hobbys meiner Patienten. Ich will wissen, mit wem sie ihre Zeit verbringen, welcher Sport ihnen Spaß macht, welche Bücher, Lieder, Filme ihnen etwas bedeuten, ob sie einer Kirchengemeinde oder einem Verein angehören. Ein Kollege meinte einmal, das meiste, was die Patienten reden, sei ohnehin Makulatur. Mag sein, dass manche Stunde seicht dahinplätschert, weil man einem beängstigenden Thema ausweicht – oder auch einfach deswegen, weil einem gerade nichts Besseres einfällt; aber ich habe andererseits oft erlebt, dass die Beziehung wächst, wenn man sich gemeinsam in ein Thema vertieft, das auf den ersten Blick oberflächlich erscheint, sei es ein Kuchenrezept, ein Fußballspiel oder eine Fernsehserie. Nie vergesse ich den Kommilitonen, dem ich einmal mangelnden Tiefgang vorwarf, als er mir endlos von seiner Forschung über die Ratten-Aorta erzählte. Gekränkt, aber würdevoll entgegnete er: »Wenn du mir genau zuhörst, *wie* ich über die Ratten-Aorta rede, wirst du etwas Tiefes über mich erfahren.«

Die Tiefe des Gesprächs bemisst sich für mich also nicht nur nach dem Gewicht des Einstiegsthemas; genauso wenig wie nur danach, wie weit die Erinnerungen in die Tiefe der Kinderjahre hinabreichen. Tief wird eine Begegnung, wenn sie existenzielle Fragen berührt – und damit den anderen, der sich diesen existenziellen Fragen gleichermaßen stellt. Selbstoffenbarung vor und mit einem anderen ermöglicht Selbsterkenntnis.

Der leidende Mensch stellt sich zur Reflexion vor einen Spiegel. Was er dem Spiegel zeigt, kann er nun annähernd so sehen, als ob er ein anderer wäre und sich von außen betrachtete. Die Therapeutin als Spiegel empfängt sein Bild. Was sie widerspiegelt, ist kein ganz getreues Abbild, denn kein Mensch kann ein vollkommen glatter Spiegel sein. Grobe Verzerrungen sollen natürlich durch Professionalität vermieden werden. Dennoch ist der therapeutische Spiegel eigen, hat da eine winzige Delle oder dort eine merkwürdige Brechung. Heraus schaut ein Bild, in dem sich der Reflektierte wiedererkennen kann, in dem er aber auch bisher unbekannte Züge wahrnimmt. Der Spiegel gibt die Anerkennung: Ja. So bist du. Die besonderen Unebenheiten in diesem besonderen Spiegel aber bereichern das Bild und erzeugen zugleich eine Irritation, die weiter vorantreibt: Aha! So bist du also *auch*. Sind Rahmen und Glas stabil, die Beleuchtung warm, die Zuwendung verlässlich, dann ist das Eigenleben des Spiegels keine Störung, sondern eine Hilfe. Der Spiegel spricht und reichert das zurückgeworfene Bild mit eigenen Lebensäußerungen an, mit Wohlwollen, Ironie oder Konfrontation. Damit sind Nähe und Unterscheidung, Innen- und Außenwelt gleichzeitig präsent.

In diesem Sinne steht mir als Theoriesystem gegenwärtig die Relationale Psychoanalyse (Stephen A. Mitchell) nahe; für die Praxis besonders gut brauchbar finde ich die Psychoanalytisch-interaktionelle Methode (»Prinzip Antwort«, Annelise Heigl-Evers). Ich habe nach meiner psychoanalytischen Ausbildung viele Anregungen von anderen Therapieformen empfangen und mit Gewinn verwerten können: u. a. aus der Verhaltenstherapie, der Systemischen Therapie, der Klientenzentrierten Gesprächstherapie, der Lösungsorientierten Kurztherapie (Steve de Shazer), der Provokativen Therapie (Frank Farrelly), der Existenziellen Therapie (Irvin D. Yalom), der Psychodynamisch-imaginativen Traumatherapie (Luise Reddemann) und der Traumatherapie mit EMDR (Francine Shapiro). Während beruflicher Durststrecken macht mich manchmal gerade die Fülle der Ansätze verzagt. Ich sehe vorübergehend den Wald vor lauter Bäumen nicht mehr und denke: Wärst du doch bei deinem einen Leisten geblieben! … Insgesamt aber erscheint mir die Integration der verschiedenen Instrumente auf dem Fundament der tiefenpsychologischen Orientierung hinreichend gelungen. Dann freue ich mich über die Vielfalt meines Handwerkszeugs, schließlich heißt es ja: »*If your only tool is a hammer, every problem looks like a nail.*« Mein fachliches Angebot soll zum Anliegen des Patienten passen, im Idealfall »wie maßgeschneidert«. Auf dass es dem Hilfesuchenden nicht so übel ergehen möge wie dem Kunden des Schneiders in dem bekannten Witz: Bei der Anprobe seiner neuen Jacke reklamiert der Kunde, die Schulternaht sei schief geraten. Nun, dann solle er eben die Schulter schräg halten, empfiehlt der Schneider. Bei der nächsten Anprobe kommt der Kunde gehorsam verkrümmt daher, beklagt sich aber erneut: Die Ärmel seien zu lang. Ach, das könne er leicht ausgleichen, wenn er bloß die Arme so und so abwinkeln wolle, rät der Schneider. Als der brave Kunde auf die Straße geht, tuschelt man hinter ihm her: Was für ein armer Krüppel. Aber einen guten Schneider hat er!

Was ich in den Stunden tatsächlich tue und sage, lässt sich, wenn es denn glückt, vielleicht am ehesten mit einer Improvisation in der Jazzmusik vergleichen. Man muss miteinander üben, um aufeinander eingestimmt zu sein. (Nicht wenige Therapiestunden gleichen übrigens etwas drögen Übungsstunden ohne zündende Inspiration.) Die Musiker einigen sich auf eine Tonart, fangen mit einem Thema an, probieren Variationen aus, horchen auf ihre Mitspieler und überlassen sich den Einfällen, die in und zwischen ihnen auftauchen.

Lässt sich dieses ganze Durcheinander überhaupt in Worte fassen? Als verwirrte Anfängerin habe ich eine Zeit lang während der Therapiestunden mitgeschrieben. Das hat aber nicht nur den Blickkontakt, sondern den Kontakt überhaupt behindert. Eine Patientin hat mir später gesagt, sie habe sich protokolliert gefühlt. Das Gespräch verlor seinen Zauber. Seither habe ich Übung darin bekommen, in den zehn Minuten Pause nach den Stunden die wichtigsten Gedanken und Gefühle festzuhalten. Ganz genau notiere ich Traumberichte und besonders treffende Formulierungen meiner Patienten. Von diesen höchstpersönlichen, manchmal bildgewaltigen oder witzigen Wendungen bin ich oft so begeistert, dass ich sie wie etwas Kostbares aufzubewahren trachte. Typisch, denke ich dann, so hat das nur er/sie ausdrücken können!

Damit man sich aber nicht vor lauter Eifer im Dickicht der Einzelheiten verliert, braucht man eine Landkarte. Zum raschen Informationsaustausch und zur theoretischen Reflexion der Berufspraxis ist die klinische Sprache unverzichtbar. Wenn ich in den folgenden Geschichten an einigen Stellen Begriffe aus dem Fachvokabular verwendet habe, gab ich mir Mühe, sie für Nicht-Fachleute zu erläutern. Für Profis hingegen bieten detailreiche klinische Beschreibungen einen guten Stoff, um die gewohnten Fachbegriffe auf Herkunft und Gültigkeit zu untersuchen. Sonst passiert es nämlich, dass diese Begriffe in der Diskussion wie abgegriffene Spielfiguren hin- und hergeschoben werden, wodurch sich ihre Verbindung zur gelebten Erfahrung bis zur Unkenntlichkeit ausdünnen kann. Somit sollten die Texte für Laien aufschlussreich genug, für Fachleute brauchbar genug sein.

In den vorliegenden Geschichten habe ich mir vier Therapieverläufe vergegenwärtigt. Dabei kristallisierten sich thematische Schwerpunkte als Kapitel heraus und wurden in typischen Szenen entfaltet. Die Patienten und Patientinnen, von denen ich hier erzähle, nämlich Iris, Thomas, Nelly und Lukas, haben mir nach dem Abschluss der Behandlung die Erlaubnis gegeben, über die gemeinsame Therapieerfahrung zu schreiben. Ich habe dazu meine Notizen verwendet und sie mit Einzelheiten aus anderen Behandlungsverläufen und erfundenen Einfällen verfremdet. Namen, Berufe, persönliche Umstände und körperliche Merkmale der Patienten habe ich verändert. Die Betroffen haben die Entwürfe gelesen, worauf ich entsprechend ihren Einwänden einzelne Korrekturen vornahm. Ich bin ihnen dankbar für ihren Mut zur Selbstoffenbarung und für alles, was ich mit ihnen erleben und erkennen durfte.

Schwertlilien

Bitte spiel mit mir

»Stört es Sie, wenn ich die Brille hier drin auch trage?«, fragte mich meine Patientin Iris Bausch, als sie meine Praxis in der Nähe des Wiener Stadtparks betrat.

Zu den Abendsprechstunden, wenn die Sekretärin schon Feierabend hat, empfange ich meine Kundschaft direkt an der Tür. Dadurch ergibt sich eine kleine Zeitspanne des Übergangs, bevor sich der Rahmen des Sprechzimmers um uns schließt. Die Leute legen ihre Mäntel und Schirme ab, machen eine Bemerkung über das Wetter oder ersuchen darum, noch schnell die Toilette benutzen zu dürfen. Die meisten Patienten benehmen sich in dieser Zwischenzone eher förmlich und beginnen das eigentliche Gespräch, sobald sie ihren Platz im roten Polstersessel eingenommen haben. Iris dagegen sprudelt gewöhnlich sofort los, so auch an diesem schwülen Juniabend.

»Doch, ja, das stört mich schon«, antwortete ich, während wir noch gemeinsam das Wartezimmer durchquerten. Die dunkle Sonnenbrille verbarg ihre Augen vollständig.

»Na gut, dann setze ich sie ab. Sehe ich Sie halt verschwommen, macht auch nichts.«

Erst jetzt verstand ich, dass sich in ihrer Sonnenbrille offenbar eine korrigierende Linse befand, ohne die sie nicht klar sehen konnte. Aber ja, fiel mir ein, sie kniff doch häufig die Lider zusammen, wenn sie mich stumm fixierte. Einige Male hatte ich randlose Augengläser an ihr gesehen. Wieso hatte ich ihre Sehstörung bisher ausgeblendet? Immerhin kannten wir uns zu diesem Zeitpunkt bereits anderthalb Jahre und hatten einander wöchentlich gesehen. Ihre Kurzsichtigkeit, das hat sie mir später erzählt, sei erst in der Hauptschule entdeckt worden, als sie schon dreizehn war.

»Tut mir Leid, das habe ich jetzt gar nicht bedacht«, lenkte ich ein. »So ein verschwommenes Bild muss sehr unangenehm sein. Lassen Sie die Brille doch auf.«

Es entspann sich ein Eiertanz der gegenseitigen Rücksichtnahme, der für unsere Beziehung typisch war. Wir machten beide freundliche Witzchen über das Missverständnis, aber dahinter spürte ich eine unbehagliche Spannung. Im Lauf der anschließenden Therapiestunde legte ich darauf Wert, gemeinsam über die Bedeutung dieses Randereignisses nachzudenken.

Wie so oft hatte sich Iris sofort auf ihr Gegenüber, dessen Befinden, Bedürfnis und Urteil eingestellt, ohne ihren eigenen Standpunkt zu orten, geschweige denn zu vertreten. Warum machte sie mir ein Angebot, das ihr eine Sehstörung bescheren würde? Ich hatte ein schlechtes Gewissen, war aber gleichzeitig vage ärgerlich, als hätte sie mich in eine Falle gelockt.

»Aber es ist doch wichtiger, dass *Sie* meine Augen sehen als umgekehrt«, beharrte sie. Mit ihren flinken Händen zeigte sie ein Oben-unten-Gefälle: »Das hat mit diesem Unterschied zu tun. *Sie* machen doch die Diagnose und alles. Sie sind es doch, die mehr auf der Lauer liegt, oder?«

»Na, ich weiß nicht, wer da mehr auf der Lauer liegt«, entgegnete ich etwas gereizt. »Kaum mach ich die Tür auf, kommen Sie mir quasi entgegengelaufen und stellen sich total auf mich ein.«

Iris lachte. »Sie meinen, schwanzwedelnd, hm? Wie so ein Foxterrier. Oder so ein kleiner Spitz, der wartet den ganzen Tag in seinem Körberl, und wenn das Frauchen kommt, dann bellt der ganz aufgeregt, bitte bitte spiel mit mir.«

Ich konnte jetzt, da sie darauf bestanden hatte, die Brille abzunehmen, ihre dunkelblauen Augen sehen, und ich sah, wie sie sich mit Tränen füllten.

»Das sind Tränen der Rührung«, kam sie meiner Frage zuvor. »Weil Sie sich so intensiv mit mir beschäftigen.«

* * *

Im Lehrerhaus am östlichen Stadtrand, dort, wo Wien fast dörflich wird, kauert die kleine Iris auf der Hofstiege und streichelt die Katze. Sie wartet darauf, dass einer mit ihr spielt. Aber Erika ist so viele Jahre älter und steckt ihre Nase am liebsten in Papas Bücher. Rosi ist auch viele Jahre älter, hilft der Mama beim Kuchen backen und löffelt als Erste die frisch eingekochte Marillenmarmelade. Die Cousins und Cousinen sind alle viel älter und wohnen weit weg. Keiner mag mit Iris spielen, obwohl sie doch bei den Familienfesten von Schoß zu Schoß wandert und alle sie unglaublich süß finden mit ihren tellergroßen Augen und dem winzigen Puppenmund. Ihr Blick auf dem Kinderfoto: sehnsüchtig und argwöhnisch zugleich. Auf diesem Bild streckt sie die Arme aus und strengt sich an, die Tränen zurückzuhalten.

* * *

Iris Bausch besaß die Gabe, besonders lebhaft zu erzählen. Viele ihrer Geschichten stehen mir noch Jahre nach dem Ende der Therapie so plastisch vor Augen, als wäre ich dabei gewesen. Im Frühsommer muss ich besonders oft an sie denken, wenn im Vorgarten unserer Praxis die Schwertlilien aufgehen. Sie hat mir die seltenen Pflanzen zum Abschied geschenkt, hat sie extra für mich ausgesucht im Naturschutzpark »Krautgarten« in Oberwaltersdorf, wo ihre Eltern leben. *Iris sibirica. Iris germanica. Blue-eyed grass.*

Sie kam wegen Panikattacken. Im Aufzug, im Supermarkt, in der Disco, später sogar an ihrem Arbeitsplatz in der Frauenarztpraxis war sie von unerklärlicher Angst überfallen worden. Der letzte und schlimmste Anfall hatte sie beim Autofahren erwischt. Überraschender Anruf nach Arbeitsschluss: Sie sollte ihrem Chef bei einer ambulanten Operation assistieren. Ah, da schau her, dachte ich anzüglich, um mich gleich darauf zu schämen. Wir sind doch hier nicht in einem Arztroman, wies ich mich zurecht. Wart doch ab.

»Ich dachte zuerst, es ist der Kreislauf. Das Herz rast wie verrückt. Ich kenne das ja von meinem Vater, der ist ja auch nicht ganz gesund, Hochdruckpatient, wissen Sie, der muss auch aufpassen. Auf einmal setzt mein Herz aus. Ich schnappe nach Luft, weil ich so erschrocken bin. Ich kriege Angst: Was ist mit dir los, Bausch? Bist du im falschen Film oder was? Dann kommt so ein Druck im Kopf, wie wenn dir einer die Birne zusammenpresst, einmal, zweimal, und dann wieder loslässt.« Sie illustrierte ihre Worte mit den Händen, als ob sie einen Schwamm ausdrückte. »Dann so ein Wegsacken, mir wird total schwindlig. Ich denke, ich falle gleich in Ohnmacht. Jetzt ist es so weit. Jetzt muss ich sterben. Und es ist nicht abgewaschen und die Katze hat keine Milch.«

In der ersten Stunde saß Iris vornüber gebeugt am vorderen Rand des Sessels, die Ellbogen auf die schlanken Jeans-Schenkel gestützt. An den spannendsten Stellen ihrer Schilderung warf sie den Oberkörper ruckartig nach hinten und stieß tiefe Seufzer aus. Sie erinnerte mich an ein Füllen, das mit den Hufen scharrt.

»Irgendwie ist es meine ganze Lebenssituation. Ich bin einfach nicht zufrieden. Manchmal sitze ich am Morgen so da«, sie beugte sich wieder vor, den Kopf gesenkt, fuhr sich mit gespreizten Fingern durch die kurzen schwarzen Strubbelhaare, »da könnte ich schreien, lass mich in Ruhe, Leben! Ich will nur mehr schlafen! Ich will ein Jahr schlafen!«

»Und dann wachgeküsst werden«, ergänzte ich.

Sie starrte mich an. »Wahnsinn. Wie Sie das jetzt auf den Punkt gebracht haben.« Wir sahen uns in die Augen, solange es ging. »Manchmal kommt es mir vor, als sei das Leben eine Straße, und ich bin immer irgendwie daneben, immer nur am Rand, einmal links daneben, dann rechts daneben, ich weiß auch nicht …« Ihre Stimme klang tränenerstickt.

»Jedenfalls ist es zum Weinen. Das Herz tut weh«, sagte ich.

»Sie versteht mich!«, rief Iris perplex einem unsichtbaren Publikum zu. Einige Sekunden lang fixierte sie mich schweigend, als sei sie total hingerissen von meiner Bemerkung. »Aber man kann doch nicht dauernd heulen. Also, ich sage mir: ›Du brauchst nicht unglücklich sein, Bausch. Du hast einen Beruf, eine gute Stelle, nette Kollegen, liebe Freunde, eine wunderbare Katze. Na gut, du hast keinen Mann, keine Kinder, aber was soll's. Besser keinen Mann als ein Leben lang den falschen.‹« Iris schnipste mit den Fingern. »Aus, Schluss, basta. Das ist wahrscheinlich die ganz banale Torschlusspanik. Bald ist sowieso alles zu spät. Mir wächst ja schon Moos zwischen den Beinen.« Wir mussten beide lachen. »Ich war eben immer die Kleinste, die am längsten drinsteckt. Das dreibeinige Schaf, das hinterherhumpelt, wenn alle anderen schon angekommen sind.« Wir lachten. Sie konnte sich wirklich witzig ausdrücken. »Die kleine Bausch. Wieder einmal als Letzte durchs Ziel. Jetzt bin ich achtunddreißig, ich habe meine Ausbildung, meinen Arbeitsplatz, wunderbare Freunde, aber allein bin ich trotzdem. Ach, diese vergeudeten Jahre.« Sie fuhr energisch mit der Zunge über die Lippen und schniefte, dabei zeigten sich Grübchen in beiden Wangen.

So ein süßes tapferes Mädchen, dachte ich. Wie sie einen noch zum Lachen bringt, wenn ihr das Wasser schon bis zum Hals steht. Ich könnte ihr stundenlang zuhören und vor allem zuschauen. Jeden Augenblick konnte etwas Überraschendes passieren. Diese aparte Mischung von knabenhaftem Pfiff und Sexappeal. Beine wie ein Model. Selbst wenn sie ein bisschen sprunghaft sein sollte, ihr kann doch keiner böse sein. Es müsste doch mit dem Teufel zugehen, wenn so eine reizende Person keinen Mann kriegt.

»So hinten nach war ich immer«, fuhr sie fort. »Im Sport bin ich als Letzte auf der Bank sitzen geblieben. Da war immer so viel Lärm, und ich hatte Angst, den Ball ins Gesicht zu kriegen. Wenn Schwierigkeiten kamen, bin ich eher weggelaufen. Wissen Sie, was in der Volksschule in meinem Zeugnis stand? ›Das verträumte Kind bemüht sich nach Kräften, allen Anforderungen gerecht zu werden.‹ Bemüht sich. Ha! Aber vergebens.«

Iris war ganz klein geworden. Sie rutschte mit dem Hintern an den Rand der Sitzfläche, sodass sie fast zum Liegen kam. Sie weinte leise und zog den Rotz hoch. Ich bot ihr ein Taschentuch an.

»Ja? Haben Sie eines?«, fragte sie mit einem großen violetten Augenaufschlag. Ich gab ihr eine Packung von meinem Schreibtisch. Sie zupfte eine Zeit lang am Klebeverschluss herum und stieß dann unter Tränen hervor: »Sehen Sie, das ist es. Ich finde keinen Zugang.«

»Eben habe ich mir schon überlegt, ob ich die Packung für Sie öffnen soll«, sagte ich. Mein Gott, sie ging auf die vierzig zu! »Aber jetzt haben Sie es ja doch selber hingekriegt.«

Zu früh, zu spät

In der fünften Stunde erzählte mir Iris Bausch, sie habe von mir geträumt.

✳ ✳ ✳

Vor Ihrer Praxis habe ich mehrere Leute um die Uhrzeit gefragt. Ich wusste, es ist so ungefähr sieben, aber ich wollte ja gern genau richtig kommen, nicht zu früh und nicht zu spät. Keiner hat mir gesagt, wie spät es ist. Sie haben mich in der Praxis empfangen, aber es war nicht diese Praxis hier, sondern eine Art Hotelhalle mit einer riesigen Rezeption, vielleicht mehr wie bei Blacky und Chris, wo ich arbeite, Frauenarztpraxis Schwarz & Schwarz. Dann haben Sie mich reingeführt und wieder rausgeführt. Da war nämlich ein verliebtes Pärchen, bei dem mussten Sie noch was klären. Sie sagten zu mir: Sie haben doch Verständnis, das verschiebt sich noch etwas. Ich sagte ja, kein Problem. Ach so, Sie sagten noch, das ist ein Quiz, ich muss herausfinden, wer das Liebespaar ist. Dann habe ich gewartet und gewartet, schließlich war fast die ganze Stunde vorbei, und ich dachte, jetzt kommt doch gleich wieder jemand anderes dran. Die hat mich wohl vergessen, habe ich gedacht, dann kann ich ja gehen. Draußen vor der Praxis waren lauter Leute, die mir ständig die Uhr verstellten.

✳ ✳ ✳

Iris verschränkte die Arme und machte ein komisch übertriebenes Schmollgesicht.

»Und? Wie verstehen Sie den Traum?«, fragte ich nach einem kurzen Schweigen.

»Überhaupt nicht«, winkte sie lachend ab. »So einen Traum kann man sicher nur falsch deuten. Ich träume ja so viel, dafür könnte ich jede Nacht Eintritt verlangen.«

»Was für ein Gefühl hat denn Ihren Traum begleitet?«

»Ach, da waren keine negativen Gefühle …«

Ich verschränkte ebenfalls die Arme und machte ihr beleidigtes Gesicht nach.

»Oder doch, ja, kann sein. Angst, abgelehnt zu werden?«

Ich zog die Augenbrauen hoch und wartete. Wieso Angst? In ihrem Traum war die Ablehnung doch schon passiert. Kein Ärger? Hatte sie ihre Enttäuschungswut, um ja nicht anzuecken, komplett in eine putzige Grimasse umgewandelt?

Meine Einfälle sprudelten. Ein phantastischer Traum. Da ist ja alles drin, sinnierte ich. Die gynäkologische Doppelpraxis – ein nettes Bild für das Elternpaar. Nicht genug bekommen, sich nichts nehmen können – die orale Hemmung. Schmollgesicht – die unterdrückte Frustration. Rein, raus, wer ist das Liebespaar – die sexuelle Unsicherheit. Die kindliche Scheu vor der Verantwortung – die anderen Leute, die Großen, sind schuld, weil sie ihr nicht sagen, was es geschlagen hat. Zuerst warten müssen – zu früh; dann Torschlusspanik – zu spät. Ein vibrierendes Mosaik von möglichen Ansatzpunkten. Ein ganzer Strauß von Emotionen. All das enthalten in einer kurzen Traumgeschichte, genial verdichtet in einer inneren Filmszene, von deren Reichtum der verbale Traumbericht ja nur das Drehbuch abzuliefern vermag.

Was ihr Gesicht zeigte: Aggression. Was ihre Worte benannten: Angst.

»Ihre Angst hat offenbar einen guten Grund«, formulierte ich vorsichtig. »Sie werden in dieser Praxis ja tatsächlich ziemlich übel behandelt. Sie haben das berechtigte Gefühl, zu kurz zu kommen. So manche andere Person an Ihrer Stelle würde sich ärgern und energisch protestieren. Aber Sie wissen nicht so recht, was Ihnen zusteht. Ob Sie überhaupt etwas verlangen dürfen.«

Ihr gebannter Blick. Kein Nicken, nicht einmal ein Lidschlag. Hatte sie mich nicht verstanden? War sie so fasziniert, dass es ihr die Sprache verschlagen hatte? Erforschte sie mein Gesicht, um herauszufinden, ob sie mir trauen konnte?

»Die Frau ist gut«, sagte sie im Tonfall verblüffter Anerkennung, als spräche sie zu einem imaginären Dritten. »Unglaublich. Wie finden Sie bloß so schnell die richtigen Worte?«

Sie lenkt ab, dachte ich, geschmeichelt zwar, aber um Abstinenz bemüht. Wir waren doch gerade bei ihrer Enttäuschung an der Traum-Therapiestunde. Sie hüpfte von ihrem Platz gewissermaßen auf meinen herüber und schmierte mir Honig um's Maul.

Einer Therapeutin, die ein bisschen eitel ist und sich insbesondere auf ihre sprachliche Genauigkeit viel zugute hält, gehen solche bewundernden Worte natürlich runter wie Öl. Der ernüchternde Fachjargon macht aus diesem angenehmen Phänomen aber leider einen so genannten Widerstand, den er »Idealisierung« nennt. Der idealisierende Blick auf einen anderen Menschen nimmt selektiv dessen gute Seiten wahr und umgibt sie mit einem Glorienschein, während negative Eigenschaften ausgeblendet werden. Idealisierungen haben zwar etwas Beglückendes wie jede Verliebtheit. Aber bekanntlich führen die realen Erfahrungen regelmäßig zur Desillusionierung. Im Alltag mit dem Geliebten lauert die böse Kehrseite der Idealisierung, die totale Entwertung. Niemand wird so verteufelt wie jemand, den wir für einen Engel hielten.

Insofern muss ich also in der Therapie, so Leid es mir tut, Idealisierungen analysieren, statt sie nur zu genießen. Da Iris Bausch und ich uns aber erst in der Anfangsphase befanden, entschied ich, dass ihre Bewunderung der Vertrauensbildung nützte und daher nicht auf der Stelle zerlegt werden musste. Ich notierte das Thema Idealisierung im Hinterkopf und konzentrierte mich eher auf die Art unserer Interaktion, die sich später als ganz bezeichnend herausstellen sollte: Iris befand sich mehr bei mir als bei sich. Eben hatte sie mit ihrem Traumbericht eine Szene dargestellt, in der ihr von der Therapeutin übel mitgespielt wurde. Und dann hatte sie nichts Eiligeres zu tun, als das Bild eben jener frustrierenden Person neu mit einem Goldrand zu verzieren.

An dieser Stelle zeigte sich wieder einmal die unfassbare Komplexität des therapeutischen Geschehens. Ein Zimmer, zwei Sessel, ein Tisch dazwischen. Zwei Menschen im Gespräch. Vom ersten Augenblick an ist alles da. Ein summendes Elektrizitätswerk mit Millionen Vernetzungen. *Zwei* Elektrizitätswerke, die miteinander in Kontakt treten. Unvorhersehbare Funken an den Berührungsstellen. Fünf oder sechs Sinne mal zwei, Biographien, Muttersprachen, Gerüche mal zwei, dazu all die Wandlungen, die sich durch die Interaktion ergeben. Neuronengewitter, auf den ersten Blick unverständlich wie ein Traum, sodass bisweilen der Verdacht der Beliebigkeit aufkeimt. Einige Kontaktstellen blinken aber immer wieder. Mit der Zeit leuchten Muster auf. Das Geflimmer ordnet sich, man meint Sternbilder darin zu erkennen. Leider handelt es sich nicht um geschlossene Gestalten. Manche Lichtpunkte gehören den Schnittmengen von mehreren Figuren an. Überdies verschiebt sich der Fokus in der Tiefendimension. Dennoch bleibt die Ahnung: Gelänge es uns nur, zu *sehen*, es wäre die Lösung.

Unfassbare Komplexität zu Mustern verdichten wollen: Wissenschaft? Kunst? Hybris?

Im Kontakt mit Iris Bausch hatten sich also, wie bei den meisten anderen Patienten, schon nach wenigen Stunden mehrere überlappende Themenfelder aufgetan. Das Motiv »Mehr bei mir als bei sich« zeigte sich gleich am Beginn, das Motiv »Zu früh oder zu spät« im Initialtraum, ebenso wie das Motiv »Idealisierung als Abwehr von Enttäuschungswut«. Später kam das Motiv »Dreiecksbeziehung« hinzu und verflocht sich mit den anderen Themen.

Nahe liegend und meiner Patientin bewusst war die Zukunftsangst einer nicht mehr ganz jungen Frau, es könnte für sie »zu spät« sein, einen Partner zu finden und ein Kind zu bekommen. Die Uhr tickte unaufhaltsam.

Weniger einleuchtend erschien zunächst das Gegenteil: die Empfindung, für irgendetwas sei es »zu früh«. Ihre mädchenhafte Ausstrahlung, ihre jugendliche Figur, ihre saloppe, manchmal naive Art, all das passte dazu. Früh, nach ihrem Gefühl viel zu früh, sei sie eingeschult worden, nämlich mit fünf Jahren, die behütete Jüngste, das verträumte Schaf. Zu früh war auch ihre Geburt gekommen.

* * *

Im Lehrerhaus plagt sich die Lehrersfrau, ihrem nervösen Herrn und Gebieter alles recht zu machen, denn sonst steigt sein Blutdruck in den roten Bereich, und dann schreit er und bekommt unerträgliche Kopfschmerzen und man muss fürchten, dass ihn gleich der Schlag trifft. Sie ist ein tapferer kleiner Kerl, Frau Roswitha Bausch, geb. Koller, und ihr Leben hat sie dem schwierigen Mann geweiht.

Was blieb ihr auch anderes übrig, nachdem sich die ganze Koller-Verwandtschaft von ihr abgewandt hat, weil sie sich just den Buben von der Konkurrenz ausgesucht hatte. Lebensmittel Koller und Delikatessen Bausch, zwei Greißler in einer so kleinen Ortschaft wie Oberwaltersdorf, da gab es schon böses Blut. Als ob sie nicht genug anderer Verehrer gehabt hätte, das fesche, stramme Mädel.

Da heißt es zu zweit zusammenhalten. Für Freundschaften hätten sie ohnehin keine Zeit. Ihr Gerhard hat viel Arbeit in der Schule und am Schreibtisch. Sie plagt sich mit dem Haus und dem Garten und den drei Kindern. Gerhard braucht sie ja praktisch nur anzuschauen, schon wird sie schwanger. Kein Stammhalter, leider Gottes. Die zwei Großen wären aus dem Gröbsten schon heraus, da kommt noch was Kleines. Rosl ist halt leider oft ungeschickt, ihr Mann versucht sie ja immer zur Besonnenheit anzuhalten, da muss sie doch trotzdem, wie sie ihm den Blauburgunder aus dem Keller holt, noch dermaßen hetzen, dass sie hinfällt, und das Kind kommt viel zu früh und muss ein Vierteljahr im Krankenhaus bleiben.

* * *

»An jedem Geburtstag erzählt sie mir die Geschichte«, Iris rollte die Augen. »Es hieß, ich hätte einen Herzfehler. Ich soll blau gewesen sein oder violett, jedenfalls nicht die richtige Farbe. Es wurde dann eigentlich kein Herzfehler gefunden. Ich kam nach Hause und war angeblich gesund, aber ich trank nicht und schrie nicht und war ganz apathisch. Da gibt es Fotos, da zieht meine Mutter mich so zu sich hin«, Iris tat, als lege sie sich einen schweren, leblosen Sack auf den Bauch. »Da kommt jedes Mal ganz viel Liebe und Rührung. Meine Deutung ist ganz klar: Mutterliebe hat mich wieder ins Leben geholt. Als ich dann wieder trank und schrie, war das wie ein Fest.«

Zu spät. Zu früh. Wann ist denn nun der richtige Zeitpunkt? Diese Frage schien Iris ständig zu beschäftigen. Schon am Ende der ersten Stunde war *sie* es, die mich darauf aufmerksam machte, dass fünfzig Minuten um seien. In den folgenden Stunden sah sie häufig auf die Uhr, um zu kontrollieren, wie viel Redezeit ihr noch blieb. Einmal riss sie sich ruckartig die Armbanduhr vom Handgelenk und legte sie so vor sich hin, wie ich das mit meiner ungarischen Taschenuhr mache. Oftmals unterbrach sie ihre Erzählungen abrupt mit der Frage: »Wie lang haben wir noch?«, um ja nicht überrumpelt zu werden. Mehrfach war *sie* es, die Überziehungen bestürzt kommentierte: »Oje, wir sind ja über der Zeit! Um Gottes willen, ich hab's nicht bemerkt!«

Anfangs hatte ich ihr freundlich erklärt, dass ich das rechtzeitige Beenden der Stunden als Teil meiner professionellen Aufgaben betrachte. Als sie dann auch noch nach einem Jahr darauf bestand, für ein paar Minuten Überziehen sich selbst anzuklagen, bemerkte ich, dass es immer öfter nach einer schroffen Zurechtweisung klang, wenn ich ihr entgegenhielt, die Rahmenbedingungen der Therapie inklusive meiner Pausenzeiten seien, wie gesagt!, von *mir* zu verantworten. Warum in drei Teufels Namen konnte sie es nicht mir überlassen, mit den Worten »Wir müssen Schluss machen für heute« oder »Die Zeit ist um« das Gespräch zu beenden?

Die übertrieben beflissene Unterwerfung unter die Zeitregelung verriet den unterdrückten gegenteiligen Impuls, so meine Vermutung. Ein Teil von ihr fand es empörend, dass sie mit fünfzig Minuten abgespeist werden sollte. Einen Hinweis darauf lieferte ihre Gewohnheit, häufig, nachdem sie sich am Ende der Stunde erhoben hatte, in der Mitte des Sprechzimmers, im Wartezimmer oder noch an der Ausgangstür versonnen stehen zu bleiben; oder mich in dieser Verabschiedungssituation in eine neue Erzählung zu verwickeln. »Die Zeit ist um« bedeutete für sie Abweisung. Indem sie das Ende vorwegnahm, hatte sie Passivität in Aktivität verwandelt: Nie wieder weggeschickt werden. Lieber selbst Schluss machen.

Gut sechzig Stunden hatten wir miteinander verbracht, als sie eines Tages gegen Ende der Stunde, wie so oft, auf die Uhr sah, dann aber anders als früher reagierte: »Habe ich noch Zeit? Ach ja, Sie werden das schon wissen, ist ja schließlich Ihr Job«, und sich entspannt zurücklehnte. Ich empfand dieses kleine Ereignis als bedeutsamen Fortschritt. Sie hatte sich damit abgefunden, dass uns beiden, wie allen anderen auch, nur eine begrenzte Zeit zur Verfügung stand.

Sie hatte zu meinem Angebot, den Rahmen für uns beide zu halten, Vertrauen gefasst. Statt das Ticken der Uhr zu kontrollieren, tauchte sie in die gemeinsame Zeit ein.

Wie eng das Thema Zeit mit ihrer Angst zusammenhing, zeigte ein häufig wiederkehrender Traum.

***

Der Traum ist immer in einer Praxis, in der Doppelpraxis, in der ich als Lehrling war. Ich soll einen Labortest durchführen, aber ich kriege meine Arbeit nicht hin. Es fehlen Geräte, nichts ist vorbereitet, die Röhrchen sind vergammelt, Einiges ist in einem Schrank eingesperrt oder total verstaubt. Ich habe außerdem vergessen, den Test rechtzeitig anzusetzen. Es ist ein furchtbar quälendes Gefühl. Wie gelähmt. Der Chef und die Chefin werden gleich Ergebnisse verlangen! Warum habe ich bloß nicht früher angefangen?

***

»Wenn das nun tatsächlich ein Film wäre, für den Sie Eintritt verlangen könnten, welchen Titel würden Sie ihm geben?«

Iris überlegte. »Gelähmt in der Todeszone«, antwortete sie ernst.

»Sie wollten ja alles richtig machen. Sie konnten bloß nicht.« Sie nickte. »Aber in einer derartig verlotterten Doppelpraxis hätte das wohl kaum jemand zustande gebracht. Sie konnten doch nichts dafür.«

»Da ist was dran, aber ich war trotzdem selber schuld. Ich hatte mit den Tests nicht rechtzeitig angefangen.«

»Also beides. Missliche Umstände und eigene Verantwortung.«

Iris schwieg ungewöhnlich lange. Ich schaute verstohlen auf die Uhr. Sie registrierte das sofort, zuckte zusammen und rief mit forcierter Munterkeit: »Aber was soll's, es ist doch nur ein Traum!«

Gelähmt in der Todeszone. Ja, der Tod hat seine Hände im Spiel, dachte ich. Wenn ein Kind viel zu früh auf die Welt kommt. Wenn eine Knospe sich spät entfaltet und Gefahr läuft, keine volle Blüte zu erleben, bevor sie welkt. Geschweige denn Fruchtbarkeit. Wenn sich in der Lebensmitte ein Gefühl für die Vergänglichkeit meldet. Wenn der hilflose Körper damals bei der Bergtour, etwa anderthalb Jahre vor Therapiebeginn, wirklich in die Schlucht gestürzt und jede Rettung endgültig zu spät gekommen wäre. Vielleicht ist in jeder Angstsymptomatik ein Kern von Todesangst aufzufinden. Angst vor dem Augenblick, in dem alles zu spät ist.

Eigentlich liebt er ja mich

Iris hatte einen Hang zu Dreiecksbeziehungen. Immer wieder verliebte sie sich in verheiratete Männer, an deren Seite eigentlich gar kein Platz frei war. Diese Häufung führte uns allmählich zu der Frage, ob der Platz an *ihrer* Seite eigentlich frei war. Sie war eine allein stehende Enddreißigerin, die keinen Lebensgefährten hatte und sich sehr nach einem sehnte. Aber ständig hatte sie das Pech, auf Kandidaten zu stoßen, denen nichts ferner lag, als sich mit ihr auf eine zukunftsträchtige Beziehung einzulassen. Legte sie es etwa unbewusst darauf an, dass die vertraute Sehnsucht niemals eingelöst wurde – und ihr so erhalten blieb?

* * *

Iris, das Mädchen zum Pferdestehlen, hockt in ihrem Stammlokal bei den Nachtschwärmern und bestellt immer noch ein Krügel Bier, bis fast alle heimgegangen sind. Immer gibt es dann einen, der nicht heimgehen mag, einen Bautechniker oder Verwaltungsjuristen oder Realschullehrer, den seine Frau nicht mehr versteht. Iris räkelt sich, fährt sich mit allen zehn Fingern durch die Haare, raucht eine »Milde Sorte« nach der anderen. Wenn sie trinkt, wird aus ihrem Starren der reinste Schlafzimmerblick. Das Glitzern im Augenwinkel, die schmale Oberlippe, eine schwarzhaarige Shirley MacLaine, sehr jung, sehr träge. Sie hat keine Ahnung, wie aufreizend es wirkt, wenn sie sich so halb liegend herumschlängelt, das Becken weit vorgeschoben, und ganz am Ende ihres langen Beines ihren nackten Fuß wippen lässt, sodass die Sandale jeden Moment vom hohen Rist zu gleiten droht.

»Wie riechst du eigentlich ohne Parfüm?«, fragt dann dieser Peter oder Helmut oder Werner, und sie weiß genau, dass seine Frau Wind gekriegt hat.

»Nur für nachher, wenn du heimkommst«, sagt sie später mit schwerem Zungenschlag, wenn sie aus einem Volvo oder Audi aussteigt, »du hast da noch Wimperntusche an der Wange«, und schaut zu, wie er den Rückspiegel kippt und sich abputzt.

In einer warmen Nacht gegen drei sitzt sie noch eine Zeit lang auf der niedrigen Hofmauer, schaut einer streunenden Katze nach und fühlt sich traurig erleichtert, dass er doch nicht auf einen Schlummertrunk mit hereingekommen ist.

* * *

»Jaja, es fällt mir schon auf, dass ich immer in solche schrägen Geschichten hineinrutsche«, sagte Iris ungeduldig. »Aber ich kann doch nichts dafür. Ich habe doch gar nichts getan. Ich geh halt in die Bar und …«

»… und entfalte meinen Zauber«, ergänzte ich flink.

»Das ist jetzt lieb gesagt, aber ich glaube eigentlich nicht …«

»Sie können sich gar nicht vorstellen, dass Sie auf Männer verführerisch wirken?«

»Wie bitte?« Iris riss die Augen erschrocken auf, ihre Oberlippe wurde noch schmaler vom Unterdrücken eines geschmeichelten Lächelns. »Sie meinen, dass ich doch noch nicht zu … Aber ich bitte Sie, das sind doch alles verheiratete Männer. Ich wollte da nirgends eindringen, wenn Sie das vielleicht glauben.« Sie warf den Oberkörper nach hinten und stieß die Luft aus. »Puh! Da habe ich mich aber gerade in einer dreckigen, staubigen Ecke gewälzt!«

»Wieso dreckig?«

»Und wenn der Staub sich verzogen hat, dann sehe ich wieder klarer. Sex hat sowas Banales …« Ein ungewöhnlich langes, stumpfes Schweigen trat ein. »Was vorher so reizvoll war, ist dann plötzlich …«

»… entzaubert?«

»Genau!«, rief sie. »Ich weiß ja nicht, wen Sex *verzaubert*, bei mir wirkt er immer *entzaubernd*. Allein schon die unterschiedlichen Vorlieben. Jeder reitet doch seinem eigenen Ziel entgegen. Und dazu immer noch der Gedanke: Ob es dem Mann auch genügt …«

»Sie machen sich Sorgen, dass Sie mehr versprechen, als Sie halten können.«

»Dabei gibt es da doch gar keine Noten.« Ihre Stimme war immer leiser geworden. »Und eigentlich will ich doch nur ein bisschen Wärme. Wie mit diesem Werner. Eigentlich ist das doch unverfänglich, sage ich mir. Der wird nicht bei dir bleiben, der hat doch schon eine Frau. Ich habe zu ihm ein klares Nein gesagt. Und was habe ich getan?«, sie kicherte, »ein klares Jein. Der hat halt auch sowas ganz Liebes. Mir kommt vor, als sei es etwas besonders Wertvolles, von so einem Menschen bemerkt zu werden. Aber das kann ja nichts werden. Ich weiß, da kann nur großes großes Unglück herauskommen. Da steht dann eine Blondine mit zwei Kindern vor der Tür und schießt mich übern Haufen.«

»Angst vor der gefährlichen Rivalin?«

»Die ist doch keine Rivalin! Die ist doch seine Frau. Die Frau, an der keine vorbeikommt!«

* * *

Ohne Frau Bausch wäre die gynäkologische Gemeinschaftspraxis Schwarz & Schwarz nicht mehr das, was sie immer war. Bald ein Dutzend junger Arzthelferinnen hat sie schon eingeschult in sechzehn Jahren. Die kommen und gehen, Iris Bausch bleibt. Ist am Morgen früher da, bleibt bis abends spät. Überstunden auszahlen, na, so weit kommt es noch. Wozu hat man schließlich Freunde.

Dr. Paul Schwarz, genannt Blacky, und seine Frau Christine sind ein gutes Team, zusammen mit Iris. Blacky sorgt für gute Stimmung bei den Stammkundinnen, Chris hat die Abrechnung im Griff, und Iris steht in der großzügig gestalteten Rezeption wie eine souveräne Barfrau. Sie dirigiert die Patientinnen und die Helferinnen, und sie kennt Blackys Stimmungen besser als ihre eigenen. Sie weiß, was es bedeutet, wenn ihm wieder ein Zipfel von seinem viel zu weiten Holzfällerhemd aus dem Gürtel herausrutscht. Wenn er sich zwanzig Mal am Tag die Brille putzt. Sie weiß, wie er dreinschaut, wenn Chris noch mehr auf Abstand geht als gewöhnlich. Sie weiß ganz genau, wann sie einen Lehrling zusammenstauchen muss, weil diese jungen Dinger oft noch meinen, sie können wegen jeder banalen Frage den Chef belästigen und ihn auch noch schamlos anhimmeln. Blacky sagt ja nie Nein, er hat für jede Mitarbeiterin und für jede Patientin ein offenes Ohr. Iris weiß natürlich genau, wenn eins von seinen HBs im Anmarsch ist. Die Abkürzung HB hat sie vor Jahren erfunden, kommt von »HerzBinkerl«, und damit sind seine Lieblingspatientinnen gemeint, meistens fülligere Blondinen, die weder krank noch schwanger sind, dafür aber auffällig oft zur Vorsorgeuntersuchung kommen müssen.

* * *

Iris erzählte oft von Blacky und Chris. Sie beschrieb einen schlaksigen George Clooney mit Brille und an seiner Seite eine perfekte Schönheit, ich solle sie mir vorstellen wie Audrey Hepburn nach einer Abmagerungskur, perfekt schlank eben, sodass man die Sehnen an ihrem Hals zählen könne. Sie zeigte mir Fotos von Ausflügen und Geburtstagsfesten, Umarmung zu dritt auf dem Dreiersofa, Silvester zu dritt und zu dritt vor dem Christbaum. Wahrscheinlich hatte ich doch nicht so weit daneben getippt, als mir zu Iris' letztem Angstanfall, der auf dem Weg zu ihrem Chef aufgetreten war, der Verdacht einer unterdrückten Verliebtheit gekommen war.

»Die Freundschaft mit Blacky und Chris ist so wertvoll, so bereichernd«, schwärmte sie. »Es tröstet über so vieles hinweg, wenn man wirklich gute Freunde hat. Blacky ist einfach sehr, sehr herzlich, zum Beispiel beim Kartenspielen, da legt der mir manchmal den Arm um die Schultern, auch wenn Chris daneben hockt. Ich sitze dann ganz still da, ich trau mich natürlich nicht … Ich zeige dem ja nicht, wie es in mir aussieht. Hach, immer habe ich die lieb, bei denen ich es nicht zeigen darf! Da greift Chris herüber und nimmt meinen Arm und legt ihn um seinen Hals, stellen Sie sich das vor.«

»Ohne Erlaubnis dürfen Sie Ihre Zuneigung nicht zeigen. Sie dürfen sich nichts nehmen. Nicht einmal was wünschen.«

»Nein, um Gottes Willen. Dabei bleibe ich auch, das ist schon gut so. Mein Platz ist in der zweiten Reihe. Mit dieser Schuld könnte ich nicht leben.« Sie schüttelte mehrmals den Kopf, rollte die Augen. »Überhaupt, mit Chris könnte ich mich doch nie vergleichen!«

»Die Frau, an der keine vorbei kommt.«

»Aber die Frau macht doch sogar Platz!« Iris sprang überraschend auf, stellte sich mitten ins Zimmer und deutete auf ihren leeren Polstersessel. »Der Platz ist frei! Die sagt doch: Fahr *du* mit ihm in Urlaub. Du hast den doch lieb!«

»Ich glaube kein Wort davon«, sagte ich trocken. »Und wenn Sie es noch so drastisch vorzeigen.« Iris lachte und setzte sich wieder. »Chris ist die Frau an Blackys Seite, er braucht sie, und sie hat offenbar so viel Macht, dass sie ihm sogar die Zweitfrau aussucht.«

Iris schaute mich starr an. »Ja. Genau so ist es.«

»Sie lieben einen gebundenen Mann, dessen Frau aus irgendeinem guten Grund eine Dreier- oder vielleicht auch Viererkonstellation herstellt. Sie spielen mit, weil das besser ist als allein sein.«

* * *

Die drei treffen spät abends noch an der Empfangstheke zusammen. Die Helferinnen sind schon längst heimgegangen, Iris kontrolliert, ob alles seine Ordnung hat, trödelt vielleicht ein bisschen herum, Blacky hat den weißen Mantel schon ausgezogen, Chris diktiert noch Arztbriefe.

»Na, was ist, willst nicht die Iris mitnehmen zu dem Ultraschallseminar in Amsterdam?«, sagt Chris beiläufig.

Iris errötet und winkt nervös ab.

»Ja, also, bitte sehr, Gnädigste, wollen Sie mit mir ins Land der Tulpen und der Windmühlen, dann sagen Sie ja!« Blacky deutet einen werbenden Kniefall an.

»Und was ist, wenn ich wirklich ja sage?«, fragt Iris aufgeregt.

»Dann habe ich dich am Hals!«

Alle drei lachen herzlich.

$$* * *$$

Es habe einmal eine Arzthelferin gegeben, eine Aushilfe, ein ganz junges Mädchen, die habe wirklich was von Blacky gewollt, sei abends sitzen geblieben und habe ihn angehimmelt. Die sei zum Gespött der ganzen Praxis geworden, berichtete Iris.

$$* * *$$

Der Chef ist guter Laune, die Sonne scheint, da fällt ihm ein, die Arzthelferin zum Abendessen einzuladen. Zufällig ist seine Frau abends bei einer Fortbildungsveranstaltung. Iris soll mit ihrem Auto fahren, weil er was trinken möchte. Sie fährt gut. Er mischt sich trotzdem ein, kommentiert Drehzahl und Kurvenlage.

»Solche Besserwisser wie dich muss man beschäftigen«, wehrt sich Iris lachend. Sie trägt ihm auf, den Schaltknüppel zu betätigen, während sie kuppelt. Sie harmonieren ausgezeichnet.

»Hey, Blacky, das klappt sonst nie«, freut sie sich. »Plisch und Plum auf großer Fahrt!«

Blacky drückt ihr Knie.

»Hey, was machst du da?«

Iris lässt es geschehen. Drückt kurz auch sein Knie.

Beim Aussteigen sagt sie: »Geh schnell weg, sonst küss ich dich tot.«

$$* * *$$

Manchmal ging mir die Art, wie Iris die erotische Färbung dieser Freundschaft, ja, die Bedeutung von Erotik und Sexualität überhaupt, verleugnete, auf die Nerven. Mir kam es so vor, als stelle sie sich dumm, wenn sie in ihrer unterhaltsamen Erzählweise Bilder verwendete, die vor Sexualsymbolik nur so strotzten, und sich dabei kindlich ahnungslos gab.

Über einen in Scheidung lebenden Pharmavertreter, mit dem sie eine kurze Verliebtheit verband, sagte sie zum Beispiel: »Das ist wirklich ein ganz Lieber.

Aber er könnte doch einmal von sich aus sagen: Wollen wir was zusammen machen? Ich trau mich das natürlich nicht. Ach, wer weiß, was draus wird. Jetzt habe ich gerade diesen Schwung, der ist vielleicht in ein paar Wochen wieder vorbei. Das ist wie eine Muschel, die öffnet sich gerade. Ich weiß gar nicht, was ich da reinstecken soll, um die offen zu halten.«

Eine Banane, dachte ich. Jetzt stell dich doch nicht so an.

Es schockierte sie, dass Werner in der Bar herumerzählte: Die Iris ist eine, die kannst du schnell haben und schnell wieder loswerden. »Der stellt mich wie eine Hure dar! Ich war so erschüttert, weil ich dachte: Aber der Werner ist doch mein Freund! Und dann ging mir erst auf, wie naiv das ist. Ich will als ich selbst geliebt werden. Nicht mit diesem Fraulichen, sondern da dran vorbei.«

»Offenbar ist dieses Frauliche aber ein Teil von Ihnen, der bei den Männern etwas bewirkt, ohne dass Sie es merken.«

Iris fixierte mich starr, halb entsetzt, halb fasziniert. Dieses unverwandte Schauen wirkte auch auf mich als Frau wie ein verführerischer Vamp-Blick.

»Wenn eine vergewaltigt wird«, sagte sie überraschend, »heißt es doch oft, was muss sie auch im Minirock auf dem einsamen Waldweg herumlaufen?« Sie warf den Oberkörper vor, vergrub das Gesicht in den Händen, räkelte sich nach hinten, quetschte sich diagonal in den Polstersessel. »Wälz, rutsch, schab«, kommentierte sie selbstironisch. »Wie oft lassen Sie eigentlich diesen Sessel neu beziehen? Also, es ist ja nicht so, dass dich ein Mann anspringt, und du fällst tot um. Auch wenn mein Vater mich früher davor gewarnt hat. Unhold, so hieß das Wort, das weiß ich noch. Vielleicht bin ich ja irgendwie verklemmt oder sowas. Aber dann habe ich auch diese freche Art, dass man denken könnte … Es ist ja heute nicht mehr so, dass man dann sofort von einem Unhold an den Haaren hinter einen Busch gezerrt wird. Aber wenn man diesen Weg betritt, dann muss man ihn bis zum Ende gehen. Dabei will ich doch nur ein bisschen Geborgenheit. Fellpflege, verstehen Sie. Jemand, der mich an die Hand nimmt. Wie mein Vater mich immer an der Hand gehalten hat. Diese große warme Hand …« Sie hielt inne, fuhr dann versonnen fort: »Irgendwie ist Blacky meinem Vater ähnlich, glaube ich. Nicht dass Sie glauben, ich bin in meinen Vater verliebt. Ich meine nur, dieses schmale Gesicht. Der Haaransatz.«

Wir erinnerten uns an zwei wiederkehrende Träume, die das gespaltene Männerbild illustrierten.

* * *

Ich bin ganz glücklich. Ein Gefühl wie nach Hause kommen. Da ist ein Mann, ich kenne ihn nicht, er sieht auch niemandem ähnlich. Er hält meine Hand.

* * *

Ich fahre mit dem Fahrrad durch eine dunkle Gasse. Ein roher Mann, Typ Fleischhauer, will mich vergewaltigen. Da ist auch ganz viel Lust dabei.

* * *

»Habe ich Ihnen die Geschichte mit der Perücke erzählt?«, fragte Iris unvermittelt. »Ich habe mir einmal im Fasching von Chris eine blonde Perücke geliehen. Das sah ganz toll aus, wie Marilyn Monroe, mit so einem schulterfreien weißen Kleid, die Lippen voll angemalt. Dann fiel mir plötzlich ein: Ich will sehen, ob mein Vater mich erkennt. Ich am Haus bei denen geklingelt. Der Papa war ganz verwirrt, hat an seiner Hose herumgefummelt. Später hat er zugegeben, dass er es bedauert hat, nur die alte Cordhose an zu haben, wenn so eine tolle Frau auftaucht. Meine Mutter hat eine Viertelstunde lang gelacht.«

»Es war Ihnen wichtig, von Ihrem Vater als erotische Frau erkannt zu werden.«

»Neulich hatte ich darüber einen richtigen Streit mit ihm am Telefon«, fiel Iris eifrig ein.

✳✳✳

Iris erwähnt ganz beiläufig, dass ein Kind doch ganz nett wäre.

Vater regt sich unheimlich auf: »Was? Bist du verrückt? In diese Welt willst du ein Kind setzen?«

»Jetzt reg dich nicht so auf. Pass auf, dass dir nicht noch der Leistenbruch rausspritzt.«

Vater schreit. »Das ist zehn Jahre zu spät! Die Mutti und ich, wir können dir nicht helfen, wir sind zu alt, wir kommen selber nicht zurecht, du bist dann ganz allein damit. Du musst doch erst einen Mann finden, der bei dir bleibt.«

»Aber du hast selber drei Kinder in die Welt gesetzt.«

»Wir waren doch damals nicht aufgeklärt. Menschen wie wir, die sollten sich überhaupt nicht fortpflanzen. Dummheit und Hässlichkeit gibt es genug auf der Welt.«

Iris schweigt einen Augenblick wie erschlagen. Solche Hämmer kommen öfter von ihm. Sie kann sich immer noch nicht dran gewöhnen.

Sie lacht gezwungen, bemüht sich um einen saloppen Ton: »Mensch, Papa, heutzutage ist es nicht schwer, sich ein Kind machen zu lassen.«

»Was für eine Sprache«, entrüstet er sich.

»Soll ich von den Bienen und den Blumen reden oder was? Überhaupt, du hast ja nicht gerade viel getan für das weibliche Selbstbewusstsein deiner Töchter.«

»Aber das war doch nicht absichtlich«, rechtfertigt er sich beleidigt.

✳✳✳

Wütend und enttäuscht sei sie gewesen, erzählte Iris, und noch tagelang deprimiert.

»Welche Erwartung war es denn genau, die da enttäuscht wurde?«

»Dass der nicht sagt: Du bist eine tolle Frau. Da ist so gar kein Stolz des Vaters auf die Weiblichkeit der Tochter.« Iris schüttelte den Kopf. »Einmal wollte ich ihn zum Kartenspielen einladen, als Blacky keine Zeit hatte.«

✳✳✳

»Aber geh«, sagt der Vater, »Ich will mich doch nicht lächerlich machen, ich bin doch ein alter Trottel. Ich habe jahrelang nicht mehr gespielt.«

»Komm, Papa, das könnte doch ganz lustig sein, mit zwei Frauen Bauernschnapsen.«

»Wieso zwei Frauen?«

»Na, Chris und ich.«

»Du bist doch keine Frau.«

»Ja was denn sonst?«

»Du bist die Tochter.«

∗ ∗ ∗

Kurz darauf zeigte mir Iris ein Foto von ihrem Auftritt als sexy Blondine. Sie werde auch dem Papa einen Abzug zukommen lassen, meinte sie augenzwinkernd. Mit der ihr eigenen Direktheit sprach sie bei ihrem nächsten Besuch im Elternhaus den 72-jährigen Vater auf seine Bemerkungen zu ihrer Weiblichkeit an. Mit erstaunlicher Offenheit machte er ihr klar, dass sie natürlich eine Frau sei, aber nicht für ihn, denn er habe ja seine Frau Roswitha, und sie sei eben die Tochter, und da sei eben kein Begehren dabei. Mit einer Mischung aus Erleichterung und seltsamer Bedrücktheit erzählte Iris von diesem bemerkenswerten Gespräch.

»Sie haben sich getraut, eine wichtige Frage zu stellen, und Sie haben vom realen alten Vater eine schöne Klarstellung bekommen. Jetzt bleibt uns die Aufgabe, uns mit den Abdrücken zu beschäftigen, die der Vater Ihrer Kindheit in Ihrem Inneren hinterlassen hat.«

»Einmal hat er mich aus heiterem Himmel angeschrien, ich war vielleicht zehn oder elf, nur weil ich im Sommer Shorts angezogen habe. Ich weiß noch, da war ein jüngerer Kollege zu Besuch, ein Sportlehrer, glaube ich, der war auch ganz verstört, dass er sich so aufregt.«

»Vielleicht war der Vater selber auch verstört, dass er plötzlich in seinem jüngsten Kind die heranwachsende Frau gesehen hat.«

»Und bei meinem ersten Freund hat er immer so herumgenörgelt, wir haben uns furchtbar gestritten, weil er mir da was kaputtmachen wollte. Wenn ich mich dann aufgeregt habe, hat er nur nach meiner Mutter gerufen: Rosl, das Kind spinnt!«

»Kind oder Frau – das ist wohl auch heute noch die Frage.«

Plötzlich schossen Iris die Tränen in die Augen. Sie rutschte auf ihrem Sitz herum, zerknüllte ihren Schal, faltete ihn wieder auseinander, ihren witzigen Schal mit dem Katzentatzenmuster, den sie mehr als einmal bei mir liegen gelassen hat.

»Sie stellen eine ganz einfache Frage, und ich weiß keine Antwort. Wie beim Karten spielen, da bin ich auch immer so leer im Kopf. Dieses blöde Gefühl, wie früher, wenn der Papa mir was in Mathematik beibringen wollte. Es gibt da einen Punkt, da tut mir beinahe das Hirn weh.« Sie schniefte. »Wo kommen diese Tränen jetzt her? Haben *Sie* die bestellt?«

Ich schwieg. Wieder einmal sah ich die kleine Iris auf der Stiege sitzen und die Arme ausstrecken. So sehr sehnte sie sich danach, es möge doch endlich jemand Interesse an ihr haben, dass sie sich mit den Krümeln, die vom Tisch der Großen abfielen, zufrieden gab. Vielleicht hatte ihr außerdem die phantasierte Liebesgeschichte mit dem väterlichen Traummann ein unbewusstes schlechtes Gewissen verursacht, sodass sie sich als Buße mit den Brosamen abspeisen ließ. Als stünde ihr sowieso nichts Besseres zu. Wegen allgemeiner Wertlosigkeit und als Strafe für verderbte Phantasien.

Wann immer ein passender Mann in Sicht kam, leuchtete ein Verbotsschild auf: Aber doch nicht für dich. Du bist doch zu klein. Sie wagte es nicht, sich mit einem Mann, der wirklich infrage kam, einzulassen, weil sie befürchtete, keine richtige Frau zu sein. Deshalb geriet sie in Dreiecksgeschichten, in denen der Platz der richtigen großen Frau bereits besetzt war. Vielleicht hoffte sie, dass die große Frau die beängstigende Sexualität an ihrer Stelle erledigte. Oder dass sie ihr zumindest zeigen könnte, wie es geht. Dabei sein und zuschauen, wie es die Großen machen. Mit unverwandtem Blick. Genau aufpassen, sich bei den Großen beliebt machen, damit sie nicht verjagt wird. Obwohl sie doch heute weiß Gott kein Kind mehr war und eigentlich auf eine beträchtliche Vielfalt von sexuellen Erfahrungen zurückblicken konnte. Kein Kind mehr, aber ein gebranntes Kind.

Auch bei mir, so sagte mir Iris nach einigen Monaten Therapie, sei ihr sofort klar gewesen: »Damit kann ich mich nicht vergleichen. Als ich Sie das erste Mal sah, hat mich fast der Schlag getroffen. Ich kannte ja nur Ihre Telefonstimme und Ihren Vornamen, der ist ja ziemlich altmodisch, und da hatte ich mir eine ältere Frau vorgestellt, so eine mit einem grauen Pagenkopf und einer dicken Hornbrille, und da geht die Tür auf, und heraus kommt eine unverschämt attraktive Frau im schicken Kostüm. Und ich mit Jeans und T-Shirt! Das hat mir am Anfang Schwierigkeiten gemacht, muss ich schon sagen, dieses ...« Sie machte mit den Händen die Oben-unten-Geste.

In der jahrelangen Dreiecksbeziehung mit Blacky und Chris zeigte sich immer deutlicher, dass sie den beiden Großen, als sei sie deren Kind, mit ihrem Gefühlsreichtum und ihrem munteren Wesen Lebendigkeit bescherte, allerdings um den Preis, dass ihre eigene erwachsene Sexualität brachlag.

»Ich kann nicht die Nummer eins sein«, erkannte sie gegen Ende der Therapie. »Ich gebe mich damit zufrieden, Nummer zwei zu sein. Gelebt wird nichts, weil der Mann gebunden ist. Aber ich entschädige mich mit der Vorstellung: Eigentlich liebt er ja mich.«

Das Robbenbaby

Die Angstanfälle verschwanden, Schmerz und Zorn kamen. Es war ein gutes Arbeiten mit Iris, fand ich. Sie konnte ihre aktuelle Lebensrealität gut erzählend reflektieren. Die Oszillation in die Vergangenheit gelang ihr mühelos, ohne dass sie dabei mit den Gefühlen, die in ihr hochkamen, hinterm Berg gehalten hätte. Und sie ließ sich auf eine Beziehung zu mir ein, was uns die unschätzbare Möglichkeit eröffnete, gemeinsam Erlebtes zu überdenken und darin Muster zu erkennen.

»Haben Sie Herzschmerzen?«, fragte Iris eines Tages unvermittelt im Verlauf einer Stunde, in der wir uns viel mit ihrem Verhältnis zum Vater beschäftigt hatten. Sie hatte mir einen Brief vorgelesen, in dem sie sich mit etwa fünfzehn Jahren verzweifelt an ihre älteste Schwester Erika gewandt hatte, um über die schlimmen Zustände zu Hause zu klagen. Hol mich hier raus, hatte sie gefleht. Ich hatte keine Herzschmerzen, noch nie gehabt. Ich hatte meine beiden Hände übereinander aufs Brustbein gelegt, wie ich das manchmal tue, wenn ich konzentriert nachdenke. Iris war wieder einmal mehr bei mir als bei sich.

»Nein, habe ich nicht«, antwortete ich sachlich, ohne weiter nachzufragen oder Erklärungen anzuschließen. Hier lag eine verzerrte Wahrnehmung vor, in der sich die Übertragung der töchterlichen Besorgtheit um den kränkelnden Vater verriet. Ich notierte mir im Stillen die Vermutung, dass Iris negative Gefühle gegen ihren Vater aufkommen spürte und, entsprechend einer kindlich-magischen Vorstellungswelt, Angst davor hatte, ihr Zorn könnte ihn beschädigen.

Es kommt öfter vor, dass Patienten sich nach meinem Befinden erkundigen, und wenn sie dabei etwas Zutreffendes vermuten, dann bestätige ich das. Für manche von ihnen ist es außerordentlich wichtig, dass ihre Wahrnehmungen validiert werden, vor allem dann, wenn ihre Leidensgeschichten es mit sich gebracht haben, dass ihnen das Zutrauen zu den eigenen Gefühlen abhanden kam.

✳ ✳ ✳

Die Schwestern sind aus dem Haus, Erika studiert Zahnmedizin, Rosi hat an der Sozialakademie angefangen, Iris ist ganz allein bei den Eltern zurückgeblieben. Zum ersten Mal hat sie sich eigene Gedanken zur Gestaltung ihres Zimmers gemacht. Vergissmeinnichtblaue Wände hat sie sich vorgestellt und auch schon ein bisschen mit dem Anstrich angefangen, da kommt der Vater nach Hause und fängt sofort zu schreien an.

»Rosl, das Kind spinnt schon wieder!« Was um alles in der Welt ihr eingefallen sei?! Eigenmächtig im Zimmer herumfuhrwerken, so weit komme es noch. Und diskutieren womöglich auch noch, fährt er ihr über den Mund, als sie zu widersprechen versucht. Er wisse doch wohl am besten, was gut für sie sei. Auf eine wie sie müsse man gut aufpassen, sonst werde ein Versager aus ihr. Sie werde es ihm eines Tages noch danken.

»Aber ich habe es mir so schön vorgestellt. Es ist doch mein Zimmer. Ich …«

»Muss schlimm sein, wenn man so dumm ist. Schluss jetzt mit dem Blödsinn. Ich bin doch dein Freund.«

»Nein! Bist du nicht!«, stößt sie hervor. »Du bist mein Feind!«, heult sie und stolpert aus dem Zimmer.

✳ ✳ ✳

Wie gewöhnlich hatte Iris die Geschichte überaus farbig dargestellt, mit Details in direkter Rede angereichert, mit witzigen Ausdrücken als amüsante Anekdote gestaltet.

»Was empfinden Sie denn jetzt im Augenblick, wenn Sie mir von diesem Erlebnis mit Ihrem Vater erzählen?«, fragte ich. Mir war wieder einmal aufgefallen, dass ich auf der Hut sein musste, um ihrer Einladung zu einer spritzigen Plauderei unter Freundinnen nicht auf den Leim zu gehen. Glänzten nicht Tränen in ihren Augen?

»Es ist kein Hass, falls Sie das meinen.«

»Eher Traurigkeit?«

»Nein. Ja.« Iris schniefte. »Warum muss ich bloß in diesem Zimmer hier immer weinen? Haben Sie da was eingebaut?« Sie seufzte tief. »Ach ja, Vater Bausch und seine Töchter. Er tat ja alles für uns. Wenn ich ihm diesen Brief vorlesen würde, der würde sagen, das stimmt doch nicht, das kann gar nicht sein.« Sie schnappte den Brief, der auf dem Tischchen zwischen uns liegen geblieben war. »Ich muss das Corpus delicti wegstecken, das macht mich nervös.«

»Corpus delicti? Was ist denn hier das Delikt?«

»Wie bitte? Ah …, wissen Sie, ich bin nicht so schnell wie Sie. Da gibt es doch kein Delikt. Der hat das ja alles nicht aus böser Absicht getan. Wahrscheinlich, weil er selber unsicher war, oder?«

»Es ist Ihnen sehr wichtig, Ihren Vater vor Anklagen zu schützen.«

Offenbar kein Aha-Erlebnis. Das Gesicht meiner Patientin blieb skeptisch.

»Ja, das ist schon richtig, was Sie da sagen, aber …«

Ich hatte eine Reihe von Indizien zu einer Deutung zusammengefasst. Bei vielen Gelegenheiten war aufgefallen, dass Iris dazu neigte, sich selbst herabzusetzen, ihre Bedürfnisse hinter die anderer zu stellen, bei Misslichkeiten die Schuld zuerst und ausschließlich bei sich selbst zu suchen. Mit diesen Beobachtungen verknüpfte ich die Hypothese, sie handle gewohnheitsmäßig so, um eine bedeutsame Person oder ihre Beziehung zu dieser Person zu schützen. Sie nehme also die Selbsterniedrigung als geringeres Übel in Kauf. Viel schlimmer wäre es für sie, so mutmaßte ich, die Achtung vor dieser wichtigen Person oder deren Zuneigung zu verlieren und dann ganz allein zu sein.

Es war durchaus nicht das Aufleuchten der plötzlichen Einsicht, jene Mimik, die das Wörtchen »Aha« begleitet, was sich in Iris Bauschs Zügen abzeichnete. Dennoch hatte meine Intervention ein Stück weitergeführt. Iris' Gesicht hatte überraschenderweise einen hingebungsvollen, beinahe schwärmerischen Ausdruck angenommen.

»Ich fühle sein Leid und seinen Schmerz«, sagte sie innig. »Wie er sich selber im Weg steht. Wie viel Mühe er sich gegeben hat. Immer diese Pflichten, nie sich was gönnen. Das kommt wohl daher, dass ich ihm doch ziemlich ähnlich bin. Vielleicht am ähnlichsten von allen drei Töchtern.«

»Auch als Sie diesen Brief geschrieben haben? Da fühlten Sie auch *sein* Leid?«

»Ach, damals noch nicht. Das fing erst an, seit er mein Freund ist. Er ruft jetzt oft an, ich will meine Iris, sagt er dann. Er ruft mich mehr an als Erika und

Rosi, glaub ich. Okay, Erika fragt er schon oft um Rat, wegen der Zähne. Jetzt, wo er alt wird … Er schrumpft irgendwie, verstehen Sie? Sie verstehen das sowieso.« Ihre Augen schwammen. »Blödes altes Arschloch«, flüsterte sie, es war kaum zu verstehen. »Er kann mich immer noch zum Weinen bringen. Haben Sie eine Ahnung, warum? Ich geh auf die vierzig zu, und da sitze ich und heule, weil mein Alter mich am Telefon anschreit, das gibt's doch gar nicht. Er war halt schon sehr despotisch. Es war nicht so bei uns zu Hause, dass das Eigene irgendwie hochkommen durfte. Ein Tyrann war er. Immer dieses Gebrüll. Er schreit natürlich, wenn er mit seinem Latein am Ende ist. Und dann bin ich wieder schuld daran, dass er hohen Blutdruck kriegt.«

»Sie eignen sich wohl besonders gut dazu, weil Sie ihm so ähnlich sind. Da weiß er instinktiv, auf welchen Knopf er drücken muss. So wird er auch seine Hilflosigkeit los. Die landet nämlich bei Ihnen.«

»Zum Glück gibt es wasserfeste Mascara«, murmelte Iris unter Tränen. »Ganz ruhig, Bausch. Wird ja wieder gut«, beschwichtigte sie sich selbst. Es klang, als versuche eine genervte Erwachsene ein Kind zu beruhigen, ohne ganz verbergen zu können, dass sie die Kleine wegen ihrer Heulerei eigentlich verachtete und die Trostgebärde nur ein gut geölter Trick war.

»Wenn Sie angeschrien werden, dann weinen Sie bestimmt nicht«, sagte sie unvermittelt. »Dann denken Sie sich bestimmt ein paar scharfe Retourkutschen aus.«

Ich ertappte mich beim Ansatz eines geschmeichelten Lächelns und überlegte, ob sie mich richtig einschätzte. »Wenn ich mich in die Situation hineinversetze, dann könnte ich mir schon vorstellen, dass ich auch weinen müsste. Und zwar vor Zorn.«

»Ja. Zorn ist auch dabei«, sagte Iris niedergeschlagen und weinte weiter.

»Wenn Ihre Tränen sprechen könnten, was würden sie sagen?«

Sie hob unwillig die Achseln. »Weiß nicht.« Ihr Gesicht wirkte verquollen, schien aus dem Leim zu gehen.

»Natürlich wissen Sie es.«

Iris stand abrupt auf, verließ das Sprechzimmer, ging auf die Toilette und fing, als sie zurückkehrte, noch im Stehen zu reden an, als hätte sie auf dem WC einen Spickzettel versteckt gehalten.

»Es ist die Hilflosigkeit!«, rief sie aufgebracht. »Einmal, ich war vierzehn, und es war wieder dieses Geschrei im Haus, da habe ich mich in meinem Zimmer eingesperrt und mit Glasscherben an den Pulsadern herumgeritzt. Nur um denen zu zeigen: Ich kann nicht mehr! Hört auf mich zu quälen. Sonst tue ich mir was Schlimmes an.«

»Jawohl. Genau!«, hörte ich mich sarkastisch-triumphierend ausrufen. »Iris wird schlecht behandelt, gedemütigt, eingeschränkt, gequält. Ist verletzt und wütend. Findet, dass ihr Vater sich wie ein blödes altes Arschloch aufführt …« – sie zuckte kurz zusammen – »… die Spannung steigt und steigt und explodiert in einer Drohung: Ich tu *mir* was an! Jawohl! Was also fällt unserer Iris ein, um sich dagegen zu wehren, dass man ihr was Schlimmes antut? Sie tut sich selber was noch Schlimmeres an!« Stopp, dachte ich. Was soll das, so provokant übertreiben. So viel Aggression in der Luft. Lass deine eigene Zornbereitschaft aus dem Spiel. Bleib bei *ihr*.

Iris starrte mich an. Selbst für ihre Verhältnisse war es eine sehr lange Zeit, in der sie mich wortlos fixierte. »Ja, da haben Sie sicher Recht«, wich sie aus. »Das wäre das Schlimmste, was man meinem Vater antun kann: wenn einem von seinen Lieben etwas passiert. Aber ist das nicht bei allen Eltern so?«

»Um den Vater zu strafen, muss man die Tochter quälen?«, konterte ich grob.

»Einmal habe ich in mein Tagebuch geschrieben: Niemand liebt mich, blablabla. Ich sollte mit Rauchen und Trinken anfangen, damit die endlich einmal was sehen. Da ist ein Kind, das wird nicht gesehen. Nicht erkannt.«

Ich sagte nichts. Jetzt war sie bei sich.

Nach einer Schweigepause fuhr sie in leichtem Konversationston fort. »Ich habe ja nie an diese Geschichte mit dem Kindheitstrauma geglaubt. Wenn es so etwas aber doch gibt, dann ist das hier eines.« Sie schüttelte den Kopf. »Andere erleben doch noch viel schlimmere Katastrophen. Ob man sich da nicht selbst zu wichtig nimmt?«

Es gab viele Stunden, in denen wir mit ihrem unterdrückten Zorn beschäftigt waren. Nach etwa zwei Dritteln der Behandlungszeit litt sie einige Wochen lang unter einem ganz neuen Symptom, das mit ihren aggressiven Gefühlen, die ihr noch ganz fremd waren, eng zusammenhing. Sie berichtete darüber peinlich berührt, ja, entsetzt.

»Sagen Sie, wie äußert sich eigentlich Schizophrenie? Kann das sein, dass ich schizophren bin? Mir ist es nämlich in letzter Zeit öfters passiert, dass in meinem Kopf hässliche Gedanken und Bilder auftauchen. Da wird wie in einer Spirale immer eins aufs andere draufgesetzt, immer noch eins draufgesetzt, und ich kann das nicht kontrollieren, ich kriege die Gedanken dann nicht raus.« Sie wirkte sehr gequält. »Ich habe schon gedacht, jetzt spinne ich wirklich. Erschreckt Sie das? Das sind böse, hässliche, verletzende Dinge, ich verstehe das gar nicht. Ich versuche die dann als Erstes gegen mich zu wenden. Wenn es gegen mich wäre, das wäre ja praktisch. Aber gegen andere, die das doch gar nicht verdient haben …«

Eine ganze Stunde schlich sie um den heißen Brei herum und konnte sich nur zu verschämten Andeutungen über den Inhalt ihrer schlimmen Einfälle durchringen. Unter Tränen, sichtlich aufgewühlt, sprach sie über ihre Sorge, dass die Bilder größer und farbiger und am Ende ganz und gar wirklich werden könnten, sobald sie darüber spreche. Ich erklärte ihr, dass lang Verstecktes in der Phantasie meist übertriebene Dimensionen annimmt.

An dieser Stelle verwende ich gerne die Metapher von der Geisterbahn. Wir alle kennen aus unserer Kindheit die engen Zweisitzer, in denen man auf Schienen durch finstere Tunnel fährt und furchterregenden Geräuschen und Berührungen ausgeliefert ist. Genauer gesagt: Ausgeliefert sind wir unserer Phantasie, die durch einige reichlich primitive Hilfsmittel auf Touren kommt. Wer einmal die Geisterbahn bei Licht betreten hat, der weiß, wie albern die Pappfiguren, die wollenen Spinnweben, die ungelenk bemalten Gerippe aus der Nähe betrachtet aussehen. Die Geisterbahn funktioniert nur im Dunkeln, nur im raschen Vorbeihuschen. Das Gruseln bedarf also mehrerer Bedingungen, die ein genaues Hinschauen verhindern. Genaues Hinschauen aber ist eines der besten Mittel gegen die Angst. Die Angst ist nicht zu vermeiden, sie verschwindet nicht, aber sie wird erträglich.

»Das sind immer total liebe Menschen«, begann Iris stockend, als habe sie eine Missetat zu gestehen. »Menschen, die ich lieb habe, die zu mir lieb sind, mit dieser ehrlichen Zuneigung. Das ist immer in einer ganz warmen, harmonischen Atmosphäre. Wo ich keine Angst mehr haben muss, ob ich auch angenommen werde. Zum Beispiel bei uns in der Praxis. Da schieben sich diese grässlichen Worte und Bilder wie eine Wand zwischen mich und die Zuneigung.« Iris schüttelte verstört den Kopf. »Bei Chris ist es mir passiert. Eine so wertvolle Frau, die ich so sehr bewundere. Ich verstehe das einfach nicht.«

∗ ∗ ∗

Die Chefin ist gut gelaunt, die Sonne scheint, da fällt der Chefin ein, sie könnte die Arzthelferin doch einmal auf einen Kaffee einladen. Die beiden Frauen, die seit so vielen Jahren zusammenarbeiten, sitzen einander gegenüber, einander sehr nahe, praktisch wie bei einem Rendezvous, nur durch eine schmale Marmorplatte getrennt. Die Chefin stellt Fragen, erkundigt sich wohlwollend nach dem Privatleben der Arzthelferin, so zugewandt, so persönlich. Da tauchen plötzlich aus heiterem Himmel die Bosheiten auf, brechen im Kopf der Arzthelferin auf wie Eiterbeulen. Sie schaut blöd aus, steht in so einer Sprechblase. Die Arzthelferin zuckt zusammen, als hätte man dicht neben ihrem Ohr einen Feueralarm ausgelöst. Sie schaut irritiert um sich, kann aber nicht orten, wo die vulgäre Stimme herkommt. Sie ist blöd angezogen, viel zu bieder, und der Pullover passt überhaupt nicht zur Hose, quakt es respektlos. Blöde Kuh, blöde Kuh. Die Arzthelferin rutscht unruhig auf dem weinroten Kunstleder herum. Je besorgter sich die Chefin erkundigt, ob sie etwas stört, ob sie vielleicht krank wird oder unter Zeitdruck steht oder was, desto mehr ordinäre Sätze werden der Arzthelferin in die Ohren gekrächzt. Es häufen sich die Schimpfwörter, unaussprechliches Zeug, das die Arzthelferin nie im Leben in den Mund nehmen würde. Blöde Sau, Hure, Schlampe, aber damit noch nicht genug, die Wörter zerfallen allmählich zu einem irrsinnigen Kauderwelsch, böse Bilder tauchen auf, eine Frau, die eine andere mit den Fingern in die Augen sticht, ein Kopf, der von den Schultern fällt, eine hassverzerrte Fratze.

∗ ∗ ∗

»So etwas würden Sie nie sagen«, bestätigte ich.

»So etwas war bei uns zu Hause streng verboten. Es verletzt andere, aber es wendet sich zu mir zurück wie ein Bumerang. Es geht dann darum, mich selbst zu quälen. Das hat auch mit der Kindheit zu tun. Wenn die mich gepiesackt hat … Es ist nicht so, dass ich wünsche, es soll jemand anderem was passieren.

Es sind keine Mordwünsche … nicht so, dass ich jemanden würgen möchte …, aber …«

Mylady, das mit den Mordwünschen ist *Ihr* Einfall, dachte ich. An dieser Stelle fiel mir wieder einmal der Witz vom Unhold ein: Eine britische Dame träumt, ein Scheusal von einem Mann hätte ihr Schlafzimmer betreten und starrte sie vom Fußende ihres Bettes an. »Oh, was haben Sie mit mir vor?«, fragt sie zitternd. »Ich habe keine Ahnung, Mylady«, antwortet der Unhold. »Es ist *Ihr* Traum.«

»Vielleicht sind das ja die Aggressionen, die ich sonst nicht ausleben kann? Das fällt mir auch erst jetzt ein, wo ich in diesem Sessel sitze. Haben Sie den irgendwie verkabelt oder was? Haben wir vielleicht alle solche Abgründe in uns? Beim einen bleibt der Deckel drauf, beim anderen ist er verrutscht?«

Ich hütete mich davor, eine dieser Fragen zu beantworten, und beschränkte mich darauf, ein aufmerksames, vielsagendes Gesicht zu machen. Ihre eigene Introspektionsfähigkeit war jetzt gut im Fluss.

»Ich wollte ja nie wahrhaben, dass es in mir solche negativen Gefühle gibt, Neid oder Eifersucht zum Beispiel. Oder Wut.« Sie sprach jetzt mit lebhaftem Eifer, ihre Einfälle sprudelten. »Es ist so, wie wenn man etwas malt oder bastelt als Kind und ist damit nicht zufrieden, dann möchte man es kaputtmachen. Oder die Stiefmütterchen, die ich gepflanzt habe, die sind von Ungeziefer befallen, und ich habe mir so viel Mühe gegeben, die hätte ich am liebsten totgetreten. Nur damit Sie sich vorstellen können, wie weit das geht: Ich habe mir echt gedacht, wenn das so weitergeht, dann nehme ich mir das Leben! Ich hatte echt die Vorstellung, dass jemand kommt und mir den Kopf abschlägt. Wenn ich das nicht anders stoppen kann. Mein guter alter Kater, der ist nicht gleich beim Fenster hinausgesprungen, als ich ihn geschubst habe, da hatte ich einen Augenblick den Impuls, das Fenster zuzuschlagen, auch wenn der Schwanz dann halbiert wird.«

Iris plagte sich also vorübergehend mit ichfremden Zwangsgedanken. Was ihr da durch den Kopf ging, empfand sie wie bedrohliche illegale Einwanderer auf dem Staatsgebiet ihres Innenlebens. Dabei handelte es sich vielmehr um Ureinwohner, die sich in primitiven Höhlen lange verborgen gehalten hatten, ohne sich zeitgemäß weiterzuentwickeln, sodass sie in ihrer krassen Andersartigkeit aus einer fremden Welt zu kommen schienen, sobald sie ans Tageslicht des Bewusstseins traten.

Bald stellte sie fest, dass die beunruhigenden Gedanken nicht schlimmer wurden, sobald sie genau hinschaute, sondern, im Gegenteil, verblassten. Wir kamen in den folgenden Stunden immer wieder auf ihre Mutter zu sprechen, von der ich bis dahin nur erfahren hatte, dass sie eine liebe, tapfere, vielleicht etwas unbeholfene Person sei, die sich für ihren Mann und die Kinder aufopferte.

»Wenn Sie so dasitzen und den Kopf schief legen und schweigen, dann erinnern Sie mich sehr an meine Mutter«, sagte Iris einmal, kurz nach der Episode mit den Zwangsgedanken. »So hat die das auch immer gemacht, wenn ihr was nicht gepasst hat. Dieser liebe Mensch! Sie haben wirklich eine Ähnlichkeit mit ihr.« Iris sah mich hingebungsvoll an. »Das herzförmige Gesicht, die dunklen Augen, hach, was hätte ich drum gegeben, so auszusehen. Sie konnte schon auch ziemlich bockig sein. Sie hatte kaum verbale Möglichkeiten, aber mit Schweigen hat sie dann alles durchgedrückt. Wenn ich was angestellt hatte, dann wurde längere Zeit nicht mit mir geredet.« Iris sah mich mit nassen Augen an. »Ach, dieser liebe, verstehende Blick. Ich muss hier schon wieder weinen, nur wegen diesem Blick. Wie früher, wenn ich im Elternhaus zum Rauchen auf den Balkon gegangen bin, meine Mutter hinterher, mit Kopftuch, weil es schneite. Kind, muss denn das sein? Und ich habe sie angefaucht, und dann hat es mir das Herz zerrissen, wenn sie mich mit ihren großen brauen Augen angeschaut hat. Eine liebe, wehrlose, hilflose Frau.«

Es gab also der Mutter gegenüber eine Art Beißhemmung. Zusammen mit der Idealisierung, der ich ja in der Beziehung zu Iris schon oft begegnet war, bewirkte sie, dass die Gestalt der Mutter von jeglicher Aggression seitens der Tochter verschont blieb. Diese Abwehr verhinderte aber nicht nur Gewalttaten oder Beschimpfungen, wie sie Iris zwanghaft durch den Kopf gegeistert waren, sondern auch konstruktiv aggressive Akte, wie Neinsagen, Kritik üben, Konkurrenz. Weil Iris kein Vertrauen in die Standfestigkeit ihrer Mutter hatte, konnte sie es nicht wagen, ihr gegenüber aufzubegehren, aus Angst, sich einer folgenschweren Gewalttat schuldig zu machen.

»Eine derart wehrlose Person anzufauchen, das ist so infam, als würde man ein Kind schlagen«, überlegte ich.

»Mir fällt ein Bild ein, das ich einmal in einer Zeitung gesehen habe. Man sieht ein Robbenbaby, das in Todesangst schreit.« Iris imitierte die weit aufgerissenen Augen. »Ein Mann hebt einen Prügel, um das Tier zu erschlagen. So etwas peinigt mich zutiefst.«

»Ein liebes, wehrloses, hilfloses Tier in Todesangst.« Mir fiel der Titel, den sie ihrem wiederkehrenden Traum gegeben hatte, ein: »Gelähmt in der Todeszone«.

»So etwas verursacht mir einen echten Schmerz, von hier bis hier«, Iris wies auf Brust und Schoß. »Es ist diese reine Liebe, ganz sauber, diese Harmonie, diese Geborgenheit. Als könnte ich das irgendwie nicht aushalten. Als müsste ich es zerkratzen.« Tränen tropften auf ihre Hände. Ich reichte ihr eine frische Großpackung Taschentücher. Sie schnäuzte sich energisch und lachte dann bitter auf. »Sie ist furchtbar! Wenn es nicht zum Lachen wäre, müsste man ständig drüber heulen. Wie sie sich am Telefon meldet beispielsweise, ich halte das kaum aus. Eine derart unbeholfene Frau, die kann noch nicht einmal allein Bus fahren, aber am Telefon dieses künstlich Gelangweilte«, Iris imitierte einen blasiert-nasalen Ton, »›Bausch? Ja bitte?‹, und dabei weiß ich, dass das Telefon tagelang nicht geklingelt hat, das regt mich so auf!«

Die Stunde neigte sich dem Ende zu. Ich fühlte mich erschöpft. Das war harte Arbeit gewesen. »Aufregung, Zorn, Schmerz, Angst – das liegt manchmal so nahe beisammen, dass man es kaum unterscheiden kann«, fasste ich zusammen.

Aber Iris war in Gedanken schon weiter. »Vielleicht erwarte ich etwas von meinen Eltern, was man so jetzt nicht mehr haben kann. Eine Nähe vielleicht, die eigentlich in die Pubertät gehört. Oder in die Kindheit. Mir kommt vor, da ist ein Knoten geplatzt.«

Sie verabschiedete sich in beschwingter Stimmung. Wie sie sich graziös zwischen den Stühlen im Wartezimmer hindurch wand, das hatte an diesem Tag etwas Tänzerisches. Eine Minute später klingelte sie wieder an der Tür und hielt mir die Riesenpackung Taschentücher, die sie versehentlich in ihre geräumige Umhängetasche gesteckt hatte, entgegen. Grinsend sagte sie: »Ohne Worte.«

Der Platz an ihrer Seite

Iris sehnte sich nach einem Mann.

»Ich kann ja schlecht mit einer Tafel durch die Kärntner Straße gehen: Bin bereit für Flugbesamung«, witzelte sie. »Der Markt ist schlecht, wenn man keine zwanzig mehr ist. Oder soll ich vielleicht eine Heiratsanzeige aufgeben? Iiih! Da kriegt man doch sicher nur die Ladenhüter mit den schlecht sitzenden Toupets. Die Männer, die keine Wahl mehr haben.«

✴✴✴

»Nettes Frauenzimmer, nicht klein, nicht dick, nicht mehr ganz jung, frech, humorvoll, naturverbunden, tierlieb, wünscht sich kluges Mannsbild für dauerhafte Partnerschaft.«

Zum Treffpunkt im Café Raimund kommt Iris eine Viertelstunde zu spät. Sie erkennt den Kandidaten sofort, weil er auf die Uhr schaut und suchende Blicke im Raum umherschweifen lässt. Ernst Reiter sieht recht gut aus. Den komischen Haaransatz hat er am Telefon nicht extra erwähnt. Muss er ja nicht, denkt Iris. Sie hat ja ihre kleinen Schönheitsfehler auch nicht extra erwähnt, die schmale Oberlippe, den leichten Überbiss. Lieber die Schokoladenseiten betonen, Brille weglassen, viel Wimperntusche, flache Schuhe.

Iris ist sonst nicht auf den Mund gefallen, aber bei Reiter kommt sie gar nicht zu Wort. Nächste Woche werde er zu einem Kieferorthopädie-Kongress nach Prag fahren, deswegen die vielen Bücher, Stadtführer, Sprachführer, Kunstführer, er lese sich stets vorher gründlich ein, und natürlich Kafka. Er sei leidenschaftlicher Kafka-Leser, sie auch?

»Aber das macht doch nichts«, beschwichtigt er, als sie den Kopf schüttelt. »Man muss ja auch noch anderen Obliegenheiten Genüge tun, nicht wahr?«

Iris starrt Reiter mit großen Augen an, wie das Kaninchen die Schlange. Sie überlegt, welchem Schauspieler er ähnlich sieht. Max von Sydow? Sie sagt sich, dass er eine Chance verdient hat. Manche Leute reden halt zu viel, wenn sie nervös sind.

»Tja, Iris. Sie sind ja noch hübscher als auf dem Foto. Mit dem Alter haben Sie mich angeschwindelt, nicht wahr? Sie können unmöglich schon achtunddreißig sein. Und was machen Sie eigentlich so beruflich?«

Also sie darf jetzt auch einmal was sagen. Angeber, denkt Iris, merkt aber gleichzeitig, dass sie davon beeindruckt ist, wenn einer so routiniert zeigen kann, wie gebildet er ist. Da ist sie fast wehrlos, Akademiker findet sie toll, und über ihre eigene Gescheitheit ist sie oft im Zweifel.

»Ich bin auch im medizinischen Bereich«, antwortet sie vage. »Meine Schwester ist übrigens auch Zahnärztin, von daher kenne ich mich ein bisschen aus. Ich bin ja jetzt schon sechzehn Jahre in der Praxis, da sammelt man schon Erfahrungen. Frauenarztpraxis, er und sie, also Doppelpraxis. Mein Chef schaut aus wie der George Clooney. Doch, den kennen Sie sicher. ›Emergency Room‹? Auf Pro Sieben?«

»Na sowas, da sind Sie also Arzthelferin. Da sind wir ja praktisch Kollegen. Ich sage ja immer, eine tüchtige Assistentin ist Gold wert.«

Na bravo, Bausch, denkt Iris. Da hast du dir ja wieder einmal einen ausgesucht, der dich so richtig schön runterzieht. Nach dem dritten Achtel Rotwein wird ihr warm. Sie zieht die Jacke aus und spürt, wie sich die wohlbekannte trostlose Gewissheit in ihr ausbreitet: Der ist es nicht. Und gleich darauf ein seltsames Triumphgefühl: Ich kann jederzeit gehen! Jaja, Ernst Reiter ist ein Mann, der ihrem Vater gefallen würde. Verlässlich, diszipliniert, sicheres Einkommen, Sinn für sparsame Lebensführung und gut geplante Reisen. Und vor allem: ungebunden! Der Platz an seiner Seite ist frei, unübersehbar frei. Ein netter Mann eigentlich. Und sie will doch jetzt eine Bindung mit einem Mann, der eine Bindung mit einer Frau will. Gebildet ist er, das schon. Aber doch sehr von oben herab. Und langweilig. Auf dem Rückweg von der Toilette bestellt sie sich noch ein Achtel.

»Sie haben da was«, sagt Reiter und wischt verstohlen an seinem Mundwinkel herum.

Oje, Lippenstift verschmiert, typisch Bausch, verträumt etc. Allmählich verebbt sein Monolog. Er will wissen, ob sie schon einmal verheiratet war. Sie erzählt ihm dies und das, lustige Anekdoten von Liebschaften und Bekanntschaften, allmählich kommt sie in Fahrt, und je quirliger sie erzählt, desto mehr wird ihr klar, dass sie hier die charmante Unterhalterin gibt und dass ihr vor lauter Fremdheit gleich übel wird. Sie lehnt sich weit zu ihm hinüber, schaut ihm intensiv in die Augen. »Aber ich rede mich da wahrscheinlich um Kopf und Kragen, oder? Was halten Sie denn überhaupt von einer Frau mit so einer wilden Vergangenheit? Los, heraus mit der Sprache!« Sie gibt ihm einen koketten kleinen Klaps auf die Hand.

Reiter zuckt leicht zusammen. »Schauen Sie, ich habe mich doch sehr auf mein Studium konzentrieren müssen. Man muss eben da und dort zurückstecken. Die Kieferorthopädie ist eine sehr anspruchsvolle Arbeit, aber befriedigend, doch. Man glaubt gar nicht, was es für einen Unterschied macht, wenn eine korrekte Zahnstellung erzielt wird. Wäre in Ihrem Fall übrigens durchaus prognostisch günstig einzuschätzen. Da lassen sich auch in höherem Alter durchaus ansprechende Ergebnisse erreichen, ästhetisch gesehen. Gar nicht so kostspielig, wie der Laie glaubt. Schauen Sie, wenn man alle diese Obliegenheiten ernst nimmt, dann …«

Iris Bausch wird traurig. Sie denkt kurz an das Robbenbaby. Sie hat Lust auf mehr Rotwein. Ein spießiger, humorloser Pedant ist er, denkt sie, und gemein wird er, ohne dass es ihm im Mindesten auffällt. Nein danke, Herr Reiter. Sie hört ihm noch eine Weile zerstreut zu, dann steht sie auf und verabschiedet sich. Wenn ihr auch nicht ganz klar ist, was sie will – was sie nicht will, das weiß sie genau. Den will sie nicht. Dann soll der Platz an ihrer Seite lieber leer bleiben.

***

Iris unterhält sich mit einem Mann im Café Amarcord. Es ist Mittagszeit. Als sie beim Stöbern am Flohmarkt von der antiken Kaffeemühle aufgeschaut hat und seinem forschenden Blick begegnet ist, war es später Vormittag. Am Nachmittag gehen sie zusammen in Schönbrunn spazieren, am Abend streifen sie durch das Bermudadreieck und landen um Mitternacht in der Bar. Iris mag seine Hand. Sie registriert gerührt, dass er einen Schlummertrunk für sie bestellt und bezahlt. Das ist ein Kümmerer, denkt sie, einer, der sich kümmert, der weiß, wie viel eine Semmel kostet, der Sonderangebote liest, Kamillentee kochen kann, die Heckenschere schwingt, um halb elf schlafen geht. Wahrscheinlich treu. Einer, der ihr gefällt. Riechen tut er gut. Bringt sie nach Hause.

***

»Was mich an Georg manchmal befremdet, das muss ich so sehen: Es ist eben *seins*. Seine Eigenart«, erkannte Iris in einer unserer letzten Stunden. »Also, was sagen Sie jetzt? Das ist alles, was wir in hundert Stunden erreicht haben: Ich – in einer Beziehung!«

Zu sich kommen

»Manchmal denke ich darüber nach, wie unbegreiflich das alles ist. Wie eigentlich entschieden wird, dass gerade dieses Wesen entstehen soll bei einer Geburt. Das lehnt sich manchmal so mit Angst an mich. Verstehen Sie das?« Ich nickte. »Ja? Wirklich? Das rührt mich jetzt.« Tränen traten in Iris' schöne blaue Augen. »Von hundert versteht das kaum einer.«

Ich dachte an meine verstorbene Mutter. Ich dachte an einen Astronauten, der sich von seinem Raumschiff löst. Ich dachte an ein kleines Mädchen, das zu mir gesagt hatte, vor der Geburt sei sie ein Furz im Weltall gewesen.

»Als ich noch ein sehr kleines Kind war«, erzählte Iris, »bin ich einmal im Winter beim Laufen über eine Wurzel gestolpert. Ich lag mit der Nase im Schnee, und es war, als sei ich ein Stück aus meinem Körper herausgefallen. Ich dachte nur: ›Ich bin Ich bin Ich bin‹. Manchmal passiert mir das auch heute noch. Ich stehe im Türrahmen und denke das.«

»Ein Augenblick, in dem der Fluss der Selbstverständlichkeit stockt.«

»Man fühlt sich plötzlich ungeschützt, auf sich selbst zurückgeworfen. Verlassen eben. Früher waren da die Eltern, aber jetzt gibt es keinen Schutz mehr.« Iris schwieg nachdenklich, was gegen Ende der Therapie öfter vorkam. »Es gibt das Erlebnis, dass ich mich mit dieser Einsamkeit wohlfühle, sie sogar suche, als wäre das der Zustand, von dem alles andere nur ablenkt. Ich erinnere mich gut an mein Staunen als Kind. Ich habe mich über das Dasein gewundert. Dass ich – jetzt – da – bin.«

»Fallen Ihnen dazu Bilder ein? Szenen?«

Iris sprach sinnend, wie in Trance. »Gerüche, Blumen, Beeren, Heidelbeeren, glaube ich … ein Kinderbett … die Stimme meines Vaters … er kann so gut erzählen, so mit Betonung, hat eine ganz ruhige Stimme … der Garten bei den Großeltern …« Sie schwieg lange Zeit. »Ich bin Ich bin Ich bin«, sagte sie leise. Dann warf sie sich wieder einmal in ihrem Polstersessel nach hinten, fuhr sich durch die Haare und sagte mit ihrer gewohnten lebhaften Stimme: »Ach, ich möchte anders sein, als ich bin! Ich möchte ausgeglichen und zufrieden sein und klug und liebevoll und glücklich!«

»Aber dazu müssen Sie doch gar nicht viel anders werden, liebes Dornröschen«, sagte ich zärtlich.

Iris lachte schallend. »Dornröschen! Das ist das Wort der Woche! Ja, aber es ist schon was dran. Ich mache mehr mit mir selber aus. Ich werde … integer. Ich halte mich nicht mehr raus wie früher, als ich immer meinte, das ist nichts für mich, das ist nur für die Großen.« Sie bemerkte meinen anerkennenden Gesichtsausdruck. »Da lacht sie. Stolz, nicht wahr?« Ich nickte.

Von der letzten Therapiephase ist mir besonders die folgende Geschichte in Erinnerung geblieben: Iris erzählte von einem Besuch bei ihren Eltern. Weil sich die Mutter bei einem Sturz auf der Treppe eine Rippenprellung zugezogen hatte, bot die Tochter an, beim Putzen zu helfen.

»Ich habe die ganze Zeit schon drauf gewartet, dass sie mir sagt, ich soll es doch nicht so, sondern anders machen. Das war immer ihre Art: Nimm doch nicht diesen Lappen, sondern den anderen! Doch nicht den Vorzimmerteppich ausklopfen! Und ordentlich in den Ecken saugen usw. Tatsächlich fängt sie gleich an zu raunzen. Und zum ersten Mal habe ich es trotzdem so gemacht, wie ich es machen wollte. Und es ging! Es war überhaupt nicht schwer. Ich habe ihr ganz ruhig gesagt: ›Mama. *Ich* mache es jetzt. Ich mache es auf meine Art.‹ Es war gar nicht schwer. Sie ist ja keine böse Frau. Da ist mir ganz klar geworden: Ich habe immer zu schnell aufgegeben. Schon beim geringsten Widerstand.«

»Eltern sind keine Riesen, nicht im Guten, nicht im Bösen. Wenn wir erwachsen werden, schrumpfen sie auf durchschnittliche Größe.«

»Nach diesem Erlebnis mit meiner Mutter bekam ich einen Geistesblitz, eine richtige Erleuchtung. Ich hatte ja ewig das Gefühl, es war alles falsch, was ich in meinem Leben entschieden habe. Immer habe ich gegrübelt, wo ich was falsch gemacht habe, wo ich was versäumt habe. Und plötzlich stand es ganz klar vor mir: Ich habe alles richtig gemacht. Es war halt der Lauf der Dinge. Es ist, was es ist. Sie kennen doch das Gedicht. Wieso haben Sie gerade so genickt? ›Jetzt hat sie es endlich kapiert?‹«

»Wenn es da ist, erkennt man es. Wie in einer Geschichte, die man schon hundert Mal erzählt hat, und plötzlich ist die Beleuchtung anders, und man sieht etwas Neues.«

»Es ist wie das Lösungswort in einem Rätsel«, fuhr Iris begeistert fort. »Naja, jetzt heißt das Motto eben: Allein weiterwurschteln. Früher habe ich immer gedacht, man kommt an einen Punkt, wo es ein für alle Mal gut ist. Wenn ich erst die Lehre geschafft habe. Wenn ich einen Mann gefunden habe. Wenn ich groß bin. Ich weiß jetzt, es ist nicht so, dass irgendwann alles für immer gut ist. Also weiterwurschteln.«

Zur letzten Stunde brachte sie mir die Schwertlilien mit. Einmal noch vollführten wir unseren vertrauten Eiertanz. Sie hielt mir die Töpfe mit den drei Iris-Sorten an der Eingangstür strahlend entgegen. Ich hatte noch eine Kaffeetasse in der Hand und konnte sie ihr nicht gleich abnehmen. Prompt stellte sie ihr Mitbringsel in einer Ecke des Wartezimmers ab und murmelte, sie wolle mir den Teppich nicht dreckig machen. Ich hatte mich spontan über den Anblick der Blumen gefreut, wurde aber unsicher, als sie die Töpfe beiseite stellte. Waren sie auch wirklich für mich? Falls ich mich freudig bedankte, und sie hatte jemand anderen beschenken wollen, konnte eine peinliche Situation entstehen, daher sprach ich das Thema eine ganze Weile nicht an.

Während sie empört davon erzählte, dass sie erst kürzlich von einer langjährigen geheimen Liebschaft ihrer Chefin erfahren hatte, während sie mit gedämpfter Bitternis den Kopf darüber schüttelte, wie naiv sie das Märchen vom idealen Ehepaar Blacky und Chris geglaubt hatte, wie ängstlich sie mit ihrer ganzen Verliebtheit um den heißen Brei herumgetänzelt war – die ganze Zeit über beschäftigte mich die Sache mit den Blumen, bis mir schließlich die schlichte Tatsache auffiel, dass sie doch wohl kaum drei Blumentöpfe aus dem Auto in meine Praxis geschleppt hätte, wenn es sich nicht um ein Geschenk für mich gehandelt hätte. So umständlich war das!

Zu guter Letzt war *ich* es nun, die nicht auf dem eigenen Platz verweilte, sondern sich mehr bei der anderen Person aufhielt. Ich hatte hier ein eindrucksvolles Beispiel für die so genannte konkordante Gegenübertragung erlebt. Die enge Beziehung zu meiner Patientin hatte es mit sich gebracht, dass ich mich in diesem Fall »wie sie« benahm, in Identifikation mit ihr, und damit auch eine Ahnung bekam von den Gefühlen, die sie dabei haben mochte. Dabei verließ ich sozusagen meinen Platz als Bezugspartnerin gegenüber und begab mich an ihre Seite, wenn nicht gar an ihre Stelle. Ich verspürte – nur kurz, nur zart, aber ganz deutlich – ihre Sehnsucht und ihren Argwohn, ihre Angst, ihren Schmerz und ihre Vitalität in mir selbst.

Es heißt, Schwertlilien haben ihre Blütezeit im Mai und Juni. *Blue-eyed grass,*

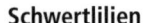
die ganz besondere Sorte, die mir Iris Bausch zum Abschied geschenkt hat, bringt zwar immer nur eine Blüte zu einer Zeit hervor, aber dafür blüht sie von April bis September.

Ein geordnetes Doppelleben

Ein einziger Ausfall

Der erste Eindruck ist in der Psychotherapie genauso wichtig wie bei allen anderen Begegnungen mit Fremden. Gewöhnlich finde ich es erfreulich, wenn ich die Bekanntschaft eines gut aussehenden, intelligenten, anziehenden Menschen mache, ob im Privatleben oder in meiner Praxis. Das Problem mit meinem Patienten Dr. Thomas Bock war, dass er mir zu gut gefiel.

Ist doch schön, sollte man meinen, wenn die Therapeutin und der Patient einander sofort sympathisch sind. Schön und gut, aber bloß nicht zu sehr, heißt es in Kollegenkreisen. Und bloß nichts Erotisches, das gibt nur Komplikationen. Geht die Behandlung gut voran, muss man sich die Fortschritte als »Übertragungsheilung« madig machen lassen, was so viel bedeutet wie: Der Patient wird gesund, aber nur der Therapeutin zuliebe. Stagniert die Therapie, wird »Sexualisierung als Widerstand« unterstellt. Ganz zu schweigen von der Gefahr, Hilfesuchende auszubeuten. Der Anblick einer attraktiven Kundschaft lässt also in meinem Beruf nicht nur das Herz höher schlagen, sondern auch ein paar Warnlämpchen blinken.

Der Zufall wollte es, dass ich Thomas Bock schon auf der Straße begegnete, also nicht erst im Gehege des Sprechzimmers, sondern in der freien Wildbahn. Ich näherte mich dem Praxiseingang in der Nähe des Wiener Stadtparks, da stieg er gerade vom Motorrad und nahm den Helm ab. Das konnte doch unmöglich der Patient für das Erstgespräch sein? Bei der Überweisung war von einer schweren Depression mit Suizidalität die Rede gewesen. Was ich am Telefon gehört hatte: eine matte, zermürbte Stimme. Was ich jetzt sah: ein strotzendes Mannsbild. Einen Mann, der mir sofort gefiel.

Als ich Dr. Bock dann im Wartezimmer die Hand schüttelte, war mir bereits klar, an wen er mich erinnerte. Mir fallen beim Kennenlernen neuer Menschen oft Ähnlichkeiten zu alten Bekannten oder zu Schauspielern auf. Es geht dabei nicht nur um Gesichtszüge, sondern auch um Tonfälle, Bewegungsmuster, um das ganze Flair einer Person. Wie Miss Marple lasse ich mich manchmal von solchen Einfällen leiten, wenn es verwickelte Geschichten zu verstehen gilt.

Thomas Bock sah Toni Kofler, meinem Trainer im Turnverein, ähnlich. Ich war damals vierzehn und Toni doppelt so alt wie ich. Auf ihn konnte man sich blind verlassen. Man konnte sich beim Absprung vom Stufenbarren praktisch in seine Arme werfen. Er hatte braune Augen und sah aus wie ein durch und durch guter Mensch. Dazu die vollen Lippen. Viel Fleisch. Toni ist später Arzt geworden, Orthopäde, soviel ich weiß. Ein beschützender und zugleich sinnlicher Mann. Dieser Thomas Bock war allerdings keineswegs älter, sondern zwölf Jahre jünger als ich. Wer sollte da wohl wen beschützen? Die Stärke, die sein Körper versprach, war offenbar seiner Seele völlig abhanden gekommen.

»Ich bin zur Zeit ein einziger Ausfall«, waren Bocks erste Worte.

Dann beschrieb er seine Symptome: das Bild der gehemmten Depression, wie aus dem Lehrbuch. Seit drei Monaten sei er kraftlos, lustlos, appetitlos, schlaflos, hoffnungslos. Morgens fühle er sich wie im Treibsand verschüttet. Sinnlos. Abends werde es etwas besser. Er kenne solche Phasen seit Jahren. Jetzt wolle er endlich etwas dagegen tun. Die Tabletten hätten schon ein wenig geholfen. Er wolle zusätzlich eine Psychotherapie machen, um seine Krankheit besser zu verstehen.

Da saß er mir also gegenüber, sah blendend aus und wirkte auf den ersten Blick überhaupt nicht depressiv. Vielleicht dass seine linke Hand, die sich häufig in Halsnähe auf seiner Brust zusammenrollte, einen schutzsuchenden Eindruck machte. Aber sonst sah ich einfach einen vitalen Mann. Komisch, dachte ich, Bauch, Bart, Brille, alles da, was die Frauen in den Kontaktanzeigen immer nicht haben wollen – aber er hat das gewisse Etwas. Und dann noch dieser Name! Anders als die meisten depressiven Menschen nahm Thomas Bock ziemlich viel Raum ein. Er lehnte lässig im Fauteuil, streckte seine langen Beine zu mir herüber, machte großzügige Gesten und vermied keineswegs den Blickkontakt, ganz im Gegenteil.

Nach etwa zwanzig Minuten schien erstaunlicherweise schon alles gesagt zu sein. Ruhig, sachlich, mit sanfter Stimme hatte Dr. Bock die Krankengeschichte vorgetragen, als handle es sich gar nicht um seine eigene. Man konnte zur Diskussion des interessanten Falls schreiten. All die Daten und Details, die bei anderen Patienten erst durch Nachfragen herausgefunden werden müssen, hatte Bock bereits auf den Tisch gelegt. Und was machen wir jetzt?, fragte ich mich leicht nervös.

»Am schlimmsten war diese Phase, als ich von zu Hause ausgezogen bin. So etwas möchte ich nie wieder erleben. Nie wieder.«

Sein melancholisches Lächeln zog den großzügigen Mund nach unten. Die dunkelblonden Haare wurden vorne schon schütter, ringelten sich dafür im Nacken.

»Zwischen den Phasen habe ich den Gedanken an die Krankheit komplett weggeschoben. Ich hatte wahrscheinlich Angst davor, was das sein könnte. Übrigens gab es auch Zeiten, da war ich fast euphorisch.«

»Da hätten Sie Bäume ausreißen können.«

»Ja, genau. Da habe ich in der Schule besonders viel geschafft. Das war die Zeit, wo wir die neue Musical-Arbeitsgemeinschaft aufgebaut haben, mein Freund Rudi und ich. Proben vier, fünf Mal pro Woche, dann die Band und der Oberstufenchor, sechzehn ausverkaufte Aufführungen, war eine tolle Zeit. Der Rudi hat mir einmal gesagt, dass ich in dieser Zeit irgendwie nicht richtig erreichbar war. Irgendwie abgeschottet. Immer nur: Es ist alles toll, alles prima.«

»Haben Sie sich in der Zeit sonst irgendwie auffällig verhalten? Lokalrunden geschmissen? Schulden gemacht? Fünfzehn Klaviere gekauft?« Mir fiel auf, wie jovial ich redete. Wie man gemeinsam in Schwung kam. Wie sehr man offenbar das Gespräch zu genießen begann.

Thomas Bock grinste. »Ja, ich habe mir einen Jugendtraum erfüllt – ein Saxophon gekauft. Das war schon ganz schön teuer. Und gleichzeitig das Motorrad.«

»Wenn Sie jetzt von der Therapie erhoffen, dass Sie diese schlimmen Phasen nicht mehr bekommen, heißt das dann, dass die Hochphasen auch ausfallen sollen?«

Er zögerte. »Ja, wahrscheinlich sollten die dann auch nicht mehr so ins Kraut schießen. Jedenfalls möchte ich es früher bemerken, wenn es auf mich zukommt. Es ist nämlich so in diesen Phasen, dass ich mich völlig ausgeliefert fühle. Wie ein verwundetes Tier, das nicht mehr weg kann. Wie ein angeschossener Hirsch.« Er lächelte entschuldigend. »Ich bin eigentlich ein Mensch, der gern über alles Kontrolle hat. In diesen Phasen kann ich gar nichts beeinflussen.«

»Wie haben Sie das denn ausgehalten?«

»Es ist ja eigentlich unerträglich. Ich weiß auch nicht …«

Eine unbehagliche Stille trat ein. Ich bemerkte zum ersten Mal eine Bewegung an Thomas, die mir später typisch erscheinen sollte: Er zog den Kopf ein und ruckte dabei mit dem Hals ein wenig nach vorne. Wie wenn einer um Gnade bettelt. Eine Unterwerfungsgeste.

»Ach so«, fuhr er hoch, plötzlich aufgeregt. »Jetzt fällt es mir wieder ein. Es war unerträglich. Ich wollte Schluss machen. Ich stand schon mit dem Auto im Wald.«

»Mit dem Schlauch.«

»Ja, genau. Ich dachte jeden Morgen, es ist zu Ende, es gibt keine Zukunft.« Er duckte sich ein bisschen, lächelte gequält. »Man kann nicht planen. Man sagt, ja gut, treffen wir uns in zwei Wochen, und denkt insgeheim, wenn ich dann noch lebe. Ich habe mir ausgedacht, wie ich es machen würde. Nicht mit Tabletten, das wäre mir zu unsicher. Mir kommt immer wieder der Gedanke ans Erhängen. Ich habe mich dabei erwischt, wie ich im Baumarkt die Seile anschaue und mir überlege, wie belastbar die sind.«

»Was hat Sie davon abgehalten?«

»Irgendwie konnte ich es dann nicht. Ich weiß nicht. Die Musik? Die Hoffnung, dass man doch noch …«

Unvermittelt stiegen mir die Tränen auf. Einen Augenblick lang sah ich ein Bild vor mir, das vielleicht aus einem Traum stammte. Ich sah eine Tür in einem fahl beleuchteten Korridor. Der Türspalt war pechschwarz. In dem Raum dahinter musste es stockdunkel sein.

Das Gespräch kam dann rasch in sachliche Bahnen. Man redete über die manisch-depressive Krankheit, über Forschungsergebnisse, genetische und lebensgeschichtliche Hintergründe.

»Ja, ich glaube, es gibt da schon einen Zusammenhang mit den Beziehungen …«

»… zu Frauen?«

Er nickte und sah mir gerade in die Augen.

»Es gibt ja auch noch andere«, fügte ich überflüssigerweise hinzu.

Gegen Ende der Stunde wurde es zäh. Wir einigten uns auf weitere Termine, er verhielt sich freundlich und kooperativ, aber ich hatte das Gefühl, sein ganzes Gewicht schleppen zu müssen. Da war sie am Ende doch noch in der Therapiestunde angekommen: die bleischwere Lähmung der Depression.

✳ ✳ ✳

In der folgenden Nacht träumte ich von Thomas Bock. In einer romantischen Hochzeitsszene samt Priester und Schleier empfand ich eine starke sexuelle Anziehung.

✳ ✳ ✳

Es war nicht das erste Mal, dass ich von einem Patienten oder einer Patientin träumte. Solche Träume haben sich manchmal als hilfreicher Beitrag meines Unbewussten herausgestellt. Wenn es mir passend scheint, erzähle ich den Betroffenen davon und frage, ob sie etwas damit anfangen können. In diesem Fall aber war ich ziemlich irritiert und überlegte, ob ich den Traum als Warnung verstehen sollte: Lass die Finger von dem Burschen, bei dem hast du vielleicht eigene Erwartungen, die sich in der Therapie störend auswirken könnten. Außerdem bist du bereits verheiratet.

In der zweiten Stunde stellte sich heraus: Thomas auch. Er hatte fünf Wochen zuvor geheiratet, und zwar bereits zum zweiten Mal, und zwar eine um zwölf Jahre jüngere Kindergärtnerin. Mit seiner Braut, also seiner Frau, also mit Gerlinde, gehe es ihm übrigens zur Zeit gar nicht gut, erwähnte er beiläufig. Seit der Hochzeit beklage sie sich ständig darüber, dass sie ihn irgendwie nicht erreichen könne.

Schon in der zweiten Stunde teilte er mir mit, er wolle die Therapie bei mir unbedingt »weitermachen«. Gewöhnlich räume ich mir und meinen Patienten die fünf Probestunden, die von den Krankenkassen dafür vorgesehen sind, zum Kennenlernen ein, ehe wir uns zur Zusammenarbeit entscheiden. Wir probieren aus, ob wir miteinander können.

»Als ich hier wegging, war ich richtig erleichtert«, erzählte Thomas Bock über das Erstgespräch. »Man hat ja sonst überhaupt keinen Platz, wo man … Früher hätte ich gedacht«, er lächelte entschuldigend und zog ein bisschen den Kopf ein, »was soll das denn bringen, nur reden, das ändert ja doch nichts. Aber andererseits … Wissen Sie«, er grinste breit, »hier kann ich über mich reden und muss mir nichts von anderen anhören.«

Ich beriet mich mit meinem Supervisor Dr. Ruf, einem scharfsinnigen alten Herrn. Konnte, durfte, sollte ich mit diesem Patienten eine Behandlung beginnen? Bei meinem Bericht geriet ich trotz der morgendlichen Kühle ins Schwitzen. Ach ja, die Liebe und die Lüge und der Tod, sagte Ruf und ließ die Augen über die Sieveringer Weinberge vor seinem Fenster schweifen. Das sei eben schon alles bei meinen Antennen angekommen. Er halte es für das Wichtigste, so Dr. Ruf, eine therapeutische Beziehung aufzubauen, in der Selbst-Offenbarung und damit Selbst-Erkenntnis möglich sei. Nichts spreche dagegen, auch erotische Zugpferde für dieses Ziel einzuspannen. Er empfahl außerdem, besonders auf die Themen am Ausgang der depressiven Phase zu achten.

Was soll ich sagen, bei Thomas kam da nur eines hoch: Sexuelle Phantasien. Sexuelle Abenteuer. Sex.

Aber so weit waren wir noch lang nicht. Meine Antennen hatten voreilig vibriert, lange, bevor das heiße Thema ans Tageslicht kam. Über viele Monate hatte ich es mit einem bekümmerten, überanstrengten Lehrer zu tun, dem nichts ferner lag als erotische Einfälle. Er sprach ausdauernd über seine Arbeit am Gymnasium, wo er sich unendlich viel Mühe gab, die Schüler für Musik zu begeistern. Jeden Morgen plagte ihn der Gedanke, ob man ihn im Kollegium wieder kritisieren würde. Der Wortführer in der Abiturklasse hatte sich offen über sein Engagement lustig gemacht. Der Direktor hatte ihn abgemahnt, weil ihm mehrmals Terminkonfusionen bei den Orchesterproben unterlaufen waren.

»Es geht zur Zeit alles über meine Kräfte«, klagte er kopfschüttelnd. »Irgendwann kommt dann der Punkt, wo man nur noch denkt: Ich will nicht mehr. Aber Nein sagen, das kann ich einfach nicht. Eigentlich will ich dann gar nicht mehr da sein.« Er lächelte verzagt. »Man kann das ja kaum erzählen, so peinlich ist das. Ich verbringe die meisten Pausen auf der Toilette, weil ich mich so geniere. Ich kriege manchmal schon das Gefühl, dass alle hinter meinem Rücken reden, weil ich überhaupt nichts mehr zustande bringe. Man muss es mir doch ansehen, dass ich total am Ende bin. Trotzdem, wenn der Direktor dann wieder zehn Aufträge hat, die ich unmöglich schaffen kann, dann sage ich wieder Ja. Obwohl ich total überfordert bin.«

»Der hat wahrscheinlich eine hohe Meinung von Ihnen, und dieses schmeichelhafte Bild wollen Sie nicht zerstören.«

»Absagen geht nur, wenn ich krank bin.«

»Wenn Sie krank sind, dann können Sie plötzlich Nein sagen?«

»Naja, indirekt.« Er lächelte matt und zog den Kopf ein. »Irgendeiner von den Kollegen sagt dann: ›So geht das doch nicht, du bist doch fertig, geh heim, lass dich krankschreiben.‹«

»Was ist eigentlich der Profit bei diesem indirekten Nein?«

Thomas überlegte. »Schutz vor dem Angriff«, sagte er langsam. »Zum Beispiel vor der Reaktion des Direktors.«

»Wer krank ist, muss geschont werden. Sie sagen indirekt Nein und bleiben ein braver Bub.«

Thomas runzelte irritiert die Stirn.

Ich lud nach: »Aber Menschen, die Ihnen nahe sein wollen, Ihre Frau zum Beispiel, die prallen an so einem Rückzug ab. Für die sind Sie dann auf die Dauer doch ein böser Bub, und damit zerschlägt sich der Profit.«

Eine kurze ratlose Pause entstand. Er sei irgendwie durcheinander, sagte Thomas, er wolle da gern einmal Ordnung hineinbringen, aber es werde immer verworrener.

Noch im Augenblick des Aussprechens hatte ich gedacht: Oje, das ist jetzt voreilig. Ich seh, ich seh, was du nicht siehst. Meine Vermutung lag halt so verführerisch auf der Hand: ein Musterbeispiel für die »Wendung der Aggression gegen das Selbst«, eine Bewältigungsstrategie, die bei depressiven Menschen sehr beliebt ist.

Thomas hatte ja mit zerfurchter Miene darüber geklagt, wie sie alle an ihm zerrten, der Direktor, die Kollegen, die Schüler und ihre Eltern, seine Eltern, seine Frau, seine Ex-Frau, und wie er es allen Recht machen wollte. Er sei Mamas lieber Bub gewesen, ihr Jüngster, nach dessen Geburt sie dann endgültig aufgehört hatte, als Religionslehrerin zu arbeiten. Thomas war es, der als Erster spürte, wenn sie wieder Magenkrämpfe bekam. Dann sang er ihr etwas vor, um sie zu trösten. Sein Vater sagte, er solle Pfarrer werden, er sei viel zu weich für diese Welt. Seine beiden großen Brüder waren fürchterliche Rabauken, die machten der Mutter ohnehin schon viel Kummer. Thomas ging nicht gern in den Kindergarten, in der Schule fehlte er oft, häufig wurden Entschuldigungen geschrieben. Bei Mama zu Hause zu sein war am schönsten. Aber wild sein kam daheim nicht an. Sein Traumberuf: Rocksänger. Sein Idol: Mick Jagger. Was nicht ins Bild passte, Sexualität und Aggression, musste versteckt werden, staute sich auf, rumorte im Inneren. Das lag jetzt schon auf der Hand.

Die schnelle Heirat kam unter diesen Voraussetzungen als Auslöser des aktuellen Krankheitsgeschehens infrage. Nach Jahren der Freiheit war Thomas plötzlich wieder angebunden. Und seine Frau Gerlinde, die er erst seit ein paar verliebten Monaten kannte, schien ernsthaft was von ihm zu wollen. Bisweilen wurde es ihm zu viel, Händchen halten, Schmusen, ständig war sie an ihm dran. Er war so ein guter Kerl, und dann beschwerte die sich, er sei »irgendwie nicht zu erreichen«!

Lag doch auf der Hand, analysierte ich, dass er hier einen neurotischen Kompromiss praktizierte. Er drückte sich vor dem Neinsagen, um sich ja keine Sympathien zu verscherzen, fand aber quasi hinter seinem eigenen Rücken, also unbewusst, einen Weg, sich diesem ganzen Gezerre zu entziehen: die Krankheit. »Ich will nicht«, diese entsetzlich rechtfertigungsbedürftige Aussage, wurde ersetzt durch: »Ich kann nicht«. Statt sich bewusst und aktiv einem Auftrag zu widersetzen, fiel er passiv der Krankheit zum Opfer. Zur Abgrenzung gegen die Bedürfnisse oder Befehle anderer ist konstruktive Aggression nötig. Ich stelle mir diese Abgrenzungsenergie wie eine Waffe zum Schutz des eigenen Territoriums vor. Wenn aber einer so erzogen wird, dass jegliche Aggression verpönt ist, oder wenn überhaupt verleugnet wird, dass Kampf und Wehrhaftigkeit auch zum Leben gehören, dann ist zu erwarten, dass er mit seiner Waffe ganz ungeübt herumfuchtelt, sie mutlos wegwirft oder überhaupt nicht weiß, dass er eine besitzt. So kann es passieren, dass sich der Spieß umdreht. Die Aggression wendet sich gegen das Selbst, verletzt es, macht es krank. So blieb Thomas der liebe Bub; nur war er halt manchmal zu krank, um zu tun, was die Frauen wollten.

Rückblickend stellte sich heraus, dass ich auch bei diesem Thema den Braten früh gerochen hatte. Aber mein Timing war miserabel. Ein gutes Beispiel für die richtige Bemerkung zum falschen Zeitpunkt. Ich bekam sofort die Quittung dafür: Der Kontakt brach vorübergehend ab, denn Thomas war verstört über die voreilige Hypothese vom lieben und vom bösen Bub. Er konnte mit meiner Bemerkung nichts anfangen, und ich schämte mich. In dieser Anfangsphase der Therapie, in der es darum ging, miteinander in Berührung zu kommen und das Arbeitsbündnis aufzubauen, hätte ich besser daran getan, meine Einfälle im Hinterkopf zu notieren, statt ihn zu brüskieren, weil ich ihn mit meiner Klugheit beeindrucken wollte.

Er war nämlich ein geradezu verführerisch guter Zuhörer. Wenn ich sprach, gab er mir das angenehme Gefühl, eine besonders kompetente Person zu sein. Er legte den Kopf schief, nickte viel, zeigte manchmal verblüffte Hochachtung, manchmal zerknirschte Einsicht. Bisweilen setzte er an, einen von mir begonnenen Satz, in dem ich ein passendes Wort suchte, behutsam zu vervollständigen. Sonst wartete er geradezu ehrerbietig, bis ich mit dem Sprechen zu Ende war. Vielleicht war er doch eine Spur unterwürfig zu dieser Zeit.

Er konnte eben auch mir gegenüber anfangs nicht Nein sagen. Seine Möglichkeiten, sich gegen die Ansprüche anderer zu wehren, waren: Ausweichen, Schwindeln, Verschwinden. Aus dem Feld gehen – bis hin zu der Vorstellung, aus dem Leben zu gehen. Es gab in mir so ein Ziehen von Sorge, dass er sich wirklich umbringen könnte, deshalb hinterließ ich ihm meine Telefonnummer, als ich mich kurz nach dem Erstgespräch für drei Wochen Urlaub verabschiedete. Viel später hat er mir gesagt, wie wichtig das für ihn war. Manchmal habe er den Zettel mit meiner Telefonnummer betrachtet, das habe ihn beruhigt.

Eigentore

Nach einigen Monaten Behandlung schien es mit Thomas Bock bergauf zu gehen. Er kam zu Beginn der Therapiestunde schwungvoll ins Sprechzimmer gestürmt, warf sich in den roten Fauteuil, streckte die Beine aus, ächzte über die irrwitzige schulische Arbeitsbelastung und füllte den Raum mit seiner physischen Präsenz bis zum Rand. Er ließ sich die Haare radikal abschneiden, sodass sein Schädel geradezu brutal aussah. Er bekam eine richtige Wampe. Sein kummervolles Gesicht glättete sich und wurde feist, seine Züge wirkten vergröbert. Er gefiel mir auch so.

Wir hielten es beide für ein gutes Zeichen, dass er beim Auftauchen aus der Depression diesmal nicht manisch wurde. Da habe er sich sonst super gefühlt, enorm leistungsfähig, habe ganz toll schlafen können. Jetzt sei es … naja, normal eben. Er gehe normal aus dem Haus, nicht übermäßig ängstlich, er komme normal müde heim, aber es gehe so, alles halbwegs hinzukriegen.

Wir arbeiteten konsequent an seiner Schwierigkeit, Nein zu sagen. Jede Stunde brachte er Episoden, vor allem aus dem Schulalltag, in denen es darum ging, Standfestigkeit zu zeigen. Wir analysierten eifrig, wie er um den Akt der Abgrenzung herumschlich, wie er sein Nein an die falsche Adresse richtete oder zum falschen Zeitpunkt äußerte. Wir fanden passende Beziehungsmuster in seiner Familiengeschichte.

»›Ihr müsst heute ganz lieb sein, die Mama ist krank‹, hat mein Vater oft gesagt, schon in der Früh, beim Wecken. Ich habe mich dran gehalten, aber mein Bruder Hannes nicht. ›Sargnagel‹, hat meine Mutter zu ihm gesagt. ›Du bringst mich noch ins Grab.‹ Der hat ja getan, was er wollte.«

»Wenn man nicht lieb ist, also, wenn man Nein sagt, wenn man tut, was man will, das kann andere umbringen?«

»Ja – wenn Sie das so drastisch ausdrücken wollen …« Thomas richtete sich auf, schlug die Beine andersrum übereinander. »Also eines weiß ich mittlerweile: Mich wird es umbringen, wenn ich *nicht* Nein sagen lerne.«

»Andererseits haben Sie auf diese Art ja auch eine Menge guter Eigenschaften ausgebildet, Einfühlungsvermögen und Fürsorglichkeit zum Beispiel, und das kommt Ihnen doch im Beruf und im Privatleben zugute, oder?«

Ich stellte mir plötzlich vor, meine Kinder wären seine Schüler. Wie ich mich voll Vertrauen an ihn wenden würde. Wie er aufhorchen würde angesichts der kundigen Resonanz auf seinen Unterricht. Wie verständnisvoll er auf mich eingehen würde, wenn ich seinen Rat einholte, ob meine Jüngste wirklich Saxophon lernen sollte.

»Sie haben ja vermutlich oft dankbare, gerührte Gesichter gesehen«, fuhr ich fort. »So etwas gibt man eben nicht so gern auf. Man ist eben gern ein guter Mensch.«

»Ich? Ich wär gern ein böser Mensch!«, stieß er hervor.

»Aha? Sie würden manchmal gern die Sau rauslassen?«

»Genau. Man müsste viel mehr Schwein sein«, sagte er. Sein Lachen klang roh und albern zugleich.

»Und wie stellen Sie sich das vor?«

Er schob die linke Hand auf die Brust. An seinem Hals bildeten sich schwache rote Flecken. »Darüber habe ich eigentlich noch gar nicht nachgedacht eigentlich …« Er zog eine schuldbewusste Grimasse. »Etwas tun und nicht sofort nachdenken müssen, war das jetzt richtig. Nicht gleich sich entschuldigen müssen. Einfach seinen Gefühlen folgen, nicht an die Konsequenzen denken.« Er redete sich in Hitze. »Da passiert dann schon fallweise eine Notlüge, aber … Wenn ich diese Gefühle nun einmal habe und gehe ihnen nicht nach, das wäre doch auch so etwas wie eine Lüge, oder? Ein Verrat an mir selbst, oder? Das ist doch auch alles Lüge, alle diese Ehen, wo die Leute nur noch so nebeneinanderher leben.« Er zog den Kopf ein und seufzte. »Ach ja. Mit vierunddreißig komme ich dahinter, reichlich spät, nicht?«

Thomas war wirklich ein überaus kooperativer Patient. Sobald es ihm etwas besser ging, dachte er gleich daran, mir seine Dankbarkeit zu zeigen. Die Therapie helfe ihm sehr, versicherte er. Er frage sich manchmal, was ihm hier eigentlich so gut tue. Das Reden allein könne es doch nicht sein.

»Es ist wahrscheinlich das Verständnis«, sagte er. »Verständnis für das, was eigentlich niemand verstehen kann, der es nicht selber erlebt hat. Es ist das Gefühl, dass sich jemand wirklich den Kopf zerbricht, sich wirklich kümmert. Ich fühle mich dann nicht so exotisch. Nicht so allein. Ich weiß jetzt, auch wenn die Depression wiederkommen sollte, hier habe ich einen Halt.«

Dann wurde es eine Zeit lang ein bisschen fad. Die ersten Schweigepausen traten auf. Sie fühlten sich zäh an. Eines Tages kam Thomas auf diese veränderte Atmosphäre zu sprechen.

»Heute ist es das erste Mal, dass ich … naja, nicht die Stunde vergessen … also, kommen wollte ich schon … aber dass ich mir nichts überlegt habe. Ich habe mir noch gedacht: ›Oje, ich weiß gar nicht, worüber wir heute reden sollen.‹ Und ich will Sie doch nicht langweilen.«

»Keine Selbstmordversuche? Keine Affären? Nur so spießige kleine Alltagsprobleme?«, fragte ich provozierend. »Also, das ist zu normal, um interessant zu sein.«

Prompt rief er: »Ja, genau! Irgendwie fehlt da der Kick.«

»Sie sehnen sich nach einem sicheren Fundament – aber wenn Sie es erreicht haben, dann …«

»… ist es auf die Dauer doch zu wenig«, unterbrach er mich eifrig. Er wirkte wundersam belebt.

»Und dann suchen Sie einen neuen Kick. Eine neue Frau.«

»Genau. Ich schäme mich ja auch dafür. Also seit ich mit Gerlinde verheiratet bin, ist noch nichts passiert, aber Sie wissen ja, wie das ist an so einem Arbeitsplatz. Man sieht sich jeden Tag, da denkt man schon manchmal, das wäre aufregend. In Linz, beim Praktikum, da hatte ich einmal parallel was mit zwei Kolleginnen. Oder einmal sogar mit einer Schülerin, okay, die war schon fast zwanzig, das war vielleicht aufregend, alles verboten und geheim, im Konferenzzimmer, verrückt sowas.«

Er hatte sich warmgeredet, genoss sichtlich seine Erinnerungen. Plötzlich stockte er.

»Jetzt denken Sie sicher, ich bin ein ganz gewöhnlicher Macho. Dabei will ich eigentlich gar nicht so sein. Aber auf diesem Gebiet kann man für mich nicht die Hand ins Feuer legen.« Er strahlte. »Da geht es echt manchmal mit mir durch.«

Und schon war die Langeweile wie weggeblasen. Wir hatten ein schönes Thema, wir knüpften in jeder Stunde an die vorhergehende an, wir fanden einen angenehm schwingenden Gesprächsrhythmus. Ich gab die erfahrene ältere Frau, der nichts Menschliches fremd ist. Wenn Männer sich offenbaren, so die Warnung einer erfahrenen Kollegin, dann müssen wir als Frauen besonders drauf achten, ihnen nicht die Zähne zu ziehen. Bei Thomas Bock fiel mir das nicht schwer: ihn trotz professioneller Distanz spüren zu lassen, dass ich ihn als Mann schätzte und keinesfalls zum Neutrum zurechtstutzen wollte.

Andererseits hatte ich auch viel Verständnis für eine entschlossen liebende und eifersüchtige Ehefrau. Thomas Bock brauchte offenbar die eheliche Bodenstation, um zu seinen Abenteuern abheben zu können. Er kriegte seinen Kick nur, wenn er die feste Partnerin betrog. Es ging ihm nicht nur um Sex, sondern auch um das Abstoßen von der Haupt-Frau, um das Erobern eines eigenen Terrains. Es ging darum, Nein zu sagen und böse zu sein.

»Ich kann mich anscheinend nicht wirklich binden«, räumte er zerknirscht ein. »Eigentlich brauche ich schon eine Bindung. Aber nicht so eng.« Er schüttelte den Kopf, als sorge er sich um einen ungebärdigen Jugendlichen. »Bei mir geht halt nicht einfach der Vorhang zu: Schluss, jetzt bist du verheiratet. Auch bei Elisabeth, meiner ersten Frau, ging das nicht. Da kommt dann ein Kobold auf die Bühne und hält den Vorhang offen und will sehen, wie weit es ausgereizt werden kann.«

»So ein mutwilliger Kasperl, der merkt es gar nicht, wenn seine Streiche schon fast auffliegen«, plapperte ich amüsiert. »›Kasperl in die Schlucht‹, so sagen manche übrigens zum unverbindlichen Sex«, setzte ich noch eins drauf. Sofort musste ich mir eingestehen, dass ich schäkerte. Hast du eine Ahnung, was du da tust, fragte ich mich streng. Wie sollen derartige Anzüglichkeiten dem therapeutischen Prozess nützen? Na?

Aber Bock hatte mein Erröten gar nicht bemerkt. Er grinste in sich hinein, offenbar war ihm etwas Lustiges eingefallen, er blieb am Thema und im Kontakt mit mir. Ich musste also meine unbedacht verführerische Bemerkung nicht als Entgleisung verurteilen. Distanzlos, sogar übergriffig konnte man sie nennen, als technischen Fehler oder unkontrollierte Einlassung kritisieren. Dennoch hat in diesem Gespräch wie in mehreren ähnlichen Szenen gerade die Unbesonnenheit näher ans Eingemachte herangeführt. Ich hatte mich auf das, was ständig zwischen uns in der Luft lag, ausdrücklich eingelassen: nämlich die Einladung zur Sexualisierung. Wir näherten uns dem Brennpunkt Sexualität, die Themen Sexsucht und sexuelle Traumatisierung kündigten sich an.

»Da fällt mir was ein. War zwar keine Schlucht, sondern nur ein Steinbruch, aber ausgerechnet bei Mannersdorf.« Thomas' Lächeln war jetzt auch anzüglich. »Da habe ich mir einmal ein Freiluft-Rendezvous organisiert, als ich noch mit Elisabeth verheiratet war. Hinterher muss ich total benebelt gewesen sein. Lass ich doch die Quittung vom Tanken in der Brusttasche. Dick und fett der Stempel von Mannersdorf drauf. Die hat mir vielleicht die Hölle heiß gemacht.«

»Sauberes Eigentor«, sagte ich. »Sie hätten Fußballer werden sollen.«

»Wollte ich ja auch. Später dann Rockstar. Mein Vater hat halt immer gesagt, es gibt nur drei richtige Berufe: Lehrer, Priester, Arzt. Er hat ja das Autohaus übernehmen müssen, aber er wollte immer Arzt werden. Mein Vater weiß ja über alles Bescheid, auch von allen anderen Berufen. Er weiß ganz genau, wie ein guter Lehrer sein muss. Wie ein richtig guter Arzt zu sein hat.«

»Wie Dr. Jekyll«, fiel mir ein. Thomas lachte.

Während er in den verbleibenden Minuten die ewige Besserwisserei seines Vaters schilderte, verfiel ich ins Nachdenken über das Doppelleben von Jekyll und Hyde. Wenn mir im Gespräch Gestalten aus Büchern oder Filmen einfallen, Gedichtzeilen oder Melodien, dann werden bisweilen überraschende Einsichten eröffnet.

Dr. Jekyll hat wahrscheinlich ganz gewöhnliche Begierden, überlegte ich, aber er unterwirft sich einem ungewöhnlich strengen Maßstab von moralischer Korrektheit. Er kann es nicht ertragen, der eigenen Lüsternheit und Gemeinheit gewahr zu sein und sie zugleich in Schach zu halten, also schiebt er diese Impulse, die nicht in sein Idealbild passen, an den äußersten Rand seines Bewusstseins. Hyde, in dem sich alle dunklen Wesenszüge versammeln, muss sich in der nächtlichen Finsternis verstecken. Ich überließ mich eine Weile der Phantasie: Wie sich die untragbaren Begierden, randständig zusammengepresst, zu einer eigenen Gestalt verdichten. Wie der Doktor in einem kruden Ausstoßungsakt seinen bösen Doppelgänger entbindet, aus dem Steißbein vermutlich, wo solche »Zwillinge« übrigens in Wirklichkeit als medizinische Raritäten vorkommen.

Bei Thomas, überlegte ich, war die Entmischung gewiss nicht so weit fortgeschritten. In guten Zeiten waren sein Dr. Jekyll- und sein Mr. Hyde-Anteil ein prima Gespann. Der eine kümmerte sich darum, dass Dr. Bock beruflich vorwärts kam und in seiner Familie wohlgelitten, gesellschaftlich geachtet, im Freundeskreis beliebt war. Beim Ausleben von Begierden behielt er die Zügel in der Hand. Der andere verschaffte ihm Genuss beim Essen und Trinken, Lust am Sex und einen Heidenspaß an ordinären Witzen. Wenn der Gute sich allzu viel gefallen ließ, muckte der Böse auf. Wenn sich hingegen der triebhafte Wilde gar zu dreist aufführte, siehe Mannersdorf, dann zog der Doktor die Zügel straff und unterband gefährlichere Abenteuer mittels raffinierter Fehlleistungen.

In den »Phasen« aber kamen die beiden Seiten in Thomas Bocks Wesen einander abhanden. Ein kraftstrotzender, verspielter, gewissenloser Wüstling nahm sich, was er kriegen konnte. Was kostet die Welt! Die Rechnung für den Exzess bezahlte ein paar Monate später der kreuzbrave Doktor mit mörderischen Zinsen, rackerte bis zur Erschöpfung und wurde doch die Schulden nie los.

Innerhalb eines knappen Jahres hatte ich beide Seiten meines Patienten kennen gelernt. Ich half ihm, die Kenntnis seiner unterschiedlichen Wesenszüge zu speichern, und erinnerte ihn beharrlich daran, dass ich ihn auch ganz anders kannte, als er sich jeweils aktuell präsentierte. Ich wies immer wieder darauf hin, dass kein Mensch aus einem Guss ist und dass schon innerhalb einer einzigen Therapiestunde mehrere, zum Teil widersprüchliche Elemente Platz haben.

Ich sah Thomas ungefähr dreieinhalb Jahre lang regelmäßig. Ich erlebte ihn in strahlend guter Laune, redselig, spritzig, manchmal albern, einmal sogar angeheitert nach der Premierenfeier des neuen Schüler-Musicals. Ich erlebte ihn düster, finster, tiefschwarz, selten weinend, manchmal missmutig, geradezu knurrig, dann wieder mit aufgeworfenen Lippen von sich selbst angewidert, schuldbewusst, beschämt, geduckt, geknickt. Ich erlebte ihn aufgedunsen, feist oder richtig fett, dann schien er wiederum Woche für Woche weniger zu werden. Ich erlebte ihn braungebrannt und fahl, stoppel- und wallebärtig, mit verschiedenen Haarschnitten und Brillen. Er war nicht immer gleich attraktiv, aber er gefiel mir die ganze Zeit.

Die Schwarze Kammer

Nach einem Jahr Behandlung erlitt Thomas Bock einen schweren Rückfall. In den Monaten davor war es ihm so gut gegangen, dass er daran dachte, das Antidepressivum abzusetzen. Im Frühjahr und Frühsommer fühlte er sich normal und kam mir auch normal vor. Er musste für einen erkrankten Kollegen einspringen und schaffte es wochenlang, drei neue Klassen von Teenagern mit seiner schwungvollen Unterrichtsgestaltung zu begeistern. Sein Chor nahm mit beachtlichem Erfolg an einem überregionalen Wettbewerb teil. Er begann, daheim eine neue Terrasse zu pflastern, um seiner Frau eine Freude zu machen. Er fing an, die Musical-Produktion für das kommende Schuljahr vorzubereiten. Sicher, er wirkte manchmal etwas gehetzt, aber die Zeit kurz vor Schulschluss ist nun einmal anstrengend für Lehrer, ein Sommerfest jagte das andere, und ich sah auch ein, dass er den einen oder anderen Therapietermin kurzfristig absagen musste; zumal er heiter und stabil wirkte.

Als ich aus meinem Urlaub zurückkehrte, war Thomas wieder schwer depressiv. Ob ihm die Therapiestunden gefehlt hatten? Jedenfalls war es uns noch nicht gelungen, ein verlässliches Frühwarnsystem aufzubauen. Wir hätten aufhorchen müssen, als der Motor wieder überdrehte. Aber wir hatten uns eben gefreut, dass er so phantastisch in Gang gekommen war. Hatten vernünftige Erklärungen für die immer kürzer werdenden Schlafzeiten gefunden. Hatten die Träume, in denen die Depression anklopfte, ratlos links liegen lassen. Und dass ich häufig, genau wie er das von seiner Frau berichtete, das Gefühl bekam, ihn nicht richtig zu erreichen, hatte ich mir als männliche Reserviertheit vor dem weiblichen Zugriff erklärt.

Wie beim Erstgespräch war auch diesmal seine tiefe Niedergeschlagenheit nicht sichtbar und kaum spürbar.

»Jetzt kennen wir uns schon über ein Jahr«, sagte ich, »aber ich hätte es Ihnen nicht angesehen, wie schlecht es Ihnen geht.« Ganz im Gegenteil, dachte ich. Er hatte wieder abgenommen, und das schärfer konturierte Aussehen mit Dreitagebart und schulterlangen Haaren stand ihm für meinen Geschmack sogar noch besser als die pralle, rabiate Ausstrahlung, die er mit zehn Kilo mehr verkörpert hatte. »Ist das nicht merkwürdig? Ich glaube Ihnen aufs Wort, dass Sie leiden. Aber ich fühle es nicht.«

»Die anderen kaufen es mir ja auch nicht ab. ›Aber du schaust doch blendend aus‹, höre ich ständig. Wenn ich nur irgendeinen vernünftigen Grund hätte. Fast möchte man sich wünschen, dass jemand gestorben wäre. Wenn ich wenigstens nicht so braun wäre. Wenn wenigstens nicht so schönes Wetter wäre.«

»Erzählen Sie, was mit Ihnen los ist.«

Er schwieg ungewöhnlich lange, stierte vor sich hin. »Sehen Sie, genau das ist es«, sagte er dann stockend. »Zur Zeit sitze ich nur da. So wie ich jetzt dasitze. Man sitzt in einem Zimmer und rührt sich nicht und wartet, dass die Zeit vergeht. Ich kann das kaum beschreiben.« Thomas sprach schleppend, mit langen Schweigepausen. »Es ist, als käme etwas von außen, ein kalter Wind. Es bleibt kleben. Es ist wie eine zähe Masse um den Körper, wie Zement, man kann sich nicht bewegen. Bis man eingemauert ist. Es geht immer weiter zu.« Seine Hände formten eine Art Trichter. »Man sitzt da und kann nicht schlafen und möchte sterben.«

Die stockdunkle Kammer. Die Tür zur Kammer. Ich spürte einen Druck im Hals.

»So wie Sie das schon im Traum erlebt haben? Das war vor drei oder vier Wochen, Sie erinnern sich, während des Chor-Wettbewerbs.«

Ich wollte ihn daran erinnern, dass die Zeit fließt. Er brauchte natürlich einen Platz, um das Gewicht seines Leidens abzuladen. Aber wir durften uns davon nicht erdrücken lassen. Wir mussten unbedingt im Gedächtnis behalten, dass es andere, bessere Zeiten für Thomas gegeben hatte. Und auch wieder geben würde. »Zur Zeit«, sagte er so oft. Als gäbe es nur den Augenblick, keine Vergangenheit, keine Zukunft.

»Dieser Traum von der Depression«, sagte er, »den kann ich gar nicht erzählen, der hat irgendwie keinen Inhalt. Aber das Gefühl ist übel. Eine elende Hilflosigkeit.«

Der Korridor, die angelehnte Tür, die Schwärze dahinter. Die Bewegung zur Schwelle hin. Das Bild musste aus *meinem* Traum kommen.

»Man ist da ganz allein«, sagte ich tastend.

»Wie isoliert in einer Plastikhülle. Dringt nichts durch.«

»Nichts hinein und nichts hinaus.«

Schweigen. Dann ein kurzes bitteres Auflachen. »Wissen Sie, was ich gebracht habe, als ich gestern eine Kollegin in der Stadt traf. Die fragt, wie geht's? Und ich: ›Eigentlich geht es mir gut eigentlich.‹«

»Diese Plastikhülle dichtet gut ab, nicht? Wenn ich mir das so vorstelle, wundert es mich nicht mehr, dass ich Ihre Verzweiflung nicht spüre.«

»Am Wochenende beim Geburtstag meiner Mutter, dieses ganze gezwungene Lächeln, mir hat das Gesicht schon wehgetan. Alles nett und wunderbar, nur ich passe nicht dazu. Ich habe nur noch gedacht: Lasst mich doch alle in Ruhe. Ich wollte nur weg. Ich war überzeugt: Ich kann nie, nie, nie wieder arbeiten.«

Seine Stimme kippte. Die Augen wurden feucht. Er räusperte sich. »Komisch, als ich heute herkam, war es wieder so, dass ich nicht wusste, was ich erzählen sollte. Ich überlege mir schon immer vorher recht genau, was ich sagen will und was nicht.«

»Und was nicht?«

»Ich glaube nicht, dass ich Sie in alle meine Abgründe blicken lasse. Es gibt Dinge, die ich auch vor meiner … vor meiner Therapeutin verstecke.« Er lächelte trübe. »Ich weiß wirklich nicht, ob ich Sie so weit an mich heranlassen möchte, dass Sie alle meine dunklen Seiten sehen.«

»Es gibt, glaube ich, so etwas wie einen innersten Kern in einem Menschen. Wo niemand herankommt. Das muss man respektieren.«

»Ich bin hier ja Patient«, sagte er mit einem abbittenden Lächeln, »aber ich will halt auf jeden Fall ein gutes Bild abgeben.«

Ich beugte mich vor. »Da brauchen Sie keine Angst zu haben«, sagte ich eindringlich. »Es wird Ihnen nicht gelingen, mit Ihren dunklen Seiten das gute Bild, das ich von Ihnen habe, zu zerstören.« Meine Güte, das war ja eine Liebeserklärung. »Und wenn Sie sich auf den Kopf stellen«, fügte ich hinzu, um mein Pathos etwas abzumildern. »In jedem guten Bild sind helle und dunkle Stellen.«

Er sah mir in die Augen. »So eine … hm, Garantie, das klingt so blöd, so eine Gewissheit, die macht es einem sicher leichter, dass man sich dann doch vielleicht öffnet. Aber das war halt so in meiner Familie, man musste immer gut sein. Was nicht gut war, so wie meine Mutter das haben wollte, das wurde unter den Teppich gekehrt.« Er lachte. »Wie damals das ›Playboy‹-Heft, das hat sie einfach verschwinden lassen. Dann hat sie zwei Tage so getan, als ob ich gar nicht existierte. Hat mich ganz kalt ignoriert. Sie hätte mich ja wenigstens zur Rede stellen können.«

Was böse ist, existiert nicht. Ein leerer taubstummer schwarzer Ort.

»Vielleicht war das ja Respekt«, wandte ich optimistisch ein. »Der wird jetzt groß, lassen wir ihm seine Intimsphäre.«

Wieder lachte er und entgegnete überraschend erbittert: »Aber sie *hat* doch geschnüffelt! Sie hat mein Tagebuch gelesen. Sie kam herein, ohne anzuklopfen, als ich mit meiner Freundin auf dem Bett saß. Man konnte bei uns kein Zimmer abschließen. Man hatte überhaupt keine Intimsphäre.«

»Da waren Sie also gezwungen …«

»Ich stehe doch offen wie ein Scheunentor. Ich kann es nicht beeinflussen, wer da hineinschaut. Jeder kann sehen, was los ist, bis ins Herz.«

Er vermisste das Gefühl, über den Zugang zu seinem inneren Territorium bestimmen zu können. Wenn er die Tür öffnete, wollte er keine Invasion riskieren. Wenn er sich verschloss, wollte er nicht im Gefängnis sitzen, sondern den Schlüssel in der Hand behalten. Sein Innenraum sollte gut zugänglich und gut abschließbar sein, offen für Austausch in beiden Richtungen, geschützt gegen Räuber und Schnüffler und ungebetene Gäste. Er wollte der Herr im eigenen Haus sein.

»Also waren Sie gezwungen, Ihre dunklen Seiten in der hintersten Rumpel-kammer zu verstecken, in diesem innersten Kern, von dem ich vorher sprach. Dort, wo niemand hinkommt.« Er nickte. »›Panic Room‹ heißt so ein Schutz-raum in den amerikanischen Häusern. Ich habe mir immer vorgestellt, dass so ein innerster Kern irgendwie etwas Heiliges sein könnte«, tastete ich mich wei-ter voran. »Aber Ihr Rückzugsraum, der ist dann hauptsächlich der Aufbewah-rungsort für alles Böse?« Er nickte. »Eine Schwarze Kammer.«

»Haben das andere nicht?«

»Doch. Alle. Da ist der Tod drin«, hörte ich mich sagen. Natürlich, das war es. Ich hatte vom Tod geträumt. »Totenlade«, fiel mir ein. Ein Begriff aus der Pathologie, der eine vollständig abgekapselte Entzündung in einem Knochen bezeichnet. »Der Unterschied ist: Sie waren da schon ein paar Mal drin, andere nicht. Aber so eine Schwarze Kammer haben alle.«

»Mir fallen auf Anhieb zehn schwarze Flecken ein, aber Gutes … eigentlich gar nichts.«

»Da sind Sie dann wohl drin, mit Ihren schwarzen Flecken, in dieser Schwarzen Kammer, wenn Sie depressiv sind. Da sind Sie mutterseelenallein.«

Sein Gesicht war traurig. »Und wenn ich da drin sitze, sehe ich alle diese Bilder, wo ich schuldig bin. Die Schuld.«

Ich dachte: Wir haben für einen Augenblick zusammen die Schwelle zur Schwarzen Kammer berührt. Wenigstens dort wird er niemals wieder ganz allein sein.

Lug und Trug

Thomas Bock erholte sich. Das Schuljahr nahm seinen geregelten Verlauf. Tho-mas legte sich einen Vollbart und eine randlose Brille zu. Den Vorschlag des Direktors, seine Stundenanzahl zu reduzieren, lehnte er ab. Die Terrasse wurde fertig, das Musical »Jekyll and Hyde« ein voller Erfolg. Es gelang ihm, ein gutes Dutzend von Kollegen und vor allem Kolleginnen für einen Lehrerchor zu begeistern, was natürlich Extraproben erforderlich machte. Das wiederum führte dazu, dass etliche Therapiestunden ausfallen mussten.

Die Stunden, die er nicht absagte, verliefen vernünftig, freundlich und ein biss-chen langweilig. Wir unterhielten uns über das Auf und Ab seiner Stimmun-gen, über Plus und Minus in der Schule, über erfreuliche und unangenehme Erlebnisse mit Ehefrau und Ex-Ehefrau und Kollegen und Kolleginnen, alles im Rahmen, alltäglich und normal.

»Ich habe mir gedacht, jetzt muss ich die Frau Doktor einmal fragen«, begann er eine Sitzung Anfang Mai. »Sie sagen so oft zu mir: ›Das ist normal.‹ Sie könnten denken, ich bin ein Hypochonder, ich mache die Therapie nur zum Spaß, oder? Aber ich muss Ihnen ganz ehrlich sagen, ich war schon sehr ver-zweifelt. Es hat schon sehr geholfen.« Er schnaufte. In letzter Zeit hatte er wieder ziemlich zugenommen.

Ich wartete ab, worauf er hinauswollte. Wie so oft, wenn ich in Gedanken mit Thomas beschäftigt war, kam mir die Leihbibliothek in der Skodagasse in den Sinn – keine Ahnung, warum. Mir passiert es öfters, dass sich in meinem Gedächtnis bestimmte Orte der Außenwelt, Straßenecken, Gebäude, Landschaften oder auch Tätigkeiten mit dem Bild bestimmter Patienten verbinden. An eine junge Anwältin zum Beispiel muss ich immer beim Zwiebelschneiden denken, ich bin noch nicht dahintergekommen, warum. Manchmal entdecke ich aufschlussreiche Zusammenhänge, wie in der Traumdeutung, manchmal bleiben sie mir verborgen.

Thomas hatte weitergesprochen, mit seiner tiefen, angenehmen Stimme: »… dass ich immer das Gefühl habe, man sieht mir alles an – und Sie sagen das genaue Gegenteil. Wenn es mir so dreckig geht, würde ich es gern beweisen können, wie schlimm es ist.«

Seine Rede war eigentlich immer im Fluss. Nicht, dass man ihn geschwätzig nennen würde. Aber er ließ auch keine Pausen zu. Trat einmal eine winzige Stille ein, dann füllte sich der Raum zwischen uns sofort mit Beklommenheit. »Wissen Sie, wenn ich nicht gescheit arbeiten kann, dann ist die Krankheit der einzige Halt. Vielleicht habe ich mir das alles ja auch nur angelesen. Oder zu viele Hollywood-Filme gesehen.«

Apropos Filme. Mir fiel ein, dass ich in der vergangenen Woche wieder einmal von Thomas Bock geträumt hatte.

Er hatte wie ein Schauspieler ausgesehen: wie Götz George. Wir waren zusammen in ein heruntergekommenes Hochhaus gegangen, um seine Frau aufzusuchen, und später gemeinsam im Auto weggefahren. Ein heruntergekommenes Hochhaus, merkwürdig … Das Götz-Zitat … Vage Erinnerung an das Ambiente eines Kriminalromans, polizeiliche Ermittlungen, ein Titel, in dem »Gut und Böse« vorkam … Im Traum trug Thomas keine Brille, war bartlos und schwarzhaarig. Warum hat er mir das alles verheimlicht?, dachte ich im Traum. In Wirklichkeit hat er weder einen Bart noch eine Sehstörung, und nicht einmal die Haarfarbe ist echt. Warum belügt er mich?

Mein Patient war inzwischen ebenfalls zu einer Traumerzählung gelangt: »Gefängnis, das ist das Schlimmste, was man mir antun kann. Aber es ist irgendwie passiert. Ich denke noch, Scheiße, du hast jemanden umgebracht. Dieses Gefühl, gleich werde ich entdeckt und festgenommen. Der Traum ist schon x-mal gekommen. Vielleicht habe ich ja einen Verfolgungswahn? Jemanden umbringen, um Himmels Willen. Im wirklichen Leben wäre ich doch nie dazu fähig. Außer dass vielleicht einmal im Verkehr etwas passieren könnte. Wenn ich dann aufwache, bin ich total erleichtert. Gott sei Dank, ich bin doch der Gute. Aber mittendrin habe ich nur das Gefühl: Aus. Ich bin geliefert.« Die Art, wie er die rechte Hand hielt, erweckte den Eindruck, als umschlösse er einen Gitterstab.

In den folgenden Stunden war viel von Treue und Untreue die Rede. Mir schien es, als wolle Thomas durch brave Mitarbeit eine Sondererlaubnis für ein neues Abenteuer verdienen, nach dem Motto: Mama, darf ich schlimm sein, bitte?

Ich hielt ihm schwungvolle kleine Predigten, etwa die folgende: »Da haben Sie wieder einmal die alte Zwickmühle: Bindung oder Freiheit. So weit, so normal. Wer hätte sich damit noch nicht geplagt? Sie können wählen. Sie müssen sogar wählen. Sie haben, soweit ich sehe, drei Möglichkeiten, und jede hat ihren Preis. Wenn Sie die feste Bindung wählen, verzichten Sie auf die Abenteuer der Vielfalt. Wenn Sie sich für die Freiheit entscheiden, dann geben Sie das sichere Fundament auf. Und wenn Sie beides gleichzeitig haben wollen, dann geht das nur mit Heimlichkeiten, eben als Doppelleben, und Sie kommen nicht drum herum, sich schuldig zu machen.«

Mitte Juni, als ich wieder einmal durch die Skodagasse fuhr, fiel mein Blick auf eine Betonmauer gegenüber der Leihbibliothek. Da war sie, des Rätsels Lösung, nämlich ein ordinäres Graffito mit dem Wortlaut: »Null Bock. Fickt euch selber.« Irgendein Nervenzell-Netzwerk in meinem Gehirn hatte den Spruch flugs mit »meinem« Dr. Bock verknüpft, aber ohne eine Kopie dieses Vorgangs ins Bewusstsein zu schicken.

Merkwürdig, was ich da im Hinterkopf aufbewahrt hatte. Rohe Sexsprache. Aber die Aussage enthielt Lustlosigkeit, Zurückweisung, Aggression. Mir fiel plötzlich ein, was Thomas über seine erste große Liebe erzählt hatte. Zwei romantische Jugendliche verweilten jahrelang beim Schmusen und Händchenhalten. Beim ersten Mal sei er ganz enttäuscht gewesen: »Was machen alle so ein Geschiss mit dem Sex? Ist da überhaupt was dran? Es macht ja gar keinen Spaß.« Ob diese frühe Irritation an ihm kleben geblieben ist?, überlegte ich. Ob er es immer noch beweisen muss, dass was dran ist? Den Frauen beweisen, sich selbst beweisen, als hätte er eine Scharte auszuwetzen? Vielleicht hatte er, gerade aus seiner Unsicherheit heraus, diese besondere Ausstrahlung als Bild von einem Mann entwickelt. Vielleicht war das sein Geheimnis: Dass sich hinter dem geilen Bock ein ahnungsloser Jüngling verbarg?

Also logisch war das alles wieder einmal gar nicht. Da half es auch nicht so recht weiter, dass ich meinen Hausverstand in den vielen Ausbildungs- und Berufsjahren mit zahlreichen Theorien über die Seele angereichert hatte. Mit der Auffassung, dass hinter jedem Erleben und Verhalten auch das genaue Gegenteil versteckt sein kann, hatte mich ja gerade die Psychoanalyse nachhaltig fasziniert und verwirrt. Schon klar, dass Liebe manchmal den Hass verbirgt und umgekehrt. Manchmal, wohlgemerkt, nicht vielleicht regelmäßig, sodass man sich ein bisschen orientieren könnte. »Manchmal ist eine Zigarre auch nur eine Zigarre«, soll Freud selbst eingeräumt haben, wahrscheinlich, um mechanisierter Deutungswut Einhalt zu gebieten. Schon klar, dass übertriebene Freundlichkeit manchmal Abneigung überdeckt. Wer sich besonders widerspenstig gibt, benutzt vielleicht die kämpferische Pose, um eine starke Sehnsucht nach Hingabe zu unterdrücken. Schon klar, dass extreme Gegenpole einander zum Verwechseln ähneln können.

Aber was ist die Maske und was das Gesicht? Ähnelt der Aufbau der Persönlichkeit vielleicht tatsächlich der Zwiebel? Lassen sich Oberfläche und Tiefe überhaupt unterscheiden? Die Seele ist ein weites Land, es gibt so viele unterschiedliche Landkarten, und nirgendwo ist der Standort eingezeichnet. Die Daten, mit denen ich als Psychotherapeutin arbeite, sind butterweich. Das einzige Messinstrument ist das eigene Innenleben, das einzige Eichverfahren die Lehranalyse, nachreguliert durch Supervision.

Die Daten, die der therapeutischen Beziehung zu Thomas Bock entstammten, waren so widersprüchlich, dass sich kaum ein einzelner roter Faden daraus spinnen ließ. Jekyll und Hyde, gewiss, eine griffige Geschichte. Aber was war Kern, was Hülle? Am Anfang der Therapie hatte ich den netten, sanften, traurigen Doktor kennen gelernt und hinter dieser Fassade ein unterdrücktes Triebwesen vermutet. Später kam mir eher der kraftstrotzende Lebemann wie eine Verkleidung vor. Vielleicht war es ja für einen wie Thomas noch viel beschämender, ein liebesschnsüchtiger Schlappschwanz zu sein als ein sexsüchtiger Unhold. Oder traf beides zu, und das Bild wandelte sich fließend, wie der Mond, wie Thomas Bocks Körper?

Quer zu all diesen schillernden Facetten stand die zentrale Beziehungsfrage: War Thomas wahrhaftig? Was er von seinen inneren Widersprüchen unbewusst verleugnete, bildete natürlich das Arbeitsfeld für die tiefenpsychologische Behandlung. Was er davon aber bewusst verheimlichte, sabotierte die Therapie.

Die schleppte sich nämlich über die Herbst- und Wintermonate so zäh dahin, dass ich immer wieder über derlei Blockadefaktoren nachdenken musste. Ein gutes Zeichen sah ich andererseits darin, dass er sich lange Zeit in einer ziemlich durchschnittlichen Verfassung eingependelt hatte. Heitere und miese Stimmungen lösten einander fließend ab. Er war insgesamt ausgeglichener, aber die Gespräche mit ihm waren nur noch selten so prickelnd wie zuvor – normal eben.

In der letzten Stunde vor den Weihnachtsferien kam es schon bald nach dem Eingangsgeplauder zu einer unbehaglichen Schweigepause. Mir fiel auf, dass er in angespannten Situationen nicht mehr, wie früher, den Kopf einzog und die linke Hand auf der Brust einrollte. Er schluckte, räusperte sich gründlich.

»Was mich jetzt noch beschäftigt, das hat auch mit Ihnen zu tun. Mit der Ehrlichkeit, die Sie am Beginn der Therapie verlangt haben. Ich war Ihnen gegenüber manchmal nicht ehrlich. Ich habe da öfters etwas zurückgehalten.« Ich dachte an den Götz-George-Traum. George ist ein Schauspieler, der sich als TV-Kommissar im kriminellen Milieu bewegt, ging mir durch den Kopf.

»Ich sehe das jetzt ein, dass man so keine Vertrauensbasis aufbauen kann«, fuhr er fort. Er sprach leise, mit bekümmerter Miene.

»Die vollkommene Ehrlichkeit ist natürlich ein Ideal, das nie erreicht wird«, sagte ich. »Ich habe Ihnen am Anfang erklärt, dass ich die Psychotherapie als ungewöhnliche Gesprächssituation verstehe. Ich habe Sie aufgefordert, all die Rücksichten beiseite zu lassen, die uns normalerweise daran hindern, vollkommen aufrichtig zu sein. Es gibt ja gute Gründe dafür, nicht jedem alles zu sagen. Für den Fall, dass sich etwas Wichtiges partout nicht sagen lässt, hatten wir uns vorgenommen, wenigstens über die Gründe des Verschweigens zu sprechen. Auf diese Art lassen sich oft hinderliche Schlingpflanzen beseitigen, und die Bewegungsfreiheit wird größer.«

»Es war mir eben peinlich«, sagte Thomas nach einer kurzen Pause. Kopfschüttelnd, ein reumütiger Sünder, schilderte er, wie ihn in den letzten Wochen wieder eine zunehmende Unrast erfasst habe. Stundenlang sitze er vor dem Computer, nachts, auch wenn er schon todmüde sei, und steuere die einschlägigen Adressen an. Er stelle sich Kontakte mit fremden Frauen vor, und zwar mit solchen, die von vornherein signalisierten, dass sie auch auf schnelle Lust aus waren.

»Also keine Prostituierten, falls Sie das jetzt denken. Schon mit Niveau, nicht nur so eine Rammelei. Eine Frau treffen, einfach, um mit ihr ins Bett zu gehen, das ist es. Ohne das ganze Tralala vorher und nachher. Sich das einfach nehmen.«

»Sex pur.«

»Ja. Etwas Rundes, Glattes. Es gibt so Skulpturen …« Seine Hand deutete eine geschwungene Kontur an. »Man braucht nicht reden, nicht werben, man tut es und geht auseinander. Man kennt sich nicht.«

Ich verspürte die erhöhte Spannung im Raum. Flüchtig dachte ich an Maskenfeste, Orgien, dionysische Ausnahmerituale – jede darf mit jedem, drei Tage Auszeit, keiner fragt nach. Sich das einfach nehmen. Ein Blick auf die Uhr zeigte zu meinem Bedauern, dass uns nur noch eine Viertelstunde blieb.

»Es hat ja schon was von Benutzen«, fuhr Thomas fort. Er hob bedauernd die Hände. »Ich meine, mir wäre es schon recht, wenn die Frau es auch genießen würde, aber es geht in Wirklichkeit nur um mich. Ob sie es genießt oder nicht, das ist mir im Endeffekt egal.« Wieder schüttelte er den Kopf, als sei er der ratlose Vater eines rabiaten Jugendlichen. Er räusperte sich, schlug die Beine übereinander, drückte das Kinn auf die Brust. »Also verstehen Sie das jetzt bloß nicht falsch. Ich kann das irgendwie nachvollziehen bei Triebtätern, dass die nicht anders können.« Er sog ruckartig die Luft ein, wodurch seine fleischige Nase plötzlich eine ungewohnt scharfe Kontur bekam, Adlernase in einem Jägergesicht. »Vielleicht ist das ja irgendwie was Archaisches, dieser Drang, die Frau zu erobern.«

»Blödsinn. Erobern müssen Sie solche Frauen ja gerade nicht«, korrigierte ich scharf. »Wenn die schon zu einem solchen Rendezvous kommen, ist doch eh klar, dass die *wollen*, da braucht doch weiß Gott kein Widerstand mehr überwunden zu werden.« Ich bemerkte meinen gereizten, verächtlichen Ton. »Das ist so riskant wie Angeln im Zierfischbecken.«

Also doch Zähneziehen. Ich nutzte meine ärztliche Autorität und meine verbale Überlegenheit, um ihm den Wildwuchs runterzuräumen, ihn zurechtzustutzen. Wie die triebfeindliche Mutter, die ein pflegeleichtes Bübchen an ihrem Rockzipfel braucht. Wenn er zu ausgelassen wird, muss man ihn bremsen. Oh-oh, droht sie dann schelmisch mit dem Finger, wenn's dem Esel zu wohl wird, dann geht er auf's Eis tanzen, gell, Tommy? Bei Fritz und Hannes ist sowieso Hopfen und Malz verloren, aber Thomas ist ein gutes, sensibles Kind, das sich viel Mühe gibt und seine kleinen Sünden von Herzen bereut.

»Ja, da haben Sie schon Recht, ich riskiere da keine Blamage«, räumte er prompt zerknirscht ein. »Irgendwie billig.«

Warum war ich so sarkastisch gewesen? Erst aufreizen, dann niedermachen. Erst ermutigte ich ihn, sich zu offenbaren, dann erniedrigte ich ihn als kleinen Hosenscheißer, der einen gewagten Ausbruch ankündigt, aber nur ein bisschen in die hinterste Gartenecke spielen geht. Wollte ich ihn nun wachsen lassen oder kleinkriegen?

»Tja, so ist das halt«, lenkte ich zur Wiedergutmachung ein. »Wir sind ja alle nicht aus einem Guss. Da gibt es eine Seite bei Ihnen, die müssen Sie verheimlichen, weil sie der festen Beziehung gefährlich wird. Eine dunkle Seite. Aber doch auch eine Potenz. Ich meine, ein Potenzial.«

»Ja, sicher, das gibt auch Power«, nickte er eifrig. »Da ist etwas, das Frauen anspricht. Das scheine ich irgendwie zu haben.«

»Sie haben es«, und ob, dachte ich, »aber Sie müssen es sich immer wieder bestätigen lassen. Als ob es verschwinden könnte, wenn Sie nicht regelmäßig einen Stempel drauf kriegen. Sie sagen, Sie wollen diesen Drang kontrollieren. Aber dann müssten Sie doch auf die Bestätigung verzichten! Also nehmen Sie lieber das ganze Versteckspielen in Kauf. Das schlechte Gewissen. Dabei sind es eh nur so Aquariumsabenteuer. Dass Sie sich nicht aufs offene Meer hinauswagen, da passt schon Ihre Frau auf. Sie sind ja unter Kontrolle.«

Überraschenderweise grinste er anzüglich. »Tja, kommt schon vor, dass sich da etwas regt, was kontrollbedürftig ist …« Sein Lächeln erlosch in Zeitlupe. »Ja, ich versteh schon. Keine Selbstbestimmung. Ich habe dann nicht selbst den Schlüssel in der Hand. Ich gebe den Schlüssel aus der Hand.« Er seufzte. »Ach Scheiße. Irgendwie bin ich ständig auf der Flucht. Flucht von einer Frau zur anderen. Flucht in den Sex. Flucht in die Depression. Flucht in die Manie. Flucht vor der Normalität, vor dem Alltag. Dann denke ich jedes Mal: Das ist es aber jetzt gewesen. Jetzt werde ich zur Ruhe kommen. Und dann fängt es wieder von vorne an.«

»Wie der Traum mit dem Gefängnis, der kehrt auch immer wieder.«

»Ja, genau. Angst, dass man mir auf die Schliche kommt. Und dann kommt die manische Phase wieder. Da geht dann alles ganz toll, ich finde mich ganz toll, ohne jede Selbstkritik, auch das Lügen geht ganz toll. Da könnte ich sogar Ihnen allerhand verkaufen …« Einen Augenblick lang sah ich ein herausforderndes Funkeln in seinen Augen. Komm, spiel mit mir, wenn du dich traust – aber sei auf der Hut, mir ist nicht zu trauen, so lautete die doppelte Botschaft. »Ich meine, woher wissen Sie zum Beispiel, dass ich wirklich Musiklehrer bin und verheiratet und promoviert?«

»Jaja, Sie könnten mir das Blaue vom Himmel heruntererzählen«, sagte ich leichthin. »Ich bin ja schließlich keine Kriminalkommissarin.«

»Oder doch? Tja, wer weiß, vielleicht sind Sie ja auch nicht echt«, nahm er den Ball auf. »Vielleicht sind Sie ja eine verdeckte Ermittlerin. Oder eine

Schriftstellerin, die sich als Therapeutin ausgibt, um Leute auszuquetschen. Das würde ich Ihnen dann aber schon übel nehmen. So eine hat jahrelang in meinem Innenleben herumgewühlt!« Sein mutwilliges Grinsen verblasste. »Aber Spaß beiseite. Wenn man sich erst einmal auf so einen näheren Kontakt einlässt … dann den anderen so richtig hinter's Licht zu führen, dazu muss man schon …«

»… richtig gut sein?«, ergänzte ich, ohne nachzudenken.

Thomas nickte und grinste wieder, breit, triumphierend, unwiderstehlich. »In der Manie kann man sich ja ganz toll konzentrieren. Gar kein Problem, alles perfekt zu organisieren. Ein geordnetes Doppelleben!«

»Ein geordnetes Doppelleben, das klingt ja paradiesisch.« Wider Willen musste ich lachen. Ich empfand den verführerischen Schwung dieser Grandiositätsphantasie. War nicht Integration der widersprüchlichen Wünsche unser wichtigstes Therapieziel gewesen? Sollten nicht Freiheit und Sicherheit unter einen Hut passen? Wollten wir nicht Dr. Jekyll dazu bringen, dem lichtscheuen Mr. Hyde ein respektables Zimmer in seinem Haus einzuräumen, auf dass er den Wilden im Auge behalten, seinen Talenten gemäß einsetzen, ja, sich womöglich mit ihm anfreunden könne? Sowohl-als-auch statt Entweder-oder. Genau diese Integrationsperspektive hatte Bock doch mit seiner treffenden Formulierung auf den Punkt gebracht, oder?

Es dauerte ein paar Minuten, bis mir klar wurde: Die Idee vom »geordneten Doppelleben« traf ins Schwarze, unterschlug aber den Preis, den es für Kompromisse zu zahlen gilt.

Das folgende Schweigen war nicht mehr beklommen.

»Jedenfalls war es mir sehr peinlich, dass ich Ihnen von diesen Phantasien nicht erzählt habe«, sagte er mit fester Stimme. »Es kam mir plötzlich so vor, als hätte ich Sie auch betrogen. Ich möchte natürlich, dass Sie ein gutes Bild von mir haben. Aber das ist dann wieder so eine Flucht. Der Gute will nicht sehen, wie ich wirklich bin. Also wie böse ich auch sein kann.«

»Wie kommt es, dass Sie sich jetzt getraut haben? Auf die Gefahr hin, sich vor mir schämen zu müssen?«

»Immer nur Rollen spielen … ich weiß auch nicht. Eigentlich wundere ich mich, wie leicht es herauskam.«

»Sie haben es überlebt, nicht wahr? Wenn etwas lange versteckt wird, dann wächst es in der Phantasie oft ins Riesenhafte. Sie dachten vielleicht, ich renne schreiend davon? Oder werfe Sie raus oder hole die Polizei, oder was?«

Thomas starrte mich an. Zu meinem Erstaunen war er an dieser Stelle total beeindruckt. »Ja! Ja, genau, das ist es. Verlassen werden, das ist meine größte Angst. Rausgeworfen werden. Verworfen sein.«

Er schüttelte den Kopf, seufzte tief, sah mich ein paar Mal geradezu ehrfürchtig an und verfiel in ein nachdenkliches Schweigen.

So etwas kommt öfter vor: Dass eine leicht dahingesagte Bemerkung, bei der ich vielleicht für mein Empfinden gar nicht so genau in Tuchfühlung mit dem Patienten bin, eine wichtige Einsicht auslöst. Umgekehrt sind tiefsinnige Interpretationen, die mir selbst brillant vorkommen, oft ganz und gar wirkungslos. Ich beendete die Stunde, indem ich wieder einmal darauf hinwies, dass die widersprüchlichen Facetten seines Wesens alle zum gleichen Körper und zum gleichen Selbst gehörten und dass sie in unserer Beziehung, in diesem Raum zwischen uns – ich mache an dieser Stelle gern eine breite Armbewegung –, alle miteinander Platz hatten.

Thomas sah erleichtert aus. Wir vereinbarten einen Termin nach der dreiwöchigen Urlaubspause und verabschiedeten uns. Mit einem abbittenden Lächeln sagte er: »Jetzt, wo es vorbei ist, könnte ich stundenlang weiterreden.«

Als Mensch

Einen Satz habe ich von Thomas Bock in den dreieinhalb Jahren oft gehört, und zwar stets von dem gleichen ungläubigen Lächeln begleitet: »Erstaunlich, dass Reden wirklich etwas verändert!« Er schien es stets von Neuem vergessen zu haben, dass er sich schon davor häufig über die Wirksamkeit des Gesprächs gewundert hatte. Gleich bleibt ihm der Mund offen stehen, dachte ich leicht verärgert. Denn in seinem stereotyp wiederholten Staunen hörte ich hinter dem anerkennenden Wortlaut eine Abwertung meiner Arbeit. Er sagte den Satz gewöhnlich dann, wenn ihm eine Stunde besonders gut getan hatte oder wenn er in seinem äußeren Leben Fortschritte feststellte. Wenn es ihm hingegen schlecht ging, dann beeilte er sich jedes Mal zu beteuern, dass er damit keineswegs sagen wolle, die Therapie habe ihm nichts gebracht. Ganz im Gegenteil! Mir kam aus beiden Aussagen der stumpfe Klang der Abschottung entgegen. Ich plagte mich mit Zweifeln. Hatte ich mich vielleicht von seinem musikwissenschaftlichen Doktortitel darüber hinwegtäuschen lassen, dass er gar nicht in der Lage war, sich auf psychologisches Nachdenken einzulassen und Gefühlsschwingungen zu entziffern? Hatte ich das Echo seiner inneren Leere mit Resonanz verwechselt, weil er sich so geschickt auf die Mimikry des Zuhörens verstand? Vielleicht scheiterte ich an der gleichen Barriere wie seine Frau, die klagte, ihn nicht erreichen zu können. Die intensiven Augenblicke, die dichten Dialoge, an die ich mich erinnerte, entstammten womöglich meiner eigenen hysterischen Phantasie. Oder ich war womöglich einem verführerischen Pheromon auf den Leim gegangen, wie die zahlreichen Geliebten des amerikanischen Schriftstellers H. G. Wells, von dem nach seinem Tode verlautete, das Geheimnis seines Erfolgs bei Frauen sei der Honigduft seiner Haut gewesen. Mein erster Eindruck von Thomas war eine erotisch gefärbte Anziehung gewesen. Hatte diese meinen Blick getrübt?

Zwar hatte ich einige Male deutlich gefühlt, wie er nichts anderes gebraucht hätte, als in den Armen gehalten und gewiegt zu werden, hatte es aber versäumt, daraus Schlüsse über eine frühkindliche Störung abzuleiten und die Behandlung dementsprechend abzuändern. Seine narzisstischen Züge, seine zwanghaften Seiten, seine Mutterbeziehung, seine Vaterbeziehung, Liebe und

Rivalität zwischen den Brüdern, hätte nicht dieses oder jenes viel stärker berücksichtigt werden müssen? Hätte nicht jede andere Therapeutin schon längst erkannt, dass bei diesem Patienten Denken, Fühlen, Sprechen und körperliches Empfinden so auseinander fielen, weil das dunkle Geheimnis einer frühen Traumatisierung die Integration verhinderte? Hätte nicht ein besserer, ein wirklich guter Arzt schon längst den Knackpunkt gefunden und den armen Thomas endlich von seinen Leiden erlöst? Warum, zum Teufel, wurde er nicht gesund?

»Betrachten Sie die Beziehung im Hier und Jetzt«, riet Dr. Ruf beharrlich. »Wie stehen Sie zueinander? Wie sieht die Szene zwischen Ihnen beiden aus? Was bedeuten Sie ihm? Was bedeutet er Ihnen?«

Wenn ich ihn fragte, wie es ihm mit mir gehe, hat Thomas Bock oft gesagt, dass ihm die Distanz in der Therapie ganz wichtig sei. Die Betonung lässt vermuten, dass er beträchtliche eigene Annäherungs- und Anlehnungswünsche in Schach halten musste. Die professionelle Distanz ist mir natürlich selbst auch wichtig. Meine Patienten und Patientinnen sind nicht meine Geschwister, Eltern, Kinder, Liebhaber oder Freundinnen, selbst wenn einige von ihnen dafür infrage kämen. Ich brauche Abstand von all dem, was ich in den Sitzungen höre und erlebe, sonst würde mein Privatleben davon überschwemmt. Diese Distanzierung verschaffe ich mir mit Schreiben und mit Laufen, außerdem im kollegialen Austausch. Ich pflege keinen gesellschaftlichen Umgang mit meinen Patienten, wiewohl man einander bisweilen in der Öffentlichkeit über den Weg läuft und freundlich begrüßt. Ich sehe in der Therapiestunde eine ungewöhnliche Gesprächssituation, die sich durch eine grundlegende Asymmetrie von einem Gespräch mit einem Freund unterscheidet: Es geht um den Patienten und seine existenziellen Probleme. Ich garantiere Schweigepflicht und erwarte für mich, abgesehen von meinem Honorar, nichts anderes als die Freude an Genesung und Wachstum meines Patienten. All das gehört zur professionellen Distanz.

Abstand heißt aber nach meinem Verständnis nicht Unerreichbarkeit. Ich verlange von den Patienten Offenheit und Wahrhaftigkeit, ich will sie auch selbst geben. Das heißt, dass ich innerhalb der Therapiestunde keine andere Person bin als außerhalb. Nur sind andere Teile von mir akzentuiert. Die Beleuchtung ist anders als in einer ganz privaten Situation. Aber ich bin persönlich erreichbar.

Patienten und Patientinnen reagieren auf meine Bereitschaft, als Person präsent zu sein, in ganz unterschiedlicher Weise. Thomas Bock hat sich ganz besonders wenig an mich als Person adressiert. Das erste Mal geschah das mit einem Traumbericht nach einem Dreivierteljahr Therapie. »Ich hatte einen Traum. Sie kamen drin vor. Aber ich habe ihn vergessen«, sagte er und lachte unbehaglich. Solche Träume, die mir ähnlich leer schienen wie seine Träume von der Depression, wiederholten sich ein paar Mal. Er träumte von mir, aber ich trat nie leibhaftig auf, war keine Person, sondern so etwas wie ein Raum. Ein Frauenzimmer, ergänzte ich für mich. Ich wusste nicht viel damit anzufangen.

Als ich für einige Wochen einen Verband am Knöchel trug und humpelte, haben sich die meisten Patienten nach der Verletzung erkundigt. Nicht so Bock, was mich ein bisschen kränkte, wollte er doch sonst als besonders einfühlsam gelten. Später sagte er mir, er habe den Verband wohl bemerkt, aber trotzig gedacht, jetzt gehe es *ihm* schlecht, er könne sich nicht noch um die Therapeutin kümmern.

Halt, für den er selbst nichts leisten muss: Das brauche er in der Depression. »Dass jemand für mich da ist, ohne Bedingungen. Nur da sein, mir sagen, dass es vorbeigeht. Das ist das Einzige, was hilft. Bei mir bleiben.« Mehrfach hat er dankbar erwähnt, wie gut es ihm getan habe, dass er wusste, er könne mich im Notfall telefonisch erreichen.

Nach zweieinhalb Jahren Behandlung habe ich ihm wieder einmal vor einem Urlaub das Angebot mit der Telefonnummer gemacht.

»Ja, zur Zeit tut es mir gut, wenn ich weiß, wo ich Sie erreichen kann«, sagte er. »Ich bin aber ziemlich sicher, dass ich es nicht in Anspruch nehme.«

»Könnte es sein, dass Sie die Nummer als Halt empfinden, obwohl Sie nie anrufen, weil Sie einen Teil von mir mitnehmen? So eine Art Kuscheltier?«

Thomas nickte lachend. »Auch wenn das Kuscheltier dann in der Ecke landet!«

Ich fühlte mich leicht gekränkt, obwohl das Bild mit dem Kuscheltier doch von mir gekommen war. Solche Tiere sind dazu da, benutzt und dann in die Ecke geworfen zu werden. Ich hatte mich ausdrücklich dazu angeboten.

Ein anderes Mal habe ich ihn zu unserer Beziehung befragt, als wir wieder einmal über das einprägsame Bild von der Schwarzen Kammer sprachen. Es ging ihm gerade recht gut, und er entwickelte die Vorstellung von einem Haus mit vielen Zimmern. Die Schwarze Kammer sollte in dieses Haus eingebunden sein, nicht mehr tief im Keller unter dem Betonboden vergraben, sondern besser zugänglich. Wenn von außen jemand in das Zimmer eintreten könne, so überlegte er, dann sei es eher möglich, die Tür auch von innen wieder zu öffnen. Zumal er ja bestrebt sei, den Schlüssel in der Hand zu behalten.

»Und welchen Raum bekäme *ich* wohl in diesem Haus?«, fragte ich.

Er überlegte kurz und antwortete dann mit entschuldigendem Lächeln, aber fester Stimme: »Ich glaube, dass Sie nicht in diesem Haus wohnen. Sie kommen sicher oft vorbei, Sie kennen viele Räume, aber Sie haben da kein Zimmer.« Er lachte. »Höchstens als Au-pair-Mädchen.«

Mir gefiel, dass er sich abgrenzte. Nein sagen gelang ihm immer besser. Dass er mir aber in seinem Haus eine subalterne Dienstbotenrolle zuwies, ärgerte mich ein wenig. Hier zeigte sich wieder einmal Thomas' ausgeprägte Neigung, sich meiner zu bedienen, ohne mich im geringsten als Person wahrzunehmen. Als Person mit Eigenschaften, zu denen u. a. auch Verletzlichkeit gehört. Ob er deshalb als Mr. Hyde in so unselige Verstrickungen geriet, weil er sich in der Hitze des Gefechts nicht vorzustellen vermochte, dass er andere verletzen konnte?

Im Anschluss an seinen Rückfall hatten wir viel Auf und Ab miteinander erlebt. Eine langfristige Verschlechterung seines Befindens führte in ein siebenmonatiges Jammertal, in dem er fast wöchentlich knapp davorstand, das Handtuch zu werfen. Trotz erhöhter Medikamentendosis quälte ihn die Schlaflosigkeit. Jeden Morgen fühlte er sich von den bevorstehenden Schulstunden wie von einem unüberwindlichen Berg erdrückt. Unsere Sitzungen waren kleinteilige graue Werkzeugkästen. Es ging darum, auf dem Boden der Realität irgendwie weiterkriechen zu können. Die Atmosphäre in den Stunden war bis zum Rand angefüllt von Enttäuschung, Hilflosigkeit, hilflosem Zorn. Einmal erfasste mich am Ende einer Stunde ein so starkes Mitgefühl, dass ich zum Abschied seine Hand mit meinen beiden Händen drückte. Dabei standen mir selbst die Tränen in den Augen. Es ging nicht aufwärts, aber erstaunlicherweise auch nicht weiter abwärts. Wenn er bis zum Schulschluss durchhalten könne, ohne dass es »zum Äußersten« komme, dann werde er eine Flasche teuren Champagner springen lassen, nahm er sich vor. Er hielt durch, feierte mit seiner Frau und Freunden, und von da an konnten wir auf eine neue gemeinsame Erfahrung zurückgreifen: Nicht jede Depression warf ihn zu Boden.

Am Beginn der Sommerferien, als alles überstanden schien, kam er ausgesprochen schlecht gelaunt in die Therapiestunde. Eigentlich habe er gar keine Lust gehabt, herzukommen, brummte er. Daran schloss sich das längste Schweigen, das es mit Thomas je gegeben hatte.

»Es wäre doch zur Abwechslung ganz nett, wenn *Sie* einmal etwas erzählen«, sagte er dann mit einem schiefen Lächeln. »Diese Stille ist für mich total beklemmend. Meine Gedanken gehen dann im Kreis: Was tu ich jetzt? Was sag ich jetzt? Dieser Leistungsgedanke: Ich muss doch was bringen.«

»Und heute haben Sie den Spieß einmal umgedreht: *Ich* soll was bringen.«

Er zog erschrocken den Kopf ein. »Um Gottes Willen, ich kann Ihnen doch nichts vorschreiben.«

»Ein Wunsch ist was anderes als eine Vorschrift. Ich kann Nein sagen, wenn ich ihn nicht erfüllen möchte.«

»Vielleicht wünsche ich mir bloß, dass Sie meine Leere füllen.«

Ich erinnerte mich unvermittelt an eine Patientin, übrigens auch eine Musiklehrerin, die zu mir gesagt hatte, sie empfände meine Stimme wie ein Wiegen. Einmal hatte Thomas ganz beiläufig gesagt, dass er am liebsten den Kopf in meinen Schoß legen würde. Während ich über dieses Halten und Wiegen nachsann, redete er weiter, langsamer und tastender als sonst.

»Jetzt haben wir schon so viel Zeit miteinander verbracht«, sagte er. »Immer diese Distanz. Fand ich eigentlich ganz gut. Nur einmal wurde die Grenze überschritten. Als Sie mir damals so besonders intensiv die Hand drückten, das war irgendwie seltsam. Aber auch schön. Dass es so von Herzen kam.«

Dann verschwand Thomas Bock für fast drei Monate von der Bildfläche. Er sagte mehrere vereinbarte Termine kurzfristig ab, fuhr drei Wochen in Urlaub und hörte dann auf, sich bei mir zu melden.

Wenn sich der Kontakt zu einem Patienten ausdünnt oder abzureißen droht, rufe ich an oder schreibe einen Brief. Ich vermittle meine Auffassung, dass eine Behandlungspause oder ein Abbruch von Angesicht zu Angesicht besprochen werden sollte. Ich weise darauf hin, dass wir außerdem – ich als Anbieterin einer Dienstleistung und der Patient als Auftraggeber – in einem Vertragsverhältnis stehen, aus dem keiner von beiden sang- und klanglos verschwinden sollte. Und dass ich als selbstständige Ärztin auf eine halbwegs berechenbare Zeit- und Einkommensplanung angewiesen bin.

Ende September schrieb ich einen solchen Brief an Thomas und erwähnte darin, dass ich ihn seit Juli nicht mehr gesehen hatte. Ein paar Tage später bekam ich einen Anruf. Nicht von Thomas, sondern von seiner Frau Gerlinde! Sie habe den Brief irrtümlich geöffnet. Thomas habe sie seit Monaten belogen! Er habe ihr jede Woche gesagt, er gehe zur Therapie. Frau Bock war außer sich und weinte am Telefon. Ich sagte ein paar verständnisvolle Worte, ohne ihr Verhalten oder das ihres Mannes zu kommentieren. Gerlinde Bock war damit einverstanden, dass ich ihren Anruf in der nächsten Sitzung mit Thomas ansprechen würde.

»Es soll sich nicht wiederholen«, sagte er salopp, als er wieder daherkam, feist, grobgesichtig, braungebrannt. »Aber dass die Gerlinde meine Post öffnet, das ist doch wirklich die Höhe! Ich habe mir schon einmal einen Test ausgedacht«, er grinste listig, »dass ich einen Brief an mich selbst adressiere, und wenn sie den öffnet, steht drin: Vertrauen ist gut, Kontrolle ist besser.«

Ich konnte ihn in diesem Moment nicht besonders gut leiden und fand auch sein Gelächter unpassend. Ich konfrontierte ihn damit, dass er mich ohne mein Wissen, geschweige denn meine Zustimmung, als Komplizin für seine Abenteuer benutzt hatte. Also eigentlich missbraucht hatte.

»Tja, die Katze lässt das Mausen nicht«, sagte er achselzuckend. »Ich mache halt immer wieder die gleichen Fehler. Ist das nicht bei allen so? Ich könnte mir schon neue Tricks ausdenken, aber es kommt ja eh alles raus, wie immer.« Es schien ihn beinahe zu amüsieren, wie mich seine Dreistigkeit empörte.

»Herr Bock, ich bin verärgert. Das Telefongespräch mit Ihrer Frau war für mich unangenehm. Zu erfahren, dass Sie mich belogen haben, ist sehr unangenehm. Ich hatte eine Entschuldigung erwartet. Wenigstens eine Einsicht. Aber davon sind Sie offenbar weit entfernt.«

»Oh nein, ich kam nicht im Büßerhemd«, entgegnete er sarkastisch. »Ich habe Sie nicht in mein Schuldgefühl einbezogen. Was an dieser Affäre Sie betraf, das war mir nicht das Wichtigste.«

»Haben Sie überhaupt eine Ahnung, warum ich zornig bin?«

»Hm. Also, es ist schon etwas unerwartet. Sie waren sonst immer so einfühlsam.«

»Und heute bin ich das nicht.«

»Tja, wahrscheinlich, weil Sie verletzt sind?«

Ich nickte. Mir war tatsächlich nach Zornestränen zumute.

Er hob wieder die Schultern. »Tja. Es gibt Schlimmeres als eine beleidigte Therapeutin.«

»Oder ein gekränktes Au-pair-Mädchen«, konterte ich bissig. Er zeigte mit keiner Miene, dass er die Anspielung verstanden hatte. Offenbar fehlte ihm das

Unrechtsbewusstsein. Wahrscheinlich hatte er sich damit gerechtfertigt, dass seine Heimlichtuerei bloß Notwehr gegen die rigide weibliche Kontrolle sei.

»Also gut, ich entschuldige mich«, sagte er schleppend. »Ich hoffe, dass ich die Therapie trotzdem weitermachen kann. Es war ja eigentlich ein Bruch unserer Vereinbarungen, das sehe ich schon ein. Meine Frau meint jedenfalls, ich soll die Therapie weitermachen.«

Jetzt war er doch etwas kleinlaut geworden. Dennoch: Wenn er früher zu viel den Kopf eingezogen hatte, tat er es jetzt zu wenig. Das entschuldigende Lächeln wirkte strategisch.

Aufgebracht predigte ich, dass eine Beziehung eben keine Einbahnstraße sei! Dieses Bild vom Au-pair-Mädchen verrate, dass er mich nur in meiner dienstbaren Funktion wahrnehme, also ausschließlich den Teil von mir, der ihm nützlich sei. Deshalb habe er auch keinen Gedanken daran verschwendet, dass ich mich, abgesehen vom Vertragsbruch, respektlos benutzt fühlen könnte.

Er schien völlig perplex, schüttelte mehrfach ungläubig den Kopf, wie einer, der von der Vorschrift, deren Übertreten ihm vorgeworfen wird, noch niemals gehört hat.

»Aber ich respektiere Sie doch, keine Frage. Selbstverständlich respektiere ich Sie! Ich schätze Sie sogar sehr. Als Ärztin.« Er hielt inne. »Aber nicht …« Er zeichnete Anführungszeichen in die Luft: »Nicht ›als Mensch‹.« Er schüttelte den Kopf, lachte. »Ich meine, nicht so, dass ich unbedingt mit Ihnen essen gehen will oder sowas. Sonst müsste ich die Therapie ja abbrechen. Da müsste ich mir ja über Sie viel zu viele Gedanken machen. Das wäre ja ein furchtbares Gewurschtel.«

Er lässt es nicht zu, dass ich ihm etwas bedeute, dachte ich. Ich verspürte aber die Gewissheit, dass die Therapie nur wirksam werden konnte, wenn sich an diesem Punkt etwas änderte. Indem er den Therapiestunden aus dem Weg ging, mich herabsetzte und funktionalisierte, hielt er mich auf Abstand. Gut, er sagte damit Nein zu allzu viel Nähe, Nein zum weiblichen Besitzwunsch, Nein zur mütterlichen Fuchtel – prima, da ging was voran mit der Abgrenzung. Aber weil er das bis vor kurzem überhaupt nicht gekonnt hatte, musste er jetzt trainieren, und dabei unterliefen ihm überschießende Protestbewegungen von jugendlicher Heftigkeit. Ich brenne jetzt durch! Ich komme nie wieder zurück! Dann werdet ihr schon sehen! Seine Ausbruchsentwürfe waren radikal wie Suizidphantasien. Neues Spiel, neues Glück. Neue Frau. Neues Leben! Ich begann dem allmählich herannahenden Ende der Therapie, also unserem Abschied, in diesem Licht eine besonders wichtige Bedeutung beizumessen.

Wir beschäftigten uns damit, dass ein Abschied erst zählt, wenn überhaupt eine bedeutsame Verbindung zum Durchtrennen existiert. Weggehen, obwohl man gerne bleiben würde. Fäden werden durchschnitten, ausgefranste Ränder schmerzen. Das gilt durchaus nicht nur für den Patienten. In einer unserer letzten Stunden ergab sich die Gelegenheit, ihm zu erzählen, was für mich die Besonderheit unserer Beziehung ausmachte. Er sprach gerade wieder einmal von der professionellen Distanz.

»In letzter Zeit ist mir aufgefallen, dass ich Sie mir manchmal, wie soll ich sagen, innerlich heranhole, ich meine, auf der mehr menschlichen Ebene.« Er machte eine Geste des Heranziehens, etwa so, als hole er eine Bootsleine ein.

»Man kann nicht so tun, als ob diese menschliche Ebene in professionellen Kontakten keine Rolle spielte«, sagte ich. »Es ist ja auch nicht egal, wie meine Friseurin oder mein Klavierlehrer menschlich auf mich wirkt. Umso mehr bei einem so langwierigen und heiklen Unternehmen wie einer Psychotherapie. Da schlingert man eigentlich fortwährend an der Grenze von professioneller und persönlicher Beziehung herum. Manche von meinen Patienten, Männer wie Frauen, kämen gewiss auch für eine persönliche Beziehung infrage, wäre ich ihnen in einer anderen Umgebung begegnet. So geht es mir auch mit Ihnen.«

Ich war nervös, aber ich hatte ein gutes Gefühl. Was konnte es schaden, ihm meine Wahrheit zu sagen? Ich hätte ihn von Anfang an attraktiv gefunden, sagte ich ihm. So attraktiv, dass ich sogar Zweifel bekam, ob das nicht ein Hindernis für die Therapie sein würde. Ich betonte, dass nicht einmal seine Depression diese besondere Ausstrahlung zunichte gemacht hätte. Er könne sich ruhig darauf verlassen, dass er auf Frauen wirke. Er habe es nicht notwendig, jedes sexuelle Angebot einzulösen, um sich immer wieder seiner Anziehungskraft zu versichern.

Thomas strahlte. In der nächsten Stunde knüpfte er, ganz gegen seine Gewohnheit, ohne Umschweife an meine Worte an.

»Ihr Bekenntnis hat mich ja doch sehr verblüfft«, begann er. »Ich meine, Sie wissen, ich schätze Sie sehr, Sie wissen schon, als Ärztin und so weiter.« Er lachte. »Sie können nämlich wirklich gut zuhören. Ich hatte ja vorher ziemlich Angst vor so einer Therapie. Ich dachte, da werde ich seziert, da muss ich dann dauernd meine sexuellen Phantasien erzählen und so weiter.« Lachen. »Also, Sie sind wirklich die normalste von diesen Psycholeuten. Hat wirklich gut getan, was Sie gesagt haben. Aber es hat mich doch auch sehr irritiert. Wenn ich ganz ehrlich sein soll, ich habe auch gedacht: Zum Glück ist es bald aus, sonst muss ich da auch noch aufpassen. Dass sich da womöglich was entwickelt. Meiner Frau habe ich davon nichts erzählt. Die kriegt das sonst wieder in den falschen Hals und denkt, jetzt hat er auch noch ein Verhältnis mit der Therapeutin!« Er lachte.

»Sie haben Ihrer Frau eine Phantasie verheimlicht. Noch dazu meine!«

»Ja, stimmt. Aber das Schwierige war ja, dass es nicht nur Ihre war.«

Es sei ihm jetzt erst so richtig zu Bewusstsein gekommen, wie er ständig nach erotischen Chancen Ausschau halte. Wie er in den Augen der Frauen dieses Aufleuchten suche. Er brauche diese Vergewisserung: Du bist was wert, auch wenn du im Beruf nicht gerade eine große Nummer bringst. Durch die Therapie habe er jetzt ein Bewusstsein von seinem Wert, nicht nur gemessen an seiner Performance als Lehrer und als Mann, sondern: von seinem eigenen Wert, ja, als Mensch. Ohne Anführungszeichen.

»Ich stehe beim Bankschalter und überlege, ob die Angestellte infrage kommt.

Ich sitze in der Konferenz und überlege, welche Kollegin wohl auf mich anspricht. Ich denke mir aus, wie ich die Taxifahrerin rumkriege. Ich weiß jetzt, dass ich sehr viel Bestätigung brauche und eigentlich sehr viel kriege. Früher habe ich mich sofort abgelehnt gefühlt, sobald ich kein Entzücken spürte. Jetzt kriege ich es sogar von Ihnen!« Er schenkte mir ein großes offenes Lächeln, das mich rührte. »Ja, Sie haben schon Recht, eigentlich müsste ich es mir nicht dauernd beweisen.«

»Auch auf diesem Gebiet können Sie Nein sagen. Sie sind der Herr im eigenen Haus.«

»Damit hätte ich was in der Hand, jaja, genau«, stimmte er gefügig zu. »Nein, Sie haben ganz Recht. Das ist eine Art Schalthebel. Ich will mich ja nicht mehr so ausgeliefert fühlen.«

»Sie haben die Wahl. Sie haben selbst die Kontrolle in der Hand. Dann braucht die Frau Sie nicht mehr so streng kontrollieren. Spionieren, Einsperren, an die Kandare nehmen – das wäre dann nicht mehr notwendig.«

Thomas Bock nickte. Nach einem kurzen Schweigen lächelte er mir aus den Augenwinkeln zu. »Aber schön wäre es schon, einfach seiner Lust nachzugehen.«

Ich lächelte auch und seufzte: »Man kann nicht alles haben. Leider, leider.«

In der vorletzten Stunde erzählte er, dass er sich seiner Frau offenbart hatte. Er beichtete ihr die Affäre mit seiner Steuerberaterin Andrea, einer lockeren Blondine, die zahlreiche Männerbekanntschaften unterhielt. Und zwar gestand er die Liaison zu einem Zeitpunkt, als sie gar nicht mehr bestand. Ohne ertappt oder ausgefragt worden zu sein. Freiwillig. Er hatte die Entscheidung getroffen, mit der Heimlichtuerei aufzuhören. Zwar bekam er Angst, das Ende einer Affäre und die begreiflichen Reaktionen seiner Frau auf das Geständnis könnten ihn wieder in eine Depression stürzen. Aber schon wieder krank werden? »Das mache ich jetzt nicht«, entschied er, ganz so, als gäbe es da tatsächlich einen Schalthebel für ihn. Er verabschiedete sich innerlich von Andrea und wandte sich Gerlinde zu.

Anscheinend hatten Dr. Jekyll und Mr. Hyde dieses Mal Hand in Hand gearbeitet. Dass Hyde hier Reue zeigte, ließ der gestrenge Jekyll als Anzahlung auf die Buße gelten. Er verzichtete drauf, dem Filou ein Bein zu stellen, auf dass er ertappt und gedemütigt werde, und gab sich damit zufrieden, ihn zum Eingeständnis seiner Untreue zu lenken. Hyde seinerseits half dem skrupulösen Jekyll, seine Zerknirschung zu überwinden, anstatt sich in Selbstvorwürfen zu verzehren.

»Mein Leben hat sich verändert«, stellte Thomas Bock fest. »Mit meiner Frau habe ich offen geredet wie noch nie. Und sie ist auch ganz verändert! Ich hatte immer das Gefühl, die ist immer da, also manchmal mehr als genug, die zerrt immer an mir, ich kann es ihr nie recht machen. Die wird immer raunzen, aber immer bleiben. Jetzt hat sie mir klar gemacht, dass sie auch ihre Grenzen hat.«

Plötzlich sah er Gerlinde als eine in sich geschlossene Person mit ganz eigenen

Motiven. Als hätte sich ein Nebel gelüftet. ›Eine tolle Frau hast du‹, das habe er von Freunden und Nachbarn ja schon oft gehört. Jetzt auf einmal seien ihm dafür so richtig die Augen aufgegangen, sodass er zum ersten Mal seinerseits einen Stich von Eifersucht verspürte.

»Mir war auf einmal klar: Sie wird wirklich gehen, wenn sie es nicht mehr erträgt. Und mir war klar: Ich will sie nicht verlieren. Es geht ja wirklich nicht so weiter. Das ist niveaulos. Ich will wieder eine Selbstachtung aufbauen. Letzte Woche habe ich im Internet eine Selbsthilfegruppe für Sex- und Liebessüchtige ausfindig gemacht. Das ist neu, dass ich da wirklich etwas ändern möchte zur Zeit.«

Ich lachte boshaft. »Zur Zeit, aha.«

»Da gibt es nichts zu lachen«, setzte er sich beherzt zur Wehr. »Wissen Sie, was mir vor der Stunde eingefallen ist? Ich glaube, ich fange erst an, sie zu lieben. Ich glaube, ich fange überhaupt erst an.«

»Kein ›Ausfall‹ mehr, sondern immerhin ein Einfall!«

Thomas Bock lachte.

Er gefiel mir gut.

Nicht zu gut.

Das Mädchen in der Seifenblase

»Soll ich gleich anfangen? Dann brauche ich ein Packerl Feh«, sagte Helene Kutscher, noch bevor sie sich in meinem Sprechzimmer gesetzt hatte, und legte sich die Papiertaschentücher griffbereit zurecht. Geweint hat sie dann gar nicht. Aber mir war sofort danach.

»Ich bin sexuell missbraucht worden.«

So stand der Satz zwischen mir und dem großen, fülligen Mädchen, das, wie ich später überrascht herausfand, bereits auf die dreißig zuging. Ihr Übergewicht hatte sie unter extra weiten Jeans und zwei Lagen zeltartiger Oberteile versteckt. In ihrem ebenmäßigen Gesicht fiel der schön geschwungene Mund mit der großzügigen Unterlippe auf. Beim Sprechen zog sie die Oberlippe hoch, sodass eine leicht angewiderte Miene entstand. Die breite Stirn, die makellose weiße Haut, die rosigen Wangen, die großen braunen Augen, alles verhieß feminine Schönheit, die aber irgendwie verschwommen wirkte, als sei sie im Entwurf stecken geblieben. So sehen die hässlichen Entlein in den Hollywood-Komödien aus, dachte ich, bevor sie ihre dicke Brille mit Kontaktlinsen vertauschen und sich den Helden schnappen. Bei den Eingangsworten klang Helenes Stimme atemlos. Offenbar hatte sie sich vorgenommen, sofort zur Sache zu kommen. Dann verstummte sie, schlug die Augen nieder und machte einen kindlichen Schmollmund.

Sexueller Missbrauch, oh mein Gott. Allein der Klang dieser Wörter, ein giftiges Zischen, erzeugte in mir ein Gefühl des Grauens. Böse Erinnerungen stiegen auf: an diese Geschichten in den Illustrierten, die ich als Kind im Zahnarzt-Wartezimmer durchgeblättert hatte, diese unverständlichen, grausamen Geschichten, von denen ich die Augen nicht abwenden konnte, obwohl es mich so gruselte, dass mir übel wurde. Helenes erster Satz hatte auf der Stelle Entsetzen und Ekel hervorgerufen. Gedämpft, aber unüberhörbar, als dumpfer Grundton, sollten uns Entsetzen und Ekel drei Jahre lang begleiten.

»Und mein größtes Problem ist, dass meine Mutter das Problem nicht sieht«, fuhr sie fort. »Immer, wenn ich davon anfange, schaut sie so auf die Seite. Ich will von ihr angeschaut werden! Wie soll ich sonst wissen, dass sie aufpasst?«

Ich schaute sie an. Ihre langen braunen Haare hatte sie ganz oben auf dem Scheitelbein zu einem Knoten zusammengezwirbelt. Sie hielt den Kopf störrisch gesenkt, sodass sich ein kleines Doppelkinn bildete. In der perspektivischen Verzerrung wirkte die Stirn übergroß und nackt. Jetzt ließ sie die Unterlippe hängen, was ihr ein begriffsstutziges Aussehen gab. Ihre Finger kneteten das trockene Taschentuch.

»›Du bist hässlich, wenn du weinst‹, sagt mein Vater. Ich kann da echt nicht mehr hingehen. Immer wenn ich meine Eltern besuche, beleidigt er mich. Meine Mutter tut mir echt Leid. Keine Ahnung, wieso sie es so lang mit ihm ausgehalten hat.« Sie schüttelte den Kopf. »Er ist immer noch der gleiche alte Schweinehund.« Sie schüttelte wieder den Kopf. »Ich hätte mich wehren können. Aber ich habe es nicht getan.«

Trotz des gesenkten Kopfes und des Armesünderblickes war ihre Haltung sehr aufrecht, geradezu hoheitsvoll. Die abgenutzte altrosa Daunenjacke hielt sie die ganze Zeit zusammengerollt auf dem Schoß wie ein Kuscheltier. Armes Hascherl? Oder geheime Königin?

Der 8. Februar, an dem ich Helene Kutscher kennen lernte, war ein bitterkalter Tag. Das Datum des Therapiebeginns hat sie später in einen Ring eingravieren lassen, und den trug sie wie einen Talisman. Als ich sie das erste Mal mit ihrem Namen ansprach, Frau Kutscher, da meinte sie, ich könne sie ruhig duzen, und ich solle sie bitte Nelly nennen, so sage ihr Freund Eric zu ihr, Eric mit rollendem r, englisch ausgesprochen, neuer Name, neues Leben. Sie strahlte. Eric! Ein Künstler, ein Brite, ein richtiger Mann, kein Bub, dreizehn Jahre älter als sie, ein guter Mann, das war ihr Freund! Nelly strahlte, und ihre Schönheit ging auf wie die Wintersonne. Was für ein Kontrast zu der düsteren Eröffnung nur wenige Minuten vorher.

»Nelly. Sie sind von Ihrem Vater sexuell missbraucht worden.«

»Und von meinem Bruder Hermann. Vom Herrn Kitzmüller, unserem Messdiener. Und von einem Nachbarn, der heißt Göbner«, ergänzte Nelly sachlich. »Ach so, und von meinem ältesten Bruder natürlich auch, vom Kurtl. Ich glaube, auch vom Edi, das ist so ein geistig behinderter Bursch, quasi der Dorftrottel von Pfaffendorf. Und was da sonst noch war, das kriege ich nicht so richtig zusammen. Da sind so Erinnerungen wie Blitze, also wir nennen das so, die Uschi und ich, Erinnerungsblitze, da kommt manchmal ein ganzer Schub davon, aber das ist so unglaublich, das kann eigentlich gar nicht alles wahr sein. Dann frage ich mich: Bilde ich mir das ein? Um mir eine Vergangenheit zu schaffen? Es gibt aber Szenen, die weiß ich genau. Ich will endlich wissen, was ich diesen Leuten vorwerfen kann. Ich will diesen Mist endlich loswerden. Meine Mutter hat das ja sogar herumerzählt, mein Mann lässt die Tochter nicht in Ruhe, das hat sie der Frau Senger erzählt, das ist unsere Nachbarin, und meinem ersten Freund, dem Erwin, und dem Pfarrer auch.«

Meine neue Patientin hatte voller Eifer die Liste ihrer Missbraucher an den Fingern abgezählt. Ich war ziemlich erschlagen nach diesem Inhaltsverzeichnis. Um wieder Boden unter den Füßen zu bekommen, fragte ich nach dem aktuellen Anlass, der sie in meine Praxis geführt hatte. Nelly hatte sich vor zwei Jahren im Seidenmalkurs an der Volkshochschule mit einer Kindergärtnerin namens Uschi Konrad angefreundet. Mit Uschi ging sie in Kunstausstellungen, ins Theater und in die Oper, zum ersten Mal in ihrem Leben, »Die verkaufte Braut«. Mit Uschi konnte sie über alles reden.

»Ich wurde gefragt, zum ersten Mal in meinem Leben. Als ich einmal bei der Uschi übernachten sollte, habe ich mich im Pyjama nämlich so g'schamig benommen. Seither habe ich ihr so viel erzählt, und auch meinem Freund und den anderen im Malkurs und dem Chef und der Chefin, ich kriege schon Halluzis.« Sie ließ ein melodisches Lachen hören. Die hochgezogene Oberlippe machte dazu die Ekelmimik. »Im Geschäft, also ich arbeite ja jetzt bei Farben Moser, da bin ich so zusammengefahren, ein Kunde, so ein älterer Herr, will nur den Geldbeutel herausholen, und ich denk, er macht die Hose auf.« Sie verstummte abrupt.

»Haben Sie zur Zeit noch andere Beschwerden? Wie kam es denn, dass Sie sich gerade jetzt zur Therapie entschlossen haben?«

»Also als Kind hatte ich Keuchhusten. Dann kriege ich manchmal die Magendarmgrippe. Migräne hatte ich auch als Kind. Und dauernd Blasenentzündungen.«

»Ich meine, worunter Sie jetzt leiden.«

Sie legte den Kopf schief und überlegte. Ihre Unterlippe hing herab, und dadurch sah Nelly wieder einen Moment lang so aus, als ob sie nicht bis drei zählen könne. »Asthma, das habe ich gerade vor einem Monat feststellen lassen … Manchmal kann ich nicht gleich einschlafen … Ach so, ja, die Albträume!«

»Und was erwarten Sie von …«

»Und ich *kann* einfach nicht ins Schwimmbad gehen«, unterbrach sie mich, beugte sich vor und flüsterte verschwörerisch: »Und ich *kann* einfach keinen Zungenkuss.« Sie richtete sich wieder auf und sagte: »Ich will endlich ein Leben, das meiner würdig ist.«

Am Ende der ersten Stunde mit Nelly Kutscher war ich ziemlich verwirrt. Schon hatte sie mehrere haarsträubende »Erinnerungsblitze« vor mir ausgebreitet. Entsetzen und Ekel, Schmerz und Trauer und Zorn kündigten sich an. Ich fühlte mich zugleich seltsam befremdet von ihrer glatten Erzählweise. So ganz ohne Stocken lieferte sie ihren Bericht ab. Nirgendwo knirschte ein Widerstand, den sie zur Offenbarung erst hätte überwinden müssen. Ich ertappte mich dabei, dass mir das Wort »schamlos« durch den Kopf ging. Aber den prompt aufkeimenden Verdacht, sie phantasiere oder bausche auf, um sich interessant zu machen, hatte sie ebenso prompt entkräftet, indem sie ihn selbst aussprach. Zweifel am Realitätsgehalt ihrer Erinnerungen, eigene Schuldgefühle – alles hatte sie bereits selbst auf den Tisch gelegt!

Wer sofort alles auspackt, schützt sich vielleicht gegen das Eindringen, überlegte ich. Glich Nelly einer Frau, die ihre Schätze als Barrikade vor der Haustür aufhäuft, um Einbrüche zu verhindern? Aber wieso überhaupt Schätze: Kann die Geschichte vom sexuellen Missbrauch ein »Schatz« sein? Meine Güte, was für überhebliche, was für frivole Einfälle! Ein oder zwei Mal im Erstgespräch waren mir seltsam abschätzige Gedanken gekommen, zum Beispiel: Menschenskind, jetzt mach dich nicht gar so wichtig, tu nicht gar so heroisch, bist doch bloß eine kleine Verkäuferin und nicht Frida Kahlo. Kleine Verkäuferin! Ich schämte mich sofort wegen dieser dünkelhaften Regungen; aber wenn ich sie mir eingestand, konnten sie vielleicht als Wegweiser zu verborgenen Elementen dieser Geschichte dienen.

Meinte Nelly etwa, dass diese Horrorgeschichte das Einzige sei, was ihr Aufmerksamkeit sicherte? Musste sie ihre Wunden zeigen, weil sie annahm, es gebe sonst nichts Interessantes an ihr? Aber sie hat doch davon gesprochen, dass sie den Mist *loswerden* will, korrigierte ich mich. Und natürlich muss sie dazu ihre Bedrängnis erst einmal ausbreiten. Also hat sie das Zeug vor die Tür gestellt wie einen Mistkübel: zum Abholen, nicht zum Herzeigen. Wenn sie sich wirklich durch übertrieben bereitwillige Entäußerung vor dem Eindringen in ihren Innenraum schützt, dann zeigt das ja auch, wie kostbar ihr dieser eigene Raum ist. Das voreilig gezückte Taschentuch verstand ich nun nicht als dramatisierende Geste, sondern eher als Zeichen dafür, wie sehr Nelly sich nach reinigenden Tränen sehnte.

Blitze

»Diese Bilder kommen immer ganz plötzlich. Ganz komische Bilder, oder eigentlich Filme. Ich sehe es ganz deutlich vor mir. Ich sehe mich selber da mit jemandem liegen, ich als Dritte, ich kann mich sehen, aber ich weiß nicht, ob ich es wirklich bin. Vorne sehe ich einen Film, und dahinter sehe ich, woran ich mich erinnere. Wie in diesen 3-D-Bildern. Ich habe ja als Kind oft Berichte über missbrauchte Mädchen gesehen, ›Aktenzeichen XY‹ und sowas.« Nelly zog in angestrengter Konzentration die Brauen zusammen. »Ja, genau, es ist, als würde man durch die Bilder durchschauen. Und es ist immer Gegenwart.«

»Klingt wie ein Traum«, sagte ich. »Man erinnert sich an ein Erlebnis, da ist eine innere Gewissheit, aber alles ist doch irgendwie unwirklich, niemand war dabei, niemand kann es bezeugen.«

»Kurz vor dem Einschlafen kommen diese Erinnerungsblitze. Aber bevor ich genau hinschauen kann, bin ich weg.«

»Seit wann haben Sie diese Blitze?«

»Das erste Bild kam voriges Jahr im August. Ich habe mich phantastisch gefühlt! Da hat mir endlich jemand zugehört. Ich hätte aufschreiben können, was ich wollte, die Uschi hätte mir alles geglaubt! Angefangen hat es mit der Schrebergartenhütte. Das muss ich mir unbedingt merken, habe ich damals gedacht. Monatelang war nur diese eine Erinnerung da, alle anderen haben sich später drum herumgruppiert. Ich darf das nicht vergessen, habe ich gedacht. Das ist wie der Griff zu einer Schublade. Ziehe ich dran, habe ich alles wieder.«

✳ ✳ ✳

Der Schrebergarten liegt gleich neben der Südbahn. Der Herr Kitzmüller schneidet dort die Blumen für den Altarschmuck, Maiglöckchen, Flieder, Gladiolen. Der Garten ist von einem Jägerzaun umgeben. Alle Viertelstunden hört man einen Schnellzug, der nach Wien hineinfährt oder in den Süden, nach Graz oder nach Zagreb. Der Herr Kitzmüller ist jede freie Minute im Schrebergarten. Er setzt seine Schwester in die Sonne, die ist behindert, die kann ihm nicht bei der Arbeit helfen. Dann holt er sich die notwendigen Geräte aus der Gartenhütte und kümmert sich um die Blumen, bis er schwitzt. Dann setzt er sich in die Hütte und trinkt ein Bier. In der Hütte stehen immer leere Bierflaschen an der Wand links, in Reih und Glied. An der Wand rechts steht eine Couch. Wenn man darauf liegt, dann wäre geradeaus vorne das kleine Fenster. Das wäre der Blick auf den Stachelbeerstrauch und auf die Brautschleierstauden. Rohe Holzleisten sind scherengitterartig vor die Aussicht genagelt, passend zum Jägerzaun. Die Vorhänge haben ein geometrisches Muster, Kugeln oder Blasen, grün und orange. Rechts ist ein Wandbehang aus einem Material, das fühlt sich an wie Bast, grünlich und beige gemustert. Es gibt noch ein Badezimmer, einen Tisch und zwei Hocker. Darüber hängt ein Kalender mit Bildern aus Ägypten. Nofretete hat nur ein Auge. Der Herr Kitzmüller weiß viel über Ägypten.

* * *

»Das Interesse für Ägypten habe ich von ihm übernommen«, sagte Nelly munter. »Ich kann heute noch ein paar Hieroglyphen malen. Aber das mit dem Badezimmer stimmt nicht so richtig. Ich war dort, mit der Uschi zusammen, da ist kein Bad, ist ja auch ganz unwahrscheinlich in so einer bescheidenen Hütte. Ich sehe halt immer diese grünlichen Kacheln vor mir. Komisch.«

* * *

Ecke Badener Straße/Wolfgasse wohnt der Herr Kitzmüller. Man kennt ihn von der Kirche, der Vater kennt ihn vom Wirtshaus. Die Kleine mit den langen Zöpfen geht an der Hand des Vaters. Sie trägt einen Schottenrock und eine weiße Bluse. Sie ist acht oder zehn Jahre alt. Da ist die alte Frau, die immer in Schwarz geht, die Schwester vom Kitzmüller. Sie ist einmal in der Kirche zusammengefallen mit Schaum vor dem Mund. Dann ist die Kleine auf allen Vieren, er in ihrem Hintern. Es tut ihr so weh. Dass der Vater sie da hingebracht hat!

* * *

Wenn Nelly von ihren Erinnerungsblitzen sprach, ließ sie mich nicht aus den Augen. Sie redete mit geheimnisvoll gedämpfter Stimme. An dramatischen Stellen rollte sie die weit aufgerissenen Augen wie eine Märchentante. Stets fixierte sie mich wachsam, als hoffe sie, in meiner Reaktion irgendeinen wichtigen Aufschluss zu finden. Manchmal hatte ich den Eindruck, sie versuche in meinem Gesicht zu ergründen, welches Gefühl zu ihren verwirrenden Geschichten passen könnte. Ihre eigene Mimik wirkte häufig eine Spur aufgesetzt. Sie probierte Mienen an wie Hüte.

***

Da ist das Bad mit den grünlichen Kacheln. Da ist die Couch mit dem graugrünen Samtbezug. Der Kleinen wird eine Banane in den Mund gesteckt. Die Kamera schaut sich alles an. Blitzlicht. Eine blondierte Frau mit langen roten Nägeln ist dabei.

***

Ein Zimmer mit Vorhängen aus lauter Augen.

***

Zwei Männergesichter, wie in einem Medaillon, eines davon ganz dicht, wie zum Kuss.

***

Da ist das blaue Zimmer. Es könnte auch zu Hause bei der Kleinen sein, obwohl das Schlafzimmer der Eltern eigentlich rosa ausgemalt ist, mit rosa Tüllvorhängen. Die Kleine ist angebunden, hat die Augen verbunden, aber trotzdem kann sie alles sehen. Da ist ein Hund. Die blondierte Frau mit den roten Nägeln hat an jedem Finger einen Ring. Die Kleine hört das Surren und Klicken einer Kamera. Sie sieht alles, was geschieht, vergrößert, wie von einem Projektor abgespult, an der Wand. Am Ende wird sie von zwei Männern in der Badewanne gewaschen.

***

»Ich habe geschrien! In mein Kissen hinein! Wenn mich jemand gehört hat, der hat wahrscheinlich geglaubt, ich werde umgebracht!« Nelly lachte und schüttelte den Kopf hin und her.
Mir war ganz und gar nicht zum Lachen zumute. Wie so oft im Gespräch mit ihr meldeten sich meine Eingeweide mit einem elenden Gefühl.
»Ihre Erlebnisse *sind* ja auch mörderisch«, sagte ich. »Wenn ich Ihnen zuhöre, wird mir manchmal so angst und bange, dass ich weinen könnte.«
»Ein großes Mädchen weint doch nicht, hieß es. Niemand wird dich mehr lieb haben, wenn du das erzählst.«
»Aber laut schreien, das haben Sie sich trotz allem getraut.«
»Nein, nein, das mit dem Schreien war *jetzt*, letzte Woche, als mir dieser Erinnerungsblitz gekommen ist. Meine Stimme war ganz fremd. Das war gar nicht ich, das war die Stimme eines Kindes. Aua! Aua! Ich wollte aus dem Fenster springen. Irgendwas an die Wand werfen. Dann habe ich die Uschi angerufen. Dann habe ich Musik aufgedreht und ein Glas Sekt getrunken, das fand ich dann ganz toll. Ach so, und dann fällt mir noch so ein Mann in einer schwarzen Unterhose ein. Mein Vater und er wechseln Geld. Dann sehe

ich meinen Vater. Er hat nichts an. Ich sehe seine Schamhaare, braun und hässlich. Ich sitze auf seinem Schoß. Das andere kann ich nicht erzählen.« Sie schluckte schwer.

✳✳✳

Die Kleine auf allen Vieren. Er ist in ihrem Hintern. Mit einer Hand in ihrer Scheide, mit der anderen an ihrem Busen. Sie ist zwölf.

✳✳✳

Nelly schwieg ungewöhnlich lange. Unter dem fest nach unten gepressten Kinn bewegte sich der Kehlkopf wie beim Würgen.
»Bisher konnte ich das nur so ohne Gefühl erzählen.«
»Wie wenn man einen Text abliest.«
»Ja, wie wenn es in der Zeitung steht. Zum ersten Mal dieser Ausbruch! Ich habe meinen Vater darauf angesprochen, ich kann das Sticheln ja nicht lassen. Weißt du noch, die Schwester vom Kitzmüller? Er kennt keinen Kitzmüller, sagte er. Konnte mir nicht in die Augen schauen. Meine Mutter hat ja auch viel mitgemacht mit ihm. Einmal hat er Pfeffer auf den Pariser getan, hat sie mir erzählt! Sie sagt, mit dem vielen Saufen hat der doch schon alles vergessen. Aber ich habe es mir gemerkt mit meinem Kindergedächtnis.«

✳✳✳

Der Schrottplatz liegt am äußersten Rand von Pfaffendorf, wo schon die Weingärten anfangen. Der Vater muss dort den Kleinlaster abladen. Die Kleine holt ihn manchmal ab, sie fährt so gern mit ihrem rosa Klapprad. Er zeigt ihr den Bauwagen, das Werkzeug, den Werktisch aus Eisen. Er legt sie auf das eiskalte Metall, drum herum ist totale Unordnung. Irgendjemand sagt: »Willst auch einmal einen kleinen Kinderarsch pudern?«

✳✳✳

Stille. »Mehr fällt mir dazu nicht ein.« Stille. »Ah, hab ich Ihnen schon erzählt, dass Eric mich nächstes Wochenende zu einem Eishockey-Match mitnehmen will?«
Das war ganz typisch für Nelly. In den ersten Monaten der Therapie brachte sie in jeder einzelnen Stunde neue Erinnerungsblitze, einer schlimmer als der andere. Manchmal vergaß sie zu erwähnen, dass sie von einem nächtlichen Traum berichtete, und mir fiel das gewöhnlich gar nicht sofort auf, denn ihre Erzählungen waren sowieso ein einziger Albtraum. Sie spuckte aus, was in ihr hochgekommen war, und gleich darauf verstummte sie ratlos, als sei ihr der Sprit ausgegangen, oder schwenkte abrupt zu Alltagsthemen. Das hatte wirklich was von Müllentsorgung: raus und weg damit. Mit den Ungeheuerlichkeiten, die sie hochwürgte, konnte sie sich nicht mehr weiter beschäftigen. »Jaaa …«, sagte sie am Ende der jeweiligen Horrorgeschichte, »Jajaaa …«, seufzte sie, mit vage bedeutungsvoller Betonung und rollenden Augen, wie das alte Leute tun,

wenn ihnen der Faden gerissen ist. Mich machte das nervös, denn ich verspürte die Aufforderung, aus dem mitgebrachten Material etwas zu machen. Aber wenn die Kleine erbrochen hat, wird sich die Mutter doch nicht forschend über die Kotzbrocken beugen. Sie hat genug damit zu tun, dass sie ihre eigene Übelkeit unterdrückt, das Kind und den Teppich säubert und dann für Beruhigung sorgt. Man blickt gemeinsam auf unerträgliche Bilder, man nimmt Aug' in Auge unsägliche Wörter in den Mund, man muss die Scham aushalten. Aushalten und warten, bis es vorbei ist. Schier endlos quollen Ekel und Entsetzen aus Nellys Gemüt.

Rückblickend denke ich, dass so manches, was mich an ihrem Gesprächsverhalten befremdete, auf eine notwendige Bewältigungsmethode verwies. Seitdem sie zu mir Vertrauen gefasst hatte, wusste sie, dass ein verlässlicher Container bereitstand, um allen Mist aufzunehmen. Von dem ekelhaften, stinkenden Zeug konnte sie sich schneller befreien, wenn sie sich nicht mit Sortieren aufhielt. Ohnehin waren die Voraussetzungen für eine saubere Mülltrennung ziemlich ungünstig. Biographische Bruchstücke, Tagträume, Nachtträume, Fragmente aus Filmen, illusionäre Verkennungen und Phantasiebilder waren in Nellys »Blitzen« unübersichtlich ineinander verklebt, ein Müllbündel aus Zeitungspapier, verschmierten Konservendosen und Fleischresten.

✳ ✳ ✳

Die Kleine liegt im Bett ihrer Eltern. Die rosa Vorhänge haben rundherum Rüschen. Die Kleine hat nichts an. Sie ist zehn Jahre alt. Sie hält die Arme vor Brust und Scham. Der Vater schmunzelt: »Typisch. Das machen die Frauen als Erstes, wenn sie ausgezogen sind.« Die Kleine drückt sich an den Nachthemdrücken der Mutter. In der Nacht legt ihr der Vater die große Hand auf den Hals und den Mund. Dann steckt er ihr unten den Finger rein. Es riecht nach Bier und nach Schweiß.

✳ ✳ ✳

Sie ist in ihrer Wohnung. Sie trägt Unterwäsche, die ihr zu groß ist, so etwas wie Nierenschützer. Es läutet an der Tür. Da ist ihre Mutter mit dem Herrn Kitzmüller. Sie will nicht, dass die hereinkommen.

✳ ✳ ✳

Sie steht vor dem Spiegel und sieht ihre Augen, wie mit Wasserfarben gemalt, groß und grün zerfließend. »Schau, meine Augen gehen kaputt«, sagt sie zu ihrer Mutter. Die Mutter beschwichtigt: »Ach, das ist doch nichts.«

✳ ✳ ✳

Sie ist nackt, hält ihre Kleider vor der Brust, rennt durch einen Nadelwald, durch Dornen.

✳ ✳ ✳

Sie sitzt auf einem Tisch, da ist diese dicke weiße Strumpfhose, die Falten wirft. Der Herr Kitzmüller stellt sich zwischen ihre Beine und schaut sie so komisch an.

***

Im Fernsehen spricht ein Sänger über seinen Kehlkopf. Halbdunkel. Man drückt ihr eine Hand auf den Kehlkopf. Sie hat das Gefühl, als würde unten alles kaputtgehen. Sie stellt sich bildlich vor, wie das auseinander geht. Sie sieht Farben auseinander platzen. Der Mann im weißen Unterhemd drückt ihre Knie mit seinen Knien auseinander. Lässt sich auf sie plumpsen. Bohrender Schmerz, Stöhnen, schlechter Atem. Wo ist die Mutter?

***

»Manchmal denke ich: Ich werde bestimmt verrückt. Immer denke ich, jetzt ist alles draußen, und dann kommt doch wieder was. Ich bin bei diesen Blitzen aber auch wirklich mit Eifer dabei! Da fühle ich mich als etwas Besonderes. Heute in der Früh wusste ich schon beim Aufwachen, was ich Ihnen mitbringen wollte.«
Nach etwa einem halben Jahr fühlte ich mich beim Zuhören nur noch hoffnungslos bedrückt. Vor mir sah ich eine endlose Reihe von Stunden, in denen wir immer neue Missbrauchsvarianten durchkauen mussten, bis in alle Ewigkeit. Mir fiel nichts mehr ein. Alles war so trostlos abgelutscht. Ich lehrte Nelly eine Entspannungsmethode, damit sie die Blitze entschärfen konnte. Allmählich wurden sie weniger.
Dann brachte Nelly einmal ihr Tagebuch mit. Sie las aufgeschriebene Erinnerungen vor, mit ungewohnt harter Stimme, maschinenartig monoton. Noch nie hatte ich so intensiv mit ihr gefühlt. Ich hörte nur zu, war nicht abgelenkt durch den Blickkontakt, durch das Beobachten ihrer kleinen theatralischen Manöver, durch die Parodie der Ungläubigkeit in ihrer Miene. Nelly ließ kein Detail aus. Mir kamen die Tränen. Am Ende ihres Vortrags stand der Satz: »Keiner will meinen Schmerz sehen. Frau Dr. Evers – *sie* wartet nur darauf.«

***

Am Strand ist ein roter Teppich ausgerollt. Rechts davon sind Wiesen aus lauter Bettdecken, geblümte Daunendecken, weich unter den Füßen. Da sind verschiedene Männer, unter ihnen ein Glatzkopf wie der Herr Kitzmüller. Die blondierte Frau ist auch dabei, sie trägt einen roten Minirock. Die Kleine sitzt in einer Bar mit hohen braunen Hockern, ihr Vater hat sie dorthin mitgenommen. Männer sagen etwas zu ihr und lachen. Sie betritt den Teppich, er führt hinunter zum Meer. Links davon steht eine Villa mit Garten. Hinter dem Jägerzaun wird gegrillt. Der Teppich wird härter unter ihren bloßen Füßen, ein Teppich wie im Theater oder in der Kirche, wie bei einer Hochzeit …

***

»… wie für ein Brautpaar …«, seufzte Nelly schwärmerisch.

Das ist jetzt ein Traum, ganz klar, dachte ich erleichtert, endlich konnte ich eine Erzählung einmal sofort einordnen.

»Was für ein Gefühl hat Sie denn in diesem Traum begleitet?«

»… oder wie für den Papst …«

Ich wiederholte meine Frage.

»Oh, es war irgendwie ziellos. Nicht genau wissen, welchen Weg … Ich habe den Wind gespürt, wie ich da über die Bettdecken gehe. Eigentlich könnte ich mich frei und leicht fühlen, aber …«

»Die meisten Geschichten, die Sie sonst erzählt haben, handeln ja nicht davon, *über*, sondern *unter* die Bettdecke zu gehen.«

Nelly schüttelte energisch den Kopf. »Es waren fast nie Bettdecken dabei. Mein Vater schlief immer ohne. Beim Kitzmüller waren die Decken immer zu einem Knäuel zusammengeschoben. Meine Brüder, die haben die Decke zwischen meine Beine gesteckt, damit ich nicht schwanger werde. Das war immer im Dunkeln. In dem Traum am Strand, da scheint aber die Sonne.«

»Alles kommt einem verkehrt vor. Helllichter Tag, aber Bettdecken gehören doch zur Nacht. Wenn die Bettdecken nicht wären und der Herr Kitzmüller und die blondierte Frau, dann könnten Sie sich frei und leicht fühlen. Bettdecken gehören nicht an den Strand. Bettgeschichten gehören nicht in die Kindheit!«

Nelly blickte mich unverwandt an.

»Ich glaube, es gibt einen Ort in Ihrem Inneren, an dem Sie sich ganz sicher fühlen. Dort ist Ihnen ganz klar, was sich gehört und was nicht. Was Recht und Unrecht ist. Mit dieser inneren Sicherheit könnten Sie frei und leicht Ihren Weg gehen. Aber allerhand Verwirrungen um Ihren Vater und andere Männer, um Bars und aufgeputzte Frauen und Bettdecken behindern Sie noch. Am schönsten wäre es, wenn der Papst daherkäme und alle Schuld hinwegnähme. Dann könnten Sie eine Braut sein, ganz in Weiß, den roten Teppich hinabschreiten, eine Familie gründen und eine Villa mit Garten bewohnen. Ein Leben führen, das Ihrer würdig ist.«

✳ ✳ ✳

Ein schmiedeeisernes Bett. Hände, am Gitter festgebunden. Und dann so etwas Widerliches …

✳ ✳ ✳

»… das konnte ich nicht einmal der Uschi erzählen.«

»Was ist das?«

Nelly lachte kokett. »Jetzt locken Sie mich aber! Dass ich einen Penis im Mund hatte oder so, das kann ich ja jetzt schon sagen, aber … Na gut, ich versuche es. Ich sehe ein schreiendes Mädchen …«

✳ ✳ ✳

Sie liegt auf dem Bauch. Schwarze Pfoten links und rechts neben ihren Armen. Männerstimmen. »Lieg still! Halt still!« Die Stimmen kläffen und bellen.

✳ ✳ ✳

Sie liest die Zeitung. Auf einem Foto bewegen sich lauter nackte Frauen. Sie sind kopflos, ohne Hände, ohne Füße. Die Arme und Beine laufen spitz zu. Sie haben alle schwarze Löcher in der Brust. Da sind zwei Männer, die haben Verkehr mit den Frauen. Die haben alles. Sie ruft: »Macht die Tür zu, damit der Wolf nicht hereinkommt!« Aber da ist er schon drinnen. Eher ein Wolfshund als ein Wolf. Ein Husky. Eine Frau ist bei der Kleinen. Sie sind so laut, dass sie den Wolfshund vertreiben. Sie fliehen vor den Tieren. Eine regnerische Karawane. Kutschen.

✳ ✳ ✳

»Ich bin in der Schule ein einziges Mal bewundert worden, und zwar für einen Aufsatz. Ich habe über den Schäferhund geschrieben, den meine Mutter als Kind hatte. Mir ist auch einmal einer zugelaufen, den wollte ich Charly nennen. Aber mein Vater wollte keinen Hund. Der Kitzmüller hatte einen kleinen schwarzen Hund. Vielleicht ist der Hund ja ein Symbol, vielleicht steht der für irgendwas? Mein erster Freund, der Erwin, hatte so ein Buch über Sex mit Tieren, das wollte ich mir nie anschauen.« Nelly zog angewidert die Oberlippe hoch. »Auf dem Umschlag war eine Frau, die den Penis von einem Gorilla in der Hand hält, igitt! Das ist doch eine Qual für das Tier, das weiß doch gar nicht, wie ihm geschieht! Einmal habe ich mitgekriegt, wie eine rollige Katze mit einem Grashalm gereizt wurde, und dabei war gar kein Kater da! Ich habe Sex gesehen bei Fliegen, Hasen, Hunden …« Sie lachte eine kleine Tonleiter hinauf und hinunter. »Wir werden langsam größer, nicht? … Bei Pferden … bei Elefanten … Der Hund vom Kitzmüller war ein ziemlich kleiner Pudel.«
»Bei dem ist der Penis dann ja wohl ein ziemlich kleines Schwanzerl, oder?«
Sie lachte prustend. »Oh ja, ziemlich mickrig. Aber diese Angst wegen dem Hund, das ist, glaube ich, die Angst, dass ein Mensch sich in ein Tier verwandelt. Sie wissen schon, wie in diesen Werwolf-Filmen. Mit zwölf habe ich die gesehen und mich zu Tode gefürchtet. Ich habe immer meine Hand auf der Türklinke angeschaut, ob da auch schon ein Fell wächst. Heute würde ich sagen, die Kunst der Maskenbildner, ein bisschen Pelz, ein bisschen Klebstoff. Ich dachte damals, der muss was Schlimmes ausgefressen haben, dass er zum Tier wird. Ich hatte Angst, dass mir das auch passieren könnte.«

✳ ✳ ✳

Manchmal ruft der Vater seine Tochter herbei. »Mädiii! Komm her, Mädiii!« Er hat so einen Ton, er jault wie ein Hund. Dann muss die Kleine kommen, er greift ihr unter die Bluse oder zwischen die Beine. Die Mutter geht vorbei, die muss es gesehen haben.

✳ ✳ ✳

»Ich stelle mir das jetzt vor«, sagte ich, »wie ein mehrfachbelichtetes Foto, wissen Sie, wenn der Film nicht weitertransportiert wird. Verschwommene Bilder übereinander: Der Herr Kitzmüller und sein Hund. Die Wolfstraße. Das Jaulen des Vaters. Beobachtungen an Tieren, Erregung dabei, Filme, Ihre Phantasiebegabung …«

Nelly sah mir starr in die Augen.

Stille.

»Für mich ist das alles so wirklich.«

***

Da ist ein Mann, der wird gequält, und zwar in einer Eisernen Jungfrau, das ist so eine Art Rüstung mit Stacheln nach innen. Während der Folter verwandelt er sich in ein Tier.

***

»Das Bild ging nicht weg, als ich aufwachte. Ich habe mir überlegt: Wenn er so gequält wird, dann *muss* er ja winseln und zum Tier werden. Als ich mir das so erklären konnte, löste sich das Monster auf. Sind das vielleicht meine Rachegelüste? Aus der Eisernen Jungfrau kommt keiner mehr heraus …«

»… oder die Eiserne Jungfrau lässt keinen rein …«

»… denn ein Mann in der Jungfrau könnte sich in eine Bestie verwandeln …«

»… oder von ihr zerfleischt werden … Jedenfalls kann es gefährlich sein, sich mit Tieren einzulassen.«

***

Hermann und Kurtl drängen die Kleine ins Kinderzimmer. »Können wir sie hinlegen?«, fragt einer. »Mit oder ohne Gewalt?«, fragt der andere. Die Kleine nimmt lieber »mit Gewalt«, dann ist klar, dass sie nicht will. Ein rauer Teppich reibt an ihrem Hintern. Der Teppich ist rot. Eine geblümte Bettdecke ist zwischen ihre Beine gestopft worden. Sie ist zwölf. Ein Penis wird in ihren Mund gesteckt. Eine Hand wird in ihre Unterhose geschoben.

***

»Da bin ich mir ganz sicher. Das ist wirklich passiert. Mein Gott. Ich war ein kleines Mädchen! Ich war so klein! In ein paar Wochen werde ich neunundzwanzig.« Nelly hob den Kopf und richtete sich auf. »Alle meine Missbraucher haben es nicht geschafft, mich zu zerstören. Das ist ein einzigartiges Gefühl.«

Das kann doch nicht wahr sein!

Während der dreijährigen Therapie waren Entsetzen und Ekel unsere ständigen Begleiter. Der dritte beharrliche Weggefährte an unserer Seite war der Zweifel. Immer wieder knisterte es in meinem Kopf vor Befremden. Konnten diese Ungeheuerlichkeiten wirklich geschehen sein? Welche Möglichkeiten hatten wir, die Tatsachen von den Phantasien zu unterscheiden? Es ging um ein Verbrechen an einem Kind, also war es doch gewiss ein Teil unserer gemeinsamen Aufgabe, Spuren zu sichern und Fakten aufzuklären, um Anklage zu erheben, um Sühne und Wiedergutmachung in die Wege zu leiten. Im Namen der Gerechtigkeit. Oder zumindest im Namen des Strafgesetzbuchs. Im Namen der Wahrheit. Oder? Welche Bedeutung hatte die Wahrheitsfindung für Nellys Heilungsprozess? Fragen über Fragen.

»Ich möchte wissen, ob ich mir am Ende alles eingebildet habe«, sagte Nelly alle paar Wochen. »Irgendwie ist es zu wenig, was ich da zusammentrage, oder? Ich habe wahrscheinlich vieles in Panik aufgeschrieben, so wie man Albträume aufschreibt …, die ich dann irgendwie … wahrmachen wollte. Und was dahinter ist, das ist vielleicht ganz was anderes?«

»Fragen wir einmal andersherum«, schlug ich vor. »Wie kommt ein Mensch dazu, seinen eigenen Erinnerungen zu misstrauen? Es hat doch keiner von uns für seine Geschichte harte Beweise. Wir sind doch alle darauf angewiesen, dass die äußeren Spuren der Ereignisse mit den inneren halbwegs übereinstimmen. Also dass zum Beispiel Fotos, alte Gegenstände, Erzählungen in der Familie und Tagebuchaufzeichnungen ein plausibles Gesamtbild ergeben.«

Ja, um Plausibilität geht es, überlegte ich weiter. Was uns andere von anderen Zeiten und anderen Orten erzählen, halten wir dann für glaubwürdig, wenn es sich einigermaßen mit unseren eigenen Lebenserfahrungen in Einklang bringen lässt. Oder? Spielen nicht doch unsere Phantasien bei diesem Urteil eine Rolle? Gewiss befragen wir auch Bücher und Filme und Zeitungen, wenn wir herausfinden wollen: Gibt es das tatsächlich? Und tatsächlich hat man schon von Kinderpornographie und jahrelangem Inzest gehört. Hat aber andererseits auch vom False Memory Syndrome gelesen. Fragen über Fragen.

»An seiner Geschichte zweifeln müsste eigentlich jeder Mensch«, fuhr ich fort. »Aber bei Ihrer Geschichte, Nelly, hört man so oft so Unfassbares, dass man ausrufen möchte: Das *kann* doch gar nicht wahr sein! Das *darf* doch nicht wahr sein!«

Der Ausruf kam von Herzen. Mein Gehirn registrierte getreulich, was es zu hören bekam, aber mein Gemüt scheute wie ein störrisches Pferd und mochte das Unerhörte nicht glauben. Diese heillosen Verstrickungen lagen ja außerdem zum Teil über zwanzig Jahre zurück. Wenn akribische Tatsachenforschung ohnehin in jedem Fall, auch bei fähigen Kriminalisten, Historikern und Biographen, Stückwerk bleiben musste, konnte ich mich doch gerade so gut gleich an meiner Intuition orientieren, an den Signalen meines Körpers, die mir anzeigten, wie sich eine Erzählung Nellys »anfühlte«. Dass wir verfügbare Fakten und Spuren sorgfältig abklopften, hielt ich dennoch für unumgänglich. So erwogen wir des Öfteren, juristische Unterstützung zu suchen.

»Eine Anzeige? Aber da bräuchte ich doch Zeugen, nicht? Jaaa …, der Kurtl würde schon aussagen, aber einem arbeitslosen Installateur, der an der Nadel hängt, glaubt doch kein Mensch. Und der Hermann, der poliert doch nur seinen

Heiligenschein, jeden Sonntag in der Kirche, heilige Familie, alles bestens, der riskiert doch nicht, dass womöglich irgendwer in der Versicherung mitkriegt, aus was für einer Familie er kommt. Nein, den Hermann kann man vergessen, der hat es schon immer so gemacht wie die drei Affen. Und die Mutti würde vor Scham sterben. Ja, wenn sie tot wäre, dann könnte ich vor Gericht gehen.«

Mit Nellys Erlaubnis zog ich bei ihrem früheren Gynäkologen Erkundigungen ein. Er hatte sie neun Jahre zuvor das letzte Mal gesehen. In der Akte stand: »Ausfluss. Regelbeschwerden. Untersuchung rectal, da Virgo intacta.« Im medizinischen Sinn war die Zwanzigjährige also noch Jungfrau gewesen. Unberührt. Unschuldig.

Ich telefonierte mit einer Professorin für Jugendpsychiatrie aus Graz, die als erfahrene Gerichtsgutachterin bekannt war. Ganz gegen meine sonstigen Gewohnheiten habe ich mir von diesem Gespräch keine Notizen gemacht. Ich erinnere mich nur daran, dass sie erwähnte, einen ORF-Reporter zu kennen, der zwei Koffer Filmmaterial über Kinderporno-Ringe besitze. Wahrscheinlich hat sie darauf verweisen wollen, dass etwas sehr wohl wahr sein *kann*, auch wenn es nicht wahr sein *darf*. Ich kann nur vermuten, dass ich mich von dieser Art Recherche abwandte, weil mir die unabsehbaren Verwicklungen von Medizin, Kriminalistik, Jurisprudenz und Psychiatrie mehrere Nummern zu groß vorkamen.

Es gab allerdings etwas, das wir wirklich gründlich erforschen konnten: das Hier und Jetzt, an dem wir beide teilhatten, die Interaktion in den Therapiestunden, in denen wir uns mit dem von Nelly erzählten Material beschäftigten. In dieser Therapie war so viel haarsträubendes Material zu bearbeiten, dass ich mich für jene Haltung, die ich sonst ganz selbstverständlich praktiziere, bewusst entscheiden musste: meinem Gefühl zu vertrauen.

Bisweilen ging die Unterscheidung ganz leicht. Manche Erzählungen Nellys waren auf den ersten Blick ganz und gar einleuchtend oder ganz und gar unglaubwürdig. Oder ihr Realitätsgehalt stellte sich nach kurzer Befragung heraus. Einmal regte sie sich zum Beispiel darüber auf, dass ein Kunde im Farbengeschäft, ein älterer Mann, sie mit »Kinderl« angesprochen habe.

»Na, mehr braucht der nicht«, empörte sie sich. »Mit dem habe ich aber ordentlich Tacheles geredet. Ich bin kein Kinderl, sondern die Frau Kutscher, merken Sie sich das, habe ich gesagt.«

Als wir uns über diese Episode ein wenig unterhielten, wurde bald klar, dass sie das nicht gesagt *hatte*, sondern gern gesagt *hätte*. In diesem Fall hatte sie also den beabsichtigten Dialog als Faktum berichtet. Sie hatte sich einen Wunsch als erfüllt dargestellt.

Des Öfteren brachte sie Traumberichte, die für mich nach den ersten Sätzen als solche erkennbar wurden, ohne aber »Ich habe geträumt« vorauszuschicken. Ging es dabei auch um Wunscherfüllung? Nach meinem Eindruck war hier eher eine unbewusste Konfusionstaktik am Werk. Obwohl unser bewusstes Ziel ja die Aufklärung war, sollten Spuren verwischt und Motive unkenntlich gemacht werden.

»Ich bin in einem Treppenhaus. Ich habe jemanden umgebracht, einen Mann, massige Gestalt, Vollbart, schwul. Jetzt wird mir ganz schwindlig! Der Mann ist nämlich wirklich umgebracht worden. Ich glaube, das stand in der Zeitung. Oder der Papa hat es mir erzählt. Den haben sie abgestochen, weil er schwul ist, hat er gesagt.« Stille. »Ich kann mir einfach nicht vorstellen, dass ich jemanden umbringe!«

»Noch dazu einen, der Mädchen in Ruhe lässt.«

»Da hätte ich eher meinen Vater umgebracht.« Stille. »Aber was ich da gesehen habe, das kann eigentlich nur ein Traum gewesen sein, oder?«

Andere Geschichten hörten sich für mich fraglos authentisch an, zum Beispiel die Erinnerung an den Urlaub zu zweit mit dem Vater.

»Das war in diesem Hotel in Mariazell. Blaue Tapeten. Ich sehe mich auf einem Sessel mit so Metall-Armstützen. Beine gespreizt. Oralverkehr. Dann sollte ich dasselbe auch bei ihm machen. Ich spüre noch das Gewicht von seinen Beinen. Draußen vor dem Fenster spielen Kinder, und ich muss da drin mit ihm spielen.«

Auch die Erlebnisse mit ihren Brüdern klangen plausibel.

»Ich habe immer geglaubt, das sind Doktorspiele. Ich habe geglaubt, das ist in allen Familien so. Ich hatte ja keinen Vergleich. Die haben mich in Decken eingewickelt und ans Bett gefesselt und Vergewaltigung gespielt. Und wenn ich später von solchen Sachen geredet habe, dann kam dieser leere Blick.«

Aber viele andere Erinnerungen mäanderten heftig an der Grenze zwischen Fakt und Phantasie herum. Nelly thematisierte den Zweifel häufig selbst und plagte sich redlich mit der Unterscheidung.

»Ich habe ja immer gern geschrieben. Ich habe gern Geschichten auseinander gerupft und so umgeschrieben, wie sie mir gefallen haben. Ich hatte auch oft Bilder vor Augen, auf denen die Leute sich unglaubliche Sachen antun, Autounfälle und Häuserbrände und Ertrinken. Schöne junge Männer wurden gequält, so südländische Typen, die taten mir immer richtig Leid, wenn sie litten. Einer hat seinen Peiniger dann erschossen, Aug' in Auge.«

»Die Vorstellungskraft ist manchmal wie Zauberei.«

»Ich bin halt immer wieder unsicher, was wahr ist. Bis hierher *weißt* du's, dann denkst du dir was aus, damit du eine Geschichte zu erzählen hast.«

»Warum ist es so wichtig, eine Geschichte vorzuweisen?«

»Für's Mitleid«, antwortete Nelly ohne Zögern. »›Mein armes Hascherl‹, sagt die Mutti dann. Sie soll mich doch anschauen.«

»Da gibt es also ein Mädchen, das so dringend Beachtung und Mitleid braucht, dass es sich manchmal wahnwitzige Geschichten ausdenkt?«

Nelly nickte eifrig, dann glitt sie, wie so oft, schräg vom Thema ab: »Ja, genau! Ich erinnere mich noch, was ich zur Mutti gesagt habe. Über das Stöhnen beim Geschlechtsverkehr. Ob es ihr wehtut.« Schweigen. »Gut, dass es schon zwanzig vor sieben ist. Ich mag ja meine Tagebücher selbst gar nicht lesen. Das soll alles passiert sein? Das sind doch lauter Horrorgeschichten.« Schweigen. »Aber die Bilder waren so deutlich. Das Metall an meiner Hüfte. Die Liege im Bauwagen.

Er will mir immer gern in den Ausschnitt hineinschauen. Wenn ich mich weg-drehe, sagt er: ›Jetzt hab dich nicht so, ich hab dich doch schon angebohrt.‹ Unsere Nachbarin, die Senger Gitti, hat mir später einmal gesagt, dass der Papa ganz viel gebrüllt hat, sie haben das bis ins Schlafzimmer gehört, sogar am Sonntag vor der Messe. Gestern waren wir im Stift Göttweig, von der Volks-hochschule aus. So toll! So viel Geschichte! Dem Eric hat es auch gut gefallen. Und eine Sternschnuppe habe ich auch gesehen.« Urplötzlich grinste sie schel-misch. »Dann habe ich mir eben alles ausgedacht und mache die Therapie nur zum Spaß!«

»Wer sagt das?«, fragte ich verdutzt.

»War nur ein gemeiner Joke, das ist mir jetzt so rausgerutscht. Der Papa sagt ja immer: ›Du willst dich bloß interessant machen.‹ Dabei spüre ich manchmal auf dem Klo noch die Narben, an denen das Klopapier hängen bleibt.« Wieder grinste sie, zuckte die Achseln. »Vielleicht haben die mir Pornos gezeigt, Fotos oder Filme. Vielleicht habe ich mich da hineinprojiziert, und daher alle diese wilden Bilder.«

»Auch das ist Missbrauch: einem Kind die Phantasie verderben.«

Nelly runzelte die Stirn. »Also mein Vater, der hatte schon Pornohefte. Ich stand dabei, als meine Mutter dahinterkam. Vielleicht kommt da die blonde Frau her? Aber irgendwie passt mir diese Erklärung nicht.«

»Wie kommen Sie denn auf die Idee, dass Sie vielleicht Pornos gesehen haben?«

Nelly überlegte. »Naja, Videos waren damals ja noch nicht so modern, aber … Ich sehe so eine Art Teleskop. Mein Vater hatte, glaube ich, eine Schmalfilm-kamera. Oder? Diese Hartnäckigkeit ist mir unheimlich. Dass das unbedingt passiert sein muss.«

»Eine Kamera mit einem großen Objektiv? Einem Teleobjektiv?«

Nelly wirkte verwirrt. »Ich weiß nicht. Kann sein. Der Hermann wollte mich jedenfalls öfters fotografieren. Wenn er das wollte, dann sah ich immer nackte Körper vor mir, in den unmöglichsten Stellungen. Er hat mich angebunden und mir mit Leukoplast den Mund zugeklebt. Aber das hat nie lang gehalten.« Sie lachte.

»Man konnte Sie auf die Dauer nicht mundtot machen.«

»Ja. Und wie gut, dass Sie Schweigepflicht haben. Da fällt mir nämlich jetzt etwas ein, das kann ich wirklich nur Ihnen erzählen. Ich habe nämlich in der Volkshochschule was gestohlen. Beim Seidenmalkurs.«

Keineswegs zerknirscht, eher triumphierend rückte sie mit dem Bekenntnis heraus, sie habe ein großes Seidentuch mitgehen lassen. So eine Qualität kriege man sonst nirgends, schwärmte sie. Dieser ausgefallene Farbton, wie Perl-mutter, dieser Glanz!

Aha, Lügen, Betrügen, Stehlen, so hält es die Frau Kutscher also mit der Moral, schoss mir durch den Kopf. Gab es da so gar keine Stimme des Gewissens, mit der sie wenigstens ein bisschen zu ringen hätte? Stopp, korrigierte ich mich sofort. Der moralische Zeigefinger hat in einer Psychotherapie nichts verloren.

Dennoch kam meine Erwiderung recht barsch heraus: »Und das soll ich jetzt gut finden?«

»Ob Sie das gut finden oder nicht, das ist mir eigentlich völlig schnuppe!«, gab Nelly zurück.

Das war die schärfste Entgegnung, die ich je von ihr gehört hatte. Wir kannten uns damals schon zweieinhalb Jahre. Ich ertappte mich plötzlich dabei, dass ich Lust hatte, über ihre deftige Erwiderung zu lachen. Scheiß der Hund drauf! Ein Stück Stoff, das tut doch keinem weh. Hat ja auch eine romantische Seite: schillernde Seide, Sehnsucht nach einem schönen Leben … Einmal nimmt sie sich, was sie selbst begehrt, ohne den Umweg über ihre Leidensgeschichte zu benutzen. Einmal schafft sie eine klare Abgrenzung einer Autoritätsperson gegenüber. Das ist doch was! Einmal wagt sie, die so oft der Lust anderer zum Opfer fiel, nach ihrem ureigenen Lustprinzip zu handeln, und verteidigt sich gegen Schuldzuweisungen. Das ist doch ein kleiner Durchbruch!

Na gut, aber auch eine recht kindliche Handlung, meldete sich das Realitätsprinzip, und eine verbotene dazu. Ich entschied mich in dieser Zwickmühle für undurchsichtiges Schweigen. Indem ich nicht in ihre Begeisterung einstimmte, hoffte ich ihr zu vermitteln, dass ich keine nachsichtige Komplizin war, dass ich ihr keineswegs eine Rechtfertigung soufflieren würde, wenn sie Regeln übertrat. Ich spürte an dieser Stelle den Sog der sekundären Verwöhnung, die vielleicht für Nellys stellenweise laxes Gewissen verantwortlich war: Man lässt dem Kind allerhand durchgehen, weil es doch so viel gelitten hat.

Sie war durch mein Schweigen durchaus irritiert. »Ich fühle mich, als ob ich die Hausaufgaben vergessen hätte«, so eröffnete sie die nächste Stunde. »Auf frischer Tat ertappt. Ich habe früher ja oft die Aufgaben nicht gemacht. War ich zu faul? Ich hatte dann immer Magenweh. Kaum war ich aus der Klasse draußen, war mir nicht mehr schlecht.« Stille.

Plötzlich kramte sie in ihrer Handtasche und zog einen zusammengefalteten Zeitungsausschnitt heraus. »Handtaschenraub. 82-jährige Frau überfallen«, las sie vor. »Die Täterbeschreibung passt auf meinen Bruder Kurtl. Und das Schlimme ist: Ich traue ihm das zu!« Sie schüttelte den Kopf, ließ die Unterlippe hängen. Dann sagte sie unvermittelt: »Ja! Ich habe dieses Seidentuch gestohlen. Aber ich werde es zurückgeben! Wenn mein Bruder auftaucht, das ist furchtbar, dann ist die ganze Vergangenheit wieder gegenwärtig. Er erinnert mich so an mich, wie ich früher war. Niemandem in die Augen schauen. Zusammengesunkene Haltung. Er erinnert mich an den Papa. Das ewige Biertrinken. Auf jede Frage zuerst ein blöder Scherz. Eigenlob stinkt, aber … Ich bin wirklich die Einzige, die es geschafft hat.«

Eine Woche später: »Ich habe nochmals über die letzte Stunde nachgedacht. Wegen Lügen und Stehlen. Ich habe mir doch immer sagen müssen: Du lügst irgendwie. Du bist gar nicht richtig vergewaltigt worden. Sagt ja auch der Gynäkologe. Ich dachte früher, ich hätte keine Therapie verdient, weil es ja keine richtige Vergewaltigung war.«

»Wo fängt denn die richtige Vergewaltigung an?«

»Wenn er drin ist, denke ich«, sagte Nelly unsicher und schaute ein paar Sekunden verloren zur Seite. Dann ging ein Strahlen über ihr Gesicht. »Jetzt bin ich zum ersten Mal erleichtert, dass noch keiner vor Eric drin war. Ich weiß jetzt, dass ich manches schlimmer dargestellt habe, als es war. Damit es ernst genommen wurde. Damit *ich* es ernst genug nehmen konnte.«

In zahlreichen Durchgängen sind wir in dieser Therapie immer wieder an der Frage der faktischen Wahrheit ins Schleudern gekommen. Allmählich, wie ein Puzzle, baute sich zwischen uns ein Gefühl für innere Wahrhaftigkeit auf. Sie war gültig in dem Maß ihrer Brauchbarkeit für Nellys Gegenwart und Zukunft. Jenseits von archäologischer Präzision, gynäkologischen Befunden und gerichtstauglichen Beweismitteln fand Nelly Kutscher für sich die Klarheit: Wann immer ein Mensch eine Machtposition ausnutzt, um sexuelle Bedürfnisse bei einer von ihm abhängigen Person unterzubringen, liegt sexuelle Gewalt vor, ganz egal, wie deutlich die Grenzüberschreitung an der Penetration anatomischer Barrieren zu ermessen ist.

Über jeden Zweifel erhob sich Nellys erster Satz: »Ich bin sexuell missbraucht worden.«

Ich habe Bilder, aber kein Gefühl

Wie hält ein Mensch das aus? Immer wieder staune ich darüber, was Menschen alles aushalten. Mit Respekt, ja geradezu mit Ehrfurcht höre ich Geschichten, in denen meine Patienten und Patientinnen schier unvorstellbare Misshandlungen oder Entbehrungen überleben und dennoch wachsen, trotz allem. »Betonpflanzen« nenne ich solche Menschen, die so gar keine nährenden Bedingungen vorfinden, wenn sie unschuldig und ahnungslos auf die Welt kommen. Sie saugen Kraft aus jedem Bröckchen Erde, sie quetschen sich durch jeden noch so engen Spalt an die Sonne, sie wollen wachsen, trotz allem. Unerschöpflich scheint die Palette menschlicher Möglichkeiten, dem Unheil die Stirn zu bieten. Wo es darum geht, das seelische Überleben zu sichern, spricht man von »Abwehrmechanismen«. Welche hatte Nellys Seele eingesetzt?

»Ich habe mir immer vorgestellt, dass ich spazieren gehe. Zwischendurch komme ich zurück und schaue nach: Ist er schon fertig? Was ich da gesehen habe, wenn ich nachschauen kam, das sind wahrscheinlich diese Bilder, die hängen geblieben sind.«

»Spazieren gehen«, so nannte Nelly den Abwehrmechanismus der Dissoziation. Um überwältigenden Stress ertragen zu können, schaltete ihr Seelenleben sozusagen auf Autopilot. Der Kern ihres Wesens, so stelle ich es mir vor, brachte sich in Sicherheit, zog sich aus dem aktuellen Geschehen zurück. Ging spazieren. Tat so, als sei gar nichts vorgefallen; wie einer, der von einem Missstand ablenken will, in gespielter Harmlosigkeit dahinschlendert, die Augen zur Decke schweifen lässt, seine Fingernägel mustert und dazu ein Liedchen pfeift. Das innerste Wesen behält also das Gefühl, sich außerhalb des Körpers zu befinden und das Geschehen wie einen Film zu betrachten, im Gedächtnis. Von diesem Film nimmt es aber nur in jenen Augenblicken Kenntnis, in denen es sich der schlimmen Szene überhaupt zuwendet, etwa, um »nachzuschauen«, wie Nelly sagte, »ob es bald vorbei ist«. Die Szene wird nicht als Ganzes gespeichert, sondern nur in Fragmenten, die später als »Erinnerungsblitze« auftauchen.

»Ein Ausnahmezustand: Sie nehmen sich selbst aus dem Geschehen heraus. Sie beobachten von außen, was geschieht.«

»Ja, ich stehe irgendwie daneben. Ich sehe meine Silhouette, also den Rand von der Nase, ein bisschen was von der Wange. Oder nein. Eigentlich bin ich drei Mal im Raum. Ich … sehe mich …, wie ich das kleine Mädchen beobachte.«

»Wir haben ein Missbrauchsopfer, eine Beobachterin und eine Erzählerin. Das Opfer ist nicht allein.«

»Die vielen Briefe, die ich geschrieben habe … Ich habe immer in der Vergangenheitsform angefangen und bin dann in die Gegenwart gerutscht. Und immer hunderttausend Entschuldigungen dabei: Wenn das nicht stimmt, nehme ich es ganz bestimmt wieder zurück! Da ist immer diese Unsicherheit beim Erzählen. Wie wenn man etwas nur aus zweiter oder dritter Hand hat.«

»Sie waren ja wirklich nicht dabei, zumindest nicht die ganze Zeit, Sie waren ja spazieren.«

»Ich habe Bilder, aber kein Gefühl. Ich sehe immer nur diese Standbilder. Den Blick von der Gartenhütte hinaus. Keine *reale* Erinnerung.«

»Was ist das, eine reale Erinnerung?«

»Etwas, was ich nie vergessen habe«, antwortete Nelly unverzüglich. »Bild und Gefühl in einem.«

»Die Erzählerin versucht, die Fragmente zusammenzusetzen wie ein Puzzle. Bild, Körper, Gefühl, Sprache. Sprache als Hilfsmittel, um den gestockten Fluss der Erinnerung wieder in Gang zu bringen. Das Standbild bei einem Video wieder in Gang bringen, damit man den Ablauf der Geschichte versteht. Stellen Sie sich vor, Sie haben die Fernbedienung in der Hand. Sie können starten, aber auch jederzeit stoppen. Sprache als eine Art Klebstoff: wenn herausgeschnittene Filmszenen an der passenden Stelle eingefügt werden. Auf jeden Fall brauchen wir das Gefühl. Sobald Sie dazu bereit sind. Wahr ist, was sich wahr anfühlt.«

Dieses Gespräch fand nach etwa einem Jahr Behandlung statt. Eine Woche später knüpfte Nelly, was sonst kaum vorkam, an die vorhergehende Stunde an.

»Das war ja total interessant letzte Stunde, was Sie da über den Ausnahmezustand sagten«, begann sie voller Eifer. »Und dann ist mir etwas ganz Komisches passiert. Sie sagten irgendwie das Wort ›bereit‹, und blitzartig erinnerte ich mich daran, wie der Papa hinein wollte, und er sagte dann: ›Du bist noch nicht bereit‹, und in diesem Moment hatte ich einen totalen Schmerz hier«, sie presste beide Hände in ihren Schoß.

Körperliche Empfindungen fanden also als Erstes Eingang in Nellys Bewusstsein. Immer öfter konnte sie während der Therapiestunde ganz direkt beschreiben, was sie fühlte: eine dumpfe Übelkeit, eine Atemnot, ein mulmiges Gefühl von der Kehle bis zum Schoß. Manchmal verspürte sie einen Schwindel, der sich praktischerweise recht oft mit Zweifeln, ob sie »schwindelte«, in Zusammenhang bringen ließ. Einmal war sie beim Aquarellkurs zusammengebrochen und musste von ihrer Mutter ins Krankenhaus gebracht werden. Nun ja, sie war fast zwei Stunden an der Staffelei gestanden, sie hatte niedrigen Blutdruck, aber …

»O.B. heißt Ohne Befund. Das klingt, als ob ich simuliere«, kommentierte Nelly die Ergebnislosigkeit der Untersuchung. »›Du bildest dir das ein‹, das sagte der Papa auch immer. Er konnte dann nicht an mich heran, wenn ich krank war, meine Mutter war dann ja dauernd bei mir. Ich habe so Angst, als Simulantin dazustehen, echt. Das ist mir früher so oft passiert, wenn ich wieder wegen Bauchweh zum Internisten musste. Als junges Mädchen wollte ich immer gern ganz was Schlimmes haben. Damit endlich einer hinschaut! Ich habe die Symptome von Leukämie gelesen, und die stellte ich dann alle bei mir fest. Aber jetzt gibt es ja einige Leute, die hinschauen. Zuallererst Uschi, da reißt mir gleich die Stimme ab vor Rührung, wenn ich dran denke, echt. Dann Sie, da bin ich auch ganz gerührt. Und Eric.«

»Simulieren, das hieße ja: bewusst schwindeln, um irgendetwas zu erreichen, was man anders nicht erreichen kann.«

»Als ich jetzt beim Internisten war, habe ich eh sofort gesagt: ›Ich vermute, dass es eine Psychosache ist.‹ In diesem Moment begann der Sessel sich zu drehen! Nein, kein Drehen, sondern so ein Schwanken, wie die Juden beim Gebet.« Sie führte mir die Bewegung vor. »Geschlechtsakt, daran muss ich denken. Ich sehe einen Barockspiegel. Die Besucherritze von einem Hotelbett. Ich auf den Knien. Es ist alles zu viel für mich. Es ist viel mehr wahr, als ich wahrhaben will. Ich mag gar nicht mehr darüber nachdenken. Deswegen verschwimmt alles.«

Wenn Nelly von lang weggesperrten Gefühlen überschwemmt zu werden drohte, dann brauchte sie Sicherheit und Besänftigung. Zeitweise waren dazu Medikamente nötig. Oft half ihr die Entspannungstechnik, mit deren Hilfe sie sich bei Gefühlstumulten an einem »guten inneren Ort« in Sicherheit bringen konnte. Als Bild für diesen Ort wählte sie eine pastellfarbene Unterwasserwelt, in der sie schwerelos zwischen Seelilien schwebte.

Für den Schwindelanfall fanden wir allerdings noch einen aktuellen Auslöser, der Nelly auch ohne traumatische Vergangenheit aufgeregt hätte. Als sie sich an diesem Tag der Volkshochschule genähert hatte, musste sie mitansehen, wie ihr Freund Eric, der Kursleiter, vor dem Tor eine Frau in seinem Alter umarmte. Später stellte sich heraus, dass es sich um eine Ex-Freundin handelte. Nelly, die ja gerade lernte, ihre Gefühle genauer wahrzunehmen, hatte wochenlang mit eifersüchtiger Sorge zu kämpfen. Sie empfand dennoch ihr farbigeres Gefühlsleben als Fortschritt, auch wenn die Palette düstere Töne nicht aussparte.

»Ich kann jetzt laut lachen! Nicht mehr nur so hinter vorgehaltener Hand. Ich kann blödeln. Ich entdecke meinen Humor! Rennen durfte ich ja auch nie. Ich weiß bloß nicht, wieso ich so viel Angst davor habe, einmal richtig zu weinen. Bei Uschi habe ich es ja auch geschafft.«

Nelly zückte ein Papiertaschentuch und machte ein verzwicktes Gesicht, als wolle sie die Tränen herausdrücken. Sie schien Weinen als eine Art Gütesiegel für den Therapieerfolg zu betrachten. »Haben Sie im Moment eine andere Missbrauchspatientin in der Praxis? Ja? Und hat die andere Frau schon geweint? In der Selbsthilfegruppe, wo ich eine Zeit lang war, hat es nur eine geschafft. Es war furchtbar beeindruckend.«

»Was könnte denn passieren, wenn Sie hier weinen?«

»Das sieht doch doof aus.«

»Was würde ich wohl von Ihnen denken?«

»Meine Güte, jetzt heult sie auch noch! Ich kann es ja selber nicht leiden, zum Beispiel wenn meine Mutter weint. Das setzt alle Leute unter Druck. Und es ist halt so viel Scham dabei.«

»Also das glaube ich jetzt nicht«, sagte ich ungewöhnlich schroff. »Sie hatten doch schon in der ersten Stunde die Taschentücher bei der Hand. Die hätten Sie doch versteckt, wenn Sie sich wirklich für Ihre Tränen schämten.«

Nelly schwieg einen Augenblick. Beleidigt oder einsichtig? Sie kam dann auf den Film »Herr der Gezeiten« zu sprechen. Die Schlüsselszene war für sie, wie sich Nick Nolte, das Missbrauchsopfer, an der Schulter der Therapeutin Barbra Streisand ausweinte. »Das ist doch das ganze Ziel«, sagte Nelly. »Alles loswerden. Und solange das mit den Tränen noch nicht geht, macht der Nolte eben ›The Southern Way‹. Ich kenne das ja auch, ich habe mich auch lustig benommen, wenn es mir überhaupt nicht lustig ging. Drüber wegwitzeln. Drüber wegreden. Aber eins weiß ich ganz genau: Wenn es so wehtut, dass man weinen könnte, dann ist es die richtige Stelle.«

Etwa ein halbes Jahr später kamen die Tränen, mitten in einer heiter gestimmten Stunde, in der Nelly von einem Spaziergang mit ihrem geliebten Eric erzählte.

»Es war so schön mit ihm! Obwohl ich diese warmen Tage eigentlich nie leiden konnte. Wir waren schon fast am Waldrand, da kommt noch ein Haus mit einem gepflegten Garten, ein Johannisbeerstrauch, ein Stachelbeerstrauch … Ich habe einen Stich gespürt, plötzlich schaut alles ganz anders aus. Die Sonne, die Geräusche von den Amseln, alles erinnert mich an die Gartenhütte.« Nelly schniefte. »Manchmal bleibt mir vor Empörung die Luft weg. Manchmal schmerzt es mich im ganzen Körper. Dass das Schöne so verdorben worden ist.« Jetzt erst merkte sie, dass ihre Wangen nass waren. Ich bot ihr ein Taschentuch an.

»Die Zeit ist um. Es fällt mir heute besonders schwer, aber wir müssen Schluss machen.«

»Schon? Schade!« Nelly schnäuzte sich energisch. Dabei sah sie aus den Augenwinkeln zu mir herüber, grinste und sagte dann triumphierend: »Ich hab heute geweint!«

Das Fassbare und das Unfassbare

✳ ✳ ✳

Herta Kutscher, geborene Wolfgruber, hat ihren späteren Mann kennen gelernt, als sie gerade Liebeskummer wegen eines anderen hatte. Hermann hat damals schon in der Fahrschule gearbeitet und holte sie mit einem Dienstauto ab, das hat ihr imponiert, obwohl sie so unglücklich war. Bevor sie allein bleibt, nimmt sie den, hat sie sich dann gedacht. Es gibt ein Foto von ihr, Mitte der 50er Jahre, da ist sie hergerichtet wie ein Filmstar, Gesicht schräg nach oben, schmachtender Blick. Den zweitbesten Mann hat sie geheiratet, weil er versprochen hatte, sie immer mit Essen zu versorgen. Essen ist wichtig, denn Herta kommt aus der Gastronomie. Als sie vierzehn war, ist ihre Mutter gestorben, gerade, als endlich der Sohn kam – nach vier Töchtern. Der Vater war hart zu den Töchtern. Alle paar Monate hat er eine andere Freundin dahergeschleppt. Die Herta kann von allen am besten zupacken, hieß es immer. In der Berufsschule hat sie nicht richtig durchgeblickt, aber sie kann Feiern für achtzig Leute ausrichten, kann sechzehn Stunden auf den Beinen sein, die haut nichts um. In der Gemeinde ist sie ein Star mit ihrer Sängerknabenstimme. Beim Solo hält sie das Gesicht schräg nach oben, da leuchtet es noch heute auf, das Puppengesicht. Sonst hat sich dort eine stumpfe Ratlosigkeit eingenistet, und der Körper darunter ist der einer fetten Matrone. Sie ist immer noch dauernd auf den Beinen, aber das Wirtshaus ist schon lange eingegangen, jetzt bedient sie die Familie.
Der Hermann hat sich schon immer gern bedienen lassen wie ein verzogenes Baby. Von seiner Mutter hat er alles haben können. Untersetzt war er schon immer, ist mit den Jahren immer schwerer geworden. Den größten Teil von seinem Schädel macht heute der Stiernacken aus. Das eigentliche Gesicht sitzt wie eine kleine Larve zwischen den feisten Backen. Die schwimmenden Augen haben früher das Frauenherz zum Schmelzen gebracht. Hundeaugen. Auf dem Hochzeitsfoto hat er den Kopf gesenkt und schaut so einschmeichelnd nach oben, da kann man ihm gewiss für nichts mehr böse sein. Damals hatte er noch recht volle Lippen, das hat schon was, dieser Elvis-Blick, dieses leichte Schmollen, komm her, du willst es doch auch, komm her, ist doch nichts dabei … Später sind die Lippen dünn geworden, die Mundwinkel haben sich verdrießlich verzogen. Der Hermann Kutscher. Ein Kostverächter war er nie. Im Wirtshaus hat er Hof gehalten, ein beliebter Zechkumpan, und die besten ordinären Witze hat er auf Lager. Es gibt ein Foto von ihm, aufgenommen bei einer Geburtstagsfeier in der Wirtshausrunde, da sitzt er in der Mitte, Beine gespreizt, die Hose spannt, die eine Hand hat er gravitätisch auf die Lehne gestützt, die andere auf den Oberschenkel, beide Ellbogen stehen breit nach außen. Ein lebenslustiger, leutseliger Mann. Das war kurz bevor sie ihm den Führerschein abgenommen haben. Aus der Traum von der eigenen Fahrschule. Zuerst ist er noch für einen Schrotthändler gefahren, aber nach dem zweiten Trunkenheitsdelikt hat es nur mehr für Gelegenheitsarbeiten gereicht. Die Herta hat die Familie jahrelang mit Putzen und Servieren über Wasser gehalten.

Sie soll gar nicht so böse gewesen sein, als er sich eine ständige Freundin genommen hat, irgendwo in der Steiermark. Davor ist er dauernd mit seiner Tochter im Wirtshaus aufgetaucht, Arm in Arm, als ob sie seine Freundin wäre. Ein bildhübsches Mädchen, die Helene, nur ist sie mit der Zeit ziemlich in die Breite gegangen. Er hat sie ganz stolz hergezeigt, aber am Tisch ist er ihr immer über's Maul gefahren: »Halt's z'samm, Trampel, depperter, du bist doch eh nichts wert. Wenn ich dich mit einem Kerl erwische, dann passiert was.« Auch wenn die Buben einmal dabei gesessen sind, er hat sie alle fortwährend heruntergeputzt: »Ihr seid doch alle miteinander nichts wert. Dumm geboren und nichts dazugelernt.«

Der Ältere, der Kurtl, ist auch wirklich auf die schiefe Bahn gekommen. Auf dem Foto, das zu seiner Firmung gemacht worden ist, sieht er noch ganz manierlich aus, nur hat er damals schon so einen gefährlichen Blick gehabt. Ob das daran liegt, dass seine Augen so merkwürdig weit auseinander stehen? Der Kurtl hat einen Schnurrbart getragen, solange man denken kann, und der sieht so aus, als ob er eine Hasenscharte verdecken sollte, aber er hat gar keine Hasenscharte. Die Lehre hat er mit Ach und Krach abgeschlossen, aber er hat nie wirklich als Installateur gearbeitet. Der hat mehr gesoffen als sein Alter. Ist immer dürrer geworden. Einen Ohrring hat er sich angeschafft. Dann war er dauernd weg, hat sich am Karlsplatz in Wien herumgetrieben, hieß es. Dort hat ihm eine von den drogensüchtigen Weibern ein Kind angehängt, Heirat, Scheidung, ruckzuck. Hat halt auch viel Pech gehabt im Leben. Bald Mitte dreißig, und kriegt keinen Fuß auf den Boden.

Da ist der Hermann junior ein anderes Kaliber. Ein fescher Mensch mit seinem Vollbart, ein gestandener Mann, stämmig, nicht so verhungert wie sein Bruder. Nur diesen geduckten Blick, den haben die zwei gemeinsam. Der Hermann hat Versicherungskaufmann gelernt und hat es jetzt mit knapp dreißig schon zu einer eigenen kleinen Filiale gebracht. Verheiratet, zwei Kinder, trinkt nicht, raucht nicht, Kassenwart im Pfarrgemeinderat, Bariton im Kirchenchor.

Die drei Kutscher-Kinder sind nicht weit auseinander, die haben viel miteinander gespielt. Das Mädel hat es da nicht leicht. Da gibt es manchmal übertriebene Spiele, bis die Kleine fast schon weint. Der Vater kitzelt sie und hört nicht auf, auch wenn sie ihn anfleht. Er drückt ihr die Daumen neben den Hüftknochen in den Bauch. Die Brüder machen es auch so. Später wird der Hermann unnahbar, außer bei den Doktorspielen. Er hat dafür ein Zeichen, das heißt »HoppaHoppaReiter«, man erkennt es, wenn er mit der Zunge schnalzt. Er will hineinschauen, wie die Schwester innen aussieht. Die Beine können gar nicht breit genug sein. Er leuchtet mit der Taschenlampe hinein. Einmal hat er Helene dabei am Oberschenkel verbrannt. Er möchte sie fotografieren. Die Abzüge werden von Maschinen gemacht, sagt er, das wird nie jemand erfahren. Der Hermann ist Bettnässer. Bis sechzehn scheißt er noch in die Hose. Kein Arzt kann helfen. Er ist das Schwein. Wenn der Vater ihm in die Hose gegriffen hätte, dann hätte er sein blaues Wunder erlebt!

Alle sind ganz eng beieinander. Alle Kinder baden in einem Wasser. Helene hält das für ganz normal, sie kennt es ja nicht anders. Das Baden mit dem Hermann, das ist eigentlich schön. Aber das hört auf, als die Großmutter väterlicherseits dazukommt und zu Helene sagt: »Ja, schämst du dich denn gar nicht, mit deinem Bruder baden?« Als Helenes erster Freund später einmal bei ihnen übernachtet, sagt sie ganz harmlos zu ihm: »Du kannst das Badewasser gleich drin lassen.« Die Mutter weist sie zurecht: »Sei still, das darfst du doch niemandem sagen!«

Als Helene in die Pubertät kommt, will sie sich manchmal im Klo oder im Bad einsperren. Aber es gibt keinen sicheren Ort. Der Vater geht ihr nach und öffnet das Schloss. Am Abend zieht sie über den Pyjama noch ein Nachthemd und putzt sich nicht die Zähne, damit sie nicht geküsst wird. Sie wäscht sich die ganze Woche nicht, macht sich extra unappetitlich. Manchmal holt sie sich den Pyjama von ihrem Vater, der ist so schön lang.

Die kleine Helene muss gleich die erste Klasse Volksschule wiederholen. Sie kann nicht richtig aufpassen, weil sie eine nervöse Blase hat. Ständig muss sie während der Schulstunden aufs Klo. Einmal macht sie sogar ins Klassenzimmer. Schlecht ist ihr auch oft. Sie hat Probleme mit Zahlen. Der Vater macht mit ihr Hausaufgaben, und für jede falsche Rechnung gibt es eine Ohrfeige. »Du dumme Nuss«, sagt der Vater. Sie ist die Schlechteste von der ganzen Schule. Sogar in Zeichnen hat sie eine schlechte Note. Sie hat nie Hausaufgaben und fehlt oft. Einmal hat sie einen Weinkrampf in der Klasse. Danach muss sie einen psychologischen Test machen. Man will sie eigentlich in die Sonderschule geben, aber sie schafft doch den Hauptschulabschluss.

Helene hat es schwer, Freunde zu finden. Sie darf nie jemanden einladen, ihr Vater schimpft immer. Sie hat den Ruf, doof zu sein. Wenn für Völkerball gewählt wird, bleibt sie immer als Letzte sitzen. Die Arme hat immer die abgelegten Sachen von ihren Brüdern an, grüner Parka, braune Cordhose, gelber Schal, alles zu groß und zu weit, wie kann man nur ein Kind so anziehen! Fast wie ein Bub sieht sie aus, und ständig trägt sie mehrere Schichten übereinander. Sie ist schon sehr seltsam. Nimmt ein Kissen in die Schule mit, angeblich, weil sie auf den harten Bänken nicht sitzen kann.

Die Mutter, die Herta Kutscher, ist abends oft weg, Chorprobe, Bibelstunde, Abendmesse. Wenn das Mädel fernsehen möchte, sagt der Vater: »Zuerst musst du lieb zu mir sein. Wenn du nicht lieb zu mir bist, sag ich der Mutti, dass du sie nicht lieb hast, und dann hat sie dich auch nicht mehr lieb und ich dich auch nicht, und dann schicken wir dich in ein Heim.«

»Papa, das tut aber weh.«

»Wart nur, bis es dir einer richtig besorgt. Aber sagen tust du nichts, sonst nennen sie dich eine kleine Hure. Wenn du den Mund hältst, dann sage ich es auch nicht der Mutti, was du getan hast.«

Es muss hinter dem Rücken der Mutter passieren. Aber wirklich vorsichtig ist der Vater nicht immer. Wenn Helene mit der Mutter in der Küche das Geschirr abtrocknet, greift ihr der Vater von hinten zwischen die Beine, sobald die Mutter ihnen den Rücken zuwendet. Es gibt sogar ein Foto, da hat der Vater bei der

Tochter die Hand im Schritt, auf der anderen Seite hält er einen Sohn im Schwitzkasten. Einmal sagt Helene leise zu ihrer Großmutter: »Ich mag nicht mehr mit dem Papa ins Wirtshaus gehen. Der steckt mir immer den Finger unten rein.« Die Alte dreht sich zu ihrem Sohn und sagt vorwurfsvoll: »Aber Hermann, das tut man doch nicht.« Er soll damit aufhören, sagt sie, sonst kriegt er bei ihr Hausverbot. Aber das hat sie nicht ernst gemeint.

Es ist schon komisch, dass die Mutter nichts gesehen hat. So richtig rabiat ist sie nur einmal, als sie die Pornohefte auf dem Klo entdeckt. Helene steht stumm dabei. Da gibt es unter den grünlichen Fliesen einen doppelten Boden. »Von mir sind die nicht«, sagt der Vater. Er streitet alles ab. Die Mutter geht in die Kirche. Danach muss sie aufs Klo. Man hört von draußen ihre Geräusche. Der Vater sagt: »Das hört sich an wie beim Orgasmus.«

Manchmal kommen die Saufkumpane des Vaters ins Haus, zum Kartenspielen und zum Schnapstrinken. Wenn der Herr Kitzmüller dabei ist, schleicht sich Helene am liebsten davon. Aber er bringt immer Süßigkeiten mit, die müssen in Empfang genommen werden. Er ist sehr kinderlieb, aber leider kinderlos, auch unverheiratet. Helene darf bei ihm immer die Bildbände über Ägypten anschauen. Im Sommer holt er sie, wenn die ersten Erdbeeren reif werden, später zum Johannisbeeren-Pflücken, und jedes Mal, wenn seine Schwester die Marillen einkocht. Im Winter gibt es Maroni und Kinderpunsch.

Die kleine Kutscher ist sehr hübsch. Auf dem Foto von der Einschulung hat sie ein Dirndl an, die langen Haare sind zu Stoppellocken eingedreht und werden von einer riesigen rosa Schleife geschmückt. Die stammt von einer Geschenk-packung »Mon Chéri« von Mutters Geburtstag. Weil Helene so ein fesches Mädchen ist, wird sie vom Herrn Göbner, dem Damenschneider, eingeladen. Die Mutter sagt in ihrem Namen zu. Er will mit ihr auf den Bisamberg fahren, aber bevor sie oben sind, biegt er auf einen Waldweg ein und drückt die auto-matische Verriegelung. »Du brauchst keine Angst haben«, sagt er zu Helene. »Jetzt kann uns niemand stören.« Sie wünscht sich aber sehr, dass jemand sie stört. Zum Glück klemmt der Reißverschluss von ihrer Windjacke, da wird der Herr Göbner nervös. »Wir sollten jetzt wieder heimfahren«, sagt Helene, und das hat der Herr Göbner dann auch getan. Helene ist dreizehn und hat sich zum ersten Mal gegen einen Mann gewehrt.

✴ ✴ ✴

Alles in Rosa

»Ach ja, meine Mutter … Sie ist immer irgendwie kindlich geblieben. Immer hat sie mir von Elfen und Zwergen erzählt. Jetzt hat sie mir noch ein Kinder-buch geschenkt, sowas mit Blumen und Wichteln. Ich bin fast dreißig! Ich werde es nie vergessen, wie sie mir gesagt hat: ›Man darf die Pilze nicht zer-treten, denn da sitzen Käfer drin bei der Kaffeejause.‹« Nelly rollte die Augen.

»Und diese Anziehsachen! Alles in Rosa mit Blümchen, die Tapeten auch. Früher habe ich gedacht, wir haben uns gern, wir haben die perfekte Mutter-Tochter-Beziehung. Vielleicht bin ich ja zu empfindlich? Zum Beispiel, wie sie damals mein Zimmer tapeziert hat. Ich war ein paar Tage weg, mit der christlichen Jugend am Klopeiner See, da hat sie es gemacht, hinter meinem Rücken, und hat noch die Tapete mit den großen Blumen genommen. Alles in Rosa natürlich. Die auf keinen Fall, habe ich beim Aussuchen gesagt. Genau die hatte ich dann.« Kopfschütteln. »Komischerweise habe ich meinen Geschmack von ihr übernommen. Einen eigenen Geschmack entwickle ich erst seit zwei Wochen. Alles in Rosa, das gefällt ihr. Schrecklich! Und so Kleider mit Rüschen.« Nelly trug Jeans, dazu ein rosa-weiß kariertes Hemd. »Manchmal denke ich, sie sucht in mir das Leben, das sie gern gehabt hätte.«

»Die Grenzen zwischen Mutter und Tochter sind verschwommen. Man weiß nicht, wo hört die Mutter auf und wo fängt die Tochter an.«

»Ich sollte sie früher immer streicheln, so am Arm, auch wenn ich gerade nicht wollte. Sie hat dann einfach meine Hand genommen. Da hätte sie es doch gleich selber machen können! Aber sie ist halt so ein herzensguter Mensch, sie tut alles für ihre Kinder. Man kann von ihr alles haben. Immer diese Riesengeschenke! Ich brauche zum Beispiel nur sagen: ›Ist der Pulli nicht schön, leider kann ich mir den nicht leisten‹, schon geht sie hin und kauft ihn mir.«

»Ohne dass Sie den Wunsch überhaupt richtig aussprechen müssen. Verstehen ohne Worte.«

»Sie schneidet es sich aus den Rippen! Sie stürzt sich sogar in Schulden deswegen. Wenn ich ganz link wäre und es darauf anlegen würde, könnte ich da allerhand herausholen.«

»Ihre Mutter ist so freigebig, da kann man ihr wahrscheinlich im Gegenzug auch nichts vorenthalten. Da kann man zum Beispiel keine Geheimnisse vor ihr haben.«

»Ist ja sonst niemand da, bei dem ich alles sofort loswerden kann.« Nelly machte ein schelmisch-vorwurfsvolles Gesicht, als spräche sie über die Streiche eines liebenswerten Kindes. »Ich sollte ja mit vierzehn schon eine Therapie machen, aber da war meine Mutter immer dabei. Ich habe kein Wort rausgekriegt. Die Ärztin hat mich gefragt: ›Hatten Sie den Eindruck, dass Ihr Vater dabei erregt war?‹ Ich habe nur herumgestottert, ich hatte doch keine Ahnung! Die Mutti hat jedes Wort mitgehört. Die Ärztin: ›Du kannst alles erzählen, was dir Sorgen macht.‹ Haha. Das hat doch noch nie jemanden interessiert. Ich habe ihr kein Wort geglaubt. Den Gynäkologen mochte ich auch nicht. ›Locker lassen‹, hat der immer gesagt. Haha. Den Spruch kenne ich doch, habe ich mir gedacht. Der hat sich mit der Mutti unterhalten und mich rausgeschickt.«

»Nicht einmal die Helfer gehörten Ihnen allein. Auch bei denen hatten Sie keinen sicheren Ort.«

»Das ist ja das Tolle bei Ihnen, dass Sie sagen, der Raum hier, der ist nur für mich. Ach ja«, Nelly lächelte mir schwärmerisch zu, »Sie sollte es zwei Mal geben! Man müsste Sie klonen.«

»Sie können von mir gar nicht genug kriegen, hm? Aber dann gäbe es meine schlechten Eigenschaften auch zwei Mal.«

»Aber schlechte Eigenschaften haben Sie doch gar nicht.«

Über eine lange Strecke brauchte Nelly offenbar eine überirdisch gute Therapeutin, deren Worte sie andächtig in sich aufnahm wie das Evangelium. Sie übertrug die innere Verschmelzung mit dem Mutterbild auf die Beziehung zu mir. Nur so, in dieser grenzenlos ineinander fließenden Form, hatte sie bisher mütterliche Zuwendung erlebt. Ich ließ sie lange Zeit gewähren, denn mit ihrem absoluten Vertrauen gab sie mir ihr Bestes. Um dem ganzen Horror standhalten zu können, brauchten wir außerdem ein unerschütterliches Fundament. Und ja, sie sollte sich ruhig auf bedingungslose Unterstützung verlassen können. Sie erzähle mir jetzt schon mehr als ihrer Mutter, stellte sie eines Tages verblüfft fest. Natürlich strebte ich an, ihre autonome Entwicklung zu fördern. Dazu musste sie aber erst Zutrauen zur Festigkeit der Absprungbasis bekommen, und das lief nur über eine Wiederholung der vertraut-verstrickten Nähe – der Mutter-Tochter-Beziehung, die sie auswendig konnte. Erst in der zweiten Hälfte der Therapie begann ich, sie bei passender Gelegenheit behutsam damit zu konfrontieren, wie sie am symbiotischen Beziehungsmuster selbst mitstrickte.

Gegen Ende des ersten Behandlungsjahres, als sie und Eric einander körperlich näher kamen, eröffnete sie eine Stunde mit den Worten: »Ach jaaa … Ich warte auf meine Regel.« Kokett lächelnd fügte sie hinzu: »Ich habe meine Mutter damit geärgert. Ich habe so getan, als wäre was unterwegs.«

Ich ging nicht auf den verschwörerischen Ton ein, sondern fragte ganz ernsthaft: »Sie wünschen sich ein Kind?«

»Aber nein!« Nelly schüttelte sich in theatralisch übertriebenem Entsetzen. »Das tut doch so weh. Und die Frauen wollen dann doch nicht mehr mit ihren Männern schlafen.«

»Weiß Ihre Mutter denn immer über Ihre Periode Bescheid?«

»Ich bin wahrscheinlich bei meiner Mutter zu vertrauensselig, das meinen Sie doch, oder?«

Ich nickte stumm. »Irgendwie ist es Ihnen wichtig, dass Ihre Mutter weiß, dass Sie Sex haben, nicht wahr?«

»Seit ich die Gummis im Kasten habe …«, sagte sie vage, wieder mit einem konspirativen Lächeln.

»Sie lassen einen Testballon steigen, um die Erlaubnis Ihrer Mutter zu bekommen?«

»Kann schon sein. Aber was ich nicht verstehe: Je empörter sie schaut, desto besser fühle ich mich!« Nelly lachte, wurde aber ganz schnell wieder ernst. »Man müsste Mütter haben, denen man vertrauen kann. Ich habe doch früher immer gedacht: Die Mutti weiß, was passiert, und wenn sie nichts dagegen tut, dann ist es ja wohl richtig.« Sie runzelte die Stirn. »Die Mutti hat mich doch noch extra mit ihm in den Urlaub geschickt, da war ich fünfzehn. Damit er eine schöne Zeit hat und gut gelaunt heimkommt.« Ihr Gesicht verfinsterte sich.

»Und sie plaudert ja wirklich alles aus. Und wenn ich wirklich verliebt war, hat sie sich dazwischengedrängt. Dem Erwin hat sie hinter meinem Rücken eine Stereoanlage geschenkt! Dann gab es einmal so einen älteren Nachbarn, Mühl hieß der, alleinstehend, arbeitet in Baden in der Buchhandlung, der hat mich irgendwie verehrt. Dem hat sie ungefragt die Wohnung geputzt. ›Deine Mutter ist ein Engel‹, hat der Mühl gesagt. Ich wollte ihm zum Geburtstag eine Kette mit einem Kruzifix schenken, da ist sie mir zuvorgekommen. Wenn ich ihr sage, dass mir sowas nicht passt, das wischt sie einfach weg.«

»Ihre Mutter hat immer viel für Sie getan. Und zwar das, was *sie* wollte. Was die Tochter wollte, das zählte nicht.«

»Ja, das stimmt schon. Nein sagen konnte ich nie bei ihr. Sie hat mich ja auch gedrängt, wieder in die Kirche zu gehen. ›Vielleicht findest du einen in der Gemeinde‹, hat sie gesagt. Hat eine Aussprache mit dem Pfarrer arrangiert.«

»Sie kümmert sich um alles.«

»Einmal habe ich mir als Kind die Bluse zerrissen, und sie hat mich noch getröstet. ›Hast du eine tolle Mutter, meine hätte geschimpft‹, sagte damals die Senger Gitti. Alle finden meine Mutter toll. Und sie hat mir immer Entschuldigungen geschrieben, wenn ich Angst vor der Schule hatte. Dem Papa hat sie die Zeugnisse nicht gezeigt. Ich habe ihr Leid getan, ich musste auch keine Aufgaben machen. Einmal hatte ich eine Prellung am Fuß. Ich fand es direkt schade, dass der Fuß nicht gebrochen war. Es war nämlich so angenehm, wie alle anderen Rücksicht genommen haben. Da hat die Mutti für mich eine Gipsbinde aus der Apotheke geholt!« Nelly grinste triumphierend. »Wir haben beide eiskalt gelogen. Eine Prellung hätte man ja nicht gesehen. Es musste was Sichtbares sein, und es musste was Besonderes sein. Jajaa …, bei der Schule hat die Mutti viel für mich geschwindelt. Ich musste nie hin, wenn ich nicht wollte. Aber zum Papa musste ich immer hin.«

»Das Kind wurde in der Schule geschont – als Wiedergutmachung?«

»Sie hat ein Leiden verbunden, das gar nicht vorhanden war. Das, was vorhanden war, wollte sie nicht sehen.«

Meistens stellte ich mir Nellys Mutter schrecklich unsympathisch vor. Obwohl Nelly durchaus theatralisch schildern konnte, brachte sie die haarsträubenden Geschichten über ihre Mutter fast immer in einem ganz harmlosen Ton, und das steigerte noch meine Abneigung. Zugleich häuften sich die Hinweise darauf, dass Herta Kutscher eine ganz hilflose Person sein musste.

»In der Kirche glauben alle, *ich* bin von *ihr* abhängig, weil wir immer so eng beisammen sind, weil wir Arm in Arm spazieren gehen. Aber eigentlich ist es umgekehrt. Sie hat diese unterwürfige Art: ›Kann ich vorbeikommen? Brauchst du was?‹« Nelly zog die Oberlippe hoch, als sie die weinerliche Stimme ihrer Mutter nachäffte. »Und eigentlich war es auch früher schon oft umgekehrt. Vom Herrn Göbner hieß es immer, dass er ein Grapscher ist. Wenn der zur Anprobe gekommen ist, dann durfte die Mutti nie allein mit ihm sein.«

»Die Tochter sollte die Mutter beschützen.«

»Ja, toll, aber umgekehrt hat das überhaupt nicht funktioniert! Einmal hat mich der Edi in die Brust gezwickt, ich renne zu ihr und heule, und sie sagt nur wieder: ›Ach, das ist doch nichts.‹«

»Die Mutter hat die Tochter nicht beschützt.«

»Nein, ganz im Gegenteil. Manchmal kommt mir vor, sie hat mich direkt zum Papa hingeschoben. *Sie* wollte ja nicht mehr. Sie hat mir ja erzählt, wie es mit ihm im Bett war. Nie schön. Immer mit Gewalt. Er hat ihren Busen zu groß gefunden. Sie wollte sich tatsächlich operieren lassen! Das ist dann am Geld gescheitert. Sie hat sich Reizwäsche gekauft, um es ihm recht zu machen. Ich habe sie gefragt: ›Aber es muss doch auch was Schönes dran sein?‹ Ich wusste es nur aus Romanen, da war von Sex die Rede, und es war schön.«

Warum hatte die Mutter ihr das bloß alles erzählt? Aus überbordender Not? Um den Mann zu strafen? Um eine Zeugin und Verbündete zu haben? Oder gar, um eine potenzielle Rivalin abzuschrecken? Die Botschaft der Mutter: Sex ist etwas Schlimmes, das die Frau über sich ergehen lassen muss, auf dass der Zorn des Mannes nicht über sie komme.

Nelly schob die Unterlippe vor. Trotzig, fast auftrumpfend fuhr sie fort: »Ich habe irgendwie ihren Platz eingenommen. ›Mit dir ist es viel schöner als mit der Mutti‹, hat er gesagt. ›Du bist so schön zart.‹ Mich nahm er ja mit ins Wirtshaus, Arm in Arm, wie eine Geliebte. Mit mir fuhr er in Urlaub. Die Wirtin in dem Hotel in Mariazell, die war ganz misstrauisch: ›Das geht doch nicht, Vater und Tochter im Doppelbett!‹ Aber ich fand das damals ganz normal. Beim zweiten Urlaub soll ich gesagt haben: ›Oh, das sind ja gar keine Ehebetten!‹ Das hat er mir jahrelang aufs Butterbrot geschmiert. Dass ich es ja unbedingt wollte.«

»Daran gewöhnt sein und es wollen, da ist doch ein Unterschied.«

»Ich bekam ja das Erdbeereis und durfte fernsehen, wenn ich vorher mit ihm im Schlafzimmer gewesen war«, sagte sie aufgebracht, als hätte sie meine Bemerkung gar nicht gehört. »Er tut ja sowieso, was er will, dachte ich. Also schadet es auch nicht, wenn *ich* was davon habe.« Nellys Kopf war bockig gesenkt, ihr kleines Doppelkinn wölbte sich vor. Ihre mürrische Verstimmung verbarg wahrscheinlich den aufkeimenden Verdacht, dass sie sich zur Komplizin des Missbrauchers gemacht haben könnte.

Wo Mädchen normalerweise ihre weiblichen Reize in aller Unschuld am Vater erproben können, war dieses Mädchen ganz real berührt und benutzt worden. Wo die Rivalität mit der Mutter normalerweise die Kontur der Mädchen im Konkurrenzkampf modelliert, geriet dieses Mädchen in die schuldhaft erlebte Verstrickung, ganz real der Mutter den Mann ausgespannt zu haben. Die kleine Helene war das jüngste von drei Kindern, die eine überforderte Mutter innerhalb von vier Jahren geboren hatte. Irgendwann hat die Kleine wohl gespürt, dass sie süß war, dass sie über eine Anziehungskraft verfügte, die den Brüdern abging. Mit diesem gewissen Etwas gelang es ihr ganz mühelos, die Aufmerksamkeit des sonst so abweisenden Vaters zu fesseln, und das hat sie dann, weil es gut tat, ein paar Mal wiederholt, ohne darüber nachzudenken, und zunächst wahrscheinlich genossen. Aber was normalerweise im Halbdunkel der Phantasie heranwächst, wurde bei diesem Mädchen ins grelle Licht der Realität gezerrt, nicht spielerisch angedeutet, sondern physisch exekutiert. Der so entthronten älteren Frau haben es nicht zuletzt Neid und Eifersucht unmöglich gemacht, die Tochter zu schützen. Geschieht ihr schon recht, mag die Mutter verschwommen empfunden haben, was ist sie auch so ein verführerisches Biest. Über all das wurde der rosa Schleier gebreitet: Seht, was für ein süßes kleines Mädchen!

* * *

Ich bin in einem Altersheim. Ich sitze an einem Schreibtisch, rechts von mir ist eine alte Frau. Von hinten sieht sie aus wie die eine Oma, von vorne wie die andere. Da kommt eine Krankenschwester herein und sagt, sie wird jetzt gleich eine Spritze für die alte Frau bringen. Die Schwester hat so eine Frisur wie ich. Die alte Frau ruft den obersten Chef an und beschwert sich über die Krankenschwester. Ich sage tadelnd zu der Alten: »Das habe ich jetzt aber alles gehört!« Plötzlich bekomme ich ein mulmiges Gefühl im Rücken. Ich drehe mich um, und da steht die Alte hinter mir, mit verzerrtem Gesicht, und will mir ein Messer in den Rücken stechen.

* * *

Dieser Traum gegen Ende der Therapie illustrierte, wie gefährlich es sein könnte, der alten Frau die Loyalität aufzukündigen. Gewiss war es eine übergriffige und ungeschickte Liebe, die Herta Kutscher ihrer einzigen Tochter entgegenbrachte. Aber es war eine Liebe. Jedenfalls eine Beziehung, in der Nelly für Zuwendung nicht so einen horrenden Preis bezahlen musste wie beim Vater. Es war das Beste, was sie in der Kindheit bekam. Kein Wunder, dass es der jungen Frau schwer fiel, sich davon zu lösen.

Der Papa darf das

»Gestern bin ich dem Papa auf der Mariahilfer Straße begegnet. Keine Ahnung, was der in Wien treibt. Sommerschlussverkauf vielleicht. Ich habe Eric auf die andere Straßenseite gezogen. Der Papa hat mir so Leid getan. So klein hat er ausgeschaut, so einsam, so gebückt. Ich war sowieso gerade traurig, ich hatte nur noch zwanzig Schilling im Portemonnaie, da habe ich mir selbst gerade auch Leid getan. Hättest du mich besser behandelt, dachte ich, dann könnten wir jetzt zu dritt spazieren gehen, und ich bräuchte mich nicht zu schämen, dass du mein Vater bist.«
Im letzten Drittel der Therapie kam es immer öfter vor, dass mir Nellys Erzählungen ganz unmittelbar nahe gingen. Sie redete bedächtiger als früher, verweilte häufiger beim angesprochenen Thema, reflektierte selbstständig. Sie war mehr bei sich. Wenn sie, wie in dieser Passage, nachdenklich innehielt, konnte ich mich getrost darauf beschränken, innerlich mitzuschwingen und abzuwarten.

»Wie ich neulich die Mutti besucht habe, da sagt er: ›Du weißt ja noch, wo das Schlafzimmer ist.‹ So etwas sagt der. Oder: ›Lass deinen Busen nicht so auf den Tisch hängen.‹ So war das früher üblich, dieses zweideutige Reden.«

Weil ich nun Nellys versonnenes Lächeln bemerkte, sagte ich: »Das klingt jetzt vielleicht ziemlich komisch. Aber eben hatte ich das Gefühl, dass bei Ihrer Erinnerung irgendwie auch was Angenehmes dabei war. Irgendeine angenehme Verbindung mit Ihrem Vater.«

»Jaja, da haben Sie schon Recht«, bestätigte sie lebhaft. Ihre blassen Wangen nahmen einen rosigen Farbton an. »Da gab es so etwas Kumpelhaftes zwischen uns. Der Papa und ich, wir hatten ein Thema, darüber wurde dauernd gefeixt. Das war eben der Sex.«

»Heimliche Verbündete?«

»Wir haben uns angeschaut und geschmunzelt, als hätten wir ein ganz irres Geheimnis miteinander.« Stille. Ihr Lächeln verschwand. »Und das hatten wir ja auch.«

Erst in der Zeit, als sich die Behandlung schon dem Ende zuneigte, kamen positive Erinnerungen an den Vater hoch.

»Der konnte früher so nett sein! Als kleines Kind muss ich ja ganz verrückt nach ihm gewesen sein. Das hat mir jedenfalls die Mutti so erzählt. Wie ich hinter ihm her war.«

* * *

Wenn der Vater aus dem Haus geht, will die Kleine immer mit. Er nimmt sie auch wirklich oft mit, ins Wirtshaus, zum Schrottplatz, sogar einmal auf den Betriebsausflug. Er geht immer Hand in Hand mit ihr. Wenn er ohne sie weg geht, weint sie: »Papa hin!« Das heißt: »Wo ist der Papa hingegangen?«

* * *

»Aber dann wieder die schnelle Hand von meinem Vater. Patsch!« Nelly schüttelte sich. »Der fand das witzig, mir ohne Anlass eine runterzuhauen. Wenn ich krumm gesessen bin zum Beispiel. Patsch! Die Faust in den Nacken. Ich fühle das direkt noch in meinem Gesicht. Mein Gesicht hat Angst. Der konnte schon sehr grob sein. Auch zu anderen Leuten. Ja, genau, früher hat er mich noch beschützt.«

* * *

Am Pfingstsonntag kriegt die Kleine in der Konditorei ein Eis spendiert. Am Nebentisch sitzt ein alter Mann. Als der Vater aufs Klo geht, spricht der Alte das Mädchen an, bewundert ihr Kleidchen, greift nach ihrem Zopf. »Lass die Finger von meiner Tochter!«, schreit der Vater, und es sieht so aus, als wolle er den Mann gleich niederschlagen. Als die Kleine heimkommt und aufgeregt davon erzählt, sagt die Mutter beschwichtigend: »Aber der Papa war ja dabei.«

* * *

»Ich erinnere mich an eine Szene, da hat er mich mit einer Schmalfilmkamera aufgenommen. Ich laufe durch hohes Farnkraut. Ich war wirklich ein hübsches kleines Mädchen. War gut mit ihm.«

»Diese guten Seiten hatte er also auch.«

»Einmal hat er mit uns Kindern auf dem Feld Mais geklaut. Das war richtig lustig. Nachher haben wir die Maiskolben zu Hause geröstet.« Nelly schob die Unterlippe vor. »Aber man konnte sich halt nie drauf verlassen. Wenn er nett war, konnte es sein, dass er gleich was dafür wollte. Einmal darf man fernsehen, einfach so, dann heißt es wieder, man muss vorher lieb zu ihm sein. Einmal beschützt er mich, dann hätte ich wieder Schutz vor ihm gebraucht. Meine ganzen Sicherheitsvorkehrungen haben ja nichts genützt. Der Papa wusste immer, wie er die Tür aufkriegt. Nein sagen ging nie. Dann wurde der Papa sauer. Der konnte so hasserfüllt schauen, mit so furchtbar bösen Augen. Und die Mutti war keine Hilfe.«

* * *

Sagt der Vater: »Mädi, komm her, dass ich dich abschmusen kann! Da geh her, ich will einen Kuss!«

Sagt die Tochter: »Aber ich nicht.«

Sagt die Mutter vorwurfsvoll: »Aber Helene!«

* * *

Sagt der Vater: »Mädi, wen hast du lieber, den Papa oder die Mutti?«

Sagt die Tochter: »Die Mutti natürlich.« Da schaltet der Vater den Fernseher aus und schaut böse.

Sagt die Mutter kopfschüttelnd: »Aber wieso, der Papa ist doch so nett. Hättest du doch gesagt, du hast ihn lieber!«

* * *

»Papa, ich mag das nicht.«

»Dann häng dir doch ein Schloss vor! Lass dich zunähen! Du taugst doch eh nichts. Du kriegst doch eh keinen Kerl im Bett.«

»Papa, du tust mir weh.«

»Hast ja immer noch still gehalten. Hat dir doch selber gefallen.«

»Du tust mir weh!«

»Der Papa darf das.«

* * *

»Ein Gutes habe ich wenigstens von ihm: meine Liebe zu Salami.« Lächelnd kramte Nelly in ihrer Umhängetasche. »Ich habe einen Brief an meinen Vater geschrieben, wie Sie mir das empfohlen haben. Weiß noch nicht, ob ich ihn abschicken werde. Aber der Brief ist wirklich gut!«

Sie las vor: »Irgendwann muss ich dich geliebt haben. Warum wolltest du nicht einfach mein Vater sein? Ich durfte niemals Kind sein. Da wird immer eine Lücke bleiben.«

Ein Leben, das meiner würdig ist

Immer wieder ertappte ich mich bei herablassenden Gedanken über Nelly. Zeigte sich da nur meine eigene Überheblichkeit? Oder ließ sich darin ein Abbild von Nellys Selbstwertproblem erkennen? In der Selbstprüfung musste ich mir eingestehen, dass ich mir auf meine eigene Gescheitheit viel einbilde. Familiäre Werte, Geschwisterposition, Schul- und Studienerfolge, Ich-Ideal und Beharrlichkeit haben diesen Teil meines Selbstbildes geformt. Ich bekenne mich ohne Zögern dazu, dass ich mich am liebsten mit gescheiten Menschen unterhalte. Oder meine ich da in erster Linie gebildete Menschen? Woran orientiere ich mich eigentlich bei dieser Einschätzung? Gewiss ergibt sich ein angenehmes Gefühl der Vergewisserung, wenn die Resonanz geteilter Bildungsinhalte eine Begegnung komfortabel auspolstert. Wenn der eine Gesprächspartner ein Zitat aus der Weltliteratur anfängt, und der andere kann es ergänzen, wenn man einander bei den ersten Takten eines Musikstücks verstehend zuzwinkern kann, dann ist das so schön wie ein gut geölter Passwechsel beim Ballspiel. Man vergewissert sich der Wahlverwandtschaft. Man bewundert einander. Man macht sich wichtig.

In therapeutische Beziehungen sollten sich derartige narzisstische Bedürfnisse der Therapeutin nicht einmischen; aber ich kann es nicht leugnen, dass die schiere Lust am Denken, am Herzeigen und Betrachten der Gedanken bisweilen für mich eine Rolle spielt. Es macht mir Spaß, der Kunstgeschichte-Dozentin verständige Fragen zu stellen; ins Gespräch mit dem Internisten medizinische Fachausdrücke einfließen zu lassen; mit der Richterin über ihr Fach zu philosophieren.

Von allzu grobem intellektuellen Standesdünkel kann ich mich dennoch freisprechen, denn ich achte auf die Substanz des Austausches, nicht in erster Linie auf Etiketten von Sozialprestige. Für mich zählt, ob der Funke springt. Dieses Feuer wird ohne Zweifel befördert, wenn man sich etwa mit dem Verweis auf die Atmosphäre eines Films oder Romans verständigen kann, ist aber nicht unbedingt darauf angewiesen.

Inspiration, das ist es. Ich habe es mit der Postbeamtin und mit dem Buchhändler, mit der Rechtsanwaltsgehilfin und mit dem Heizungsmechaniker erlebt: das inspirierte, suchende Zwiegespräch, bei dem etwas entsteht, was keiner der Gesprächspartner vorher wusste. Ja, ich neige dazu, Menschen, mit denen mir diese Art von Fruchtbarkeit im Gespräch beschert wird, für »gescheit« zu halten. Vermutlich steckt nichts anderes dahinter, als dass sie ähnlich ticken wie ich. Ihr Verstand ist auf eine Tonart gestimmt, die sich geschmeidig in die Wellenlänge meines Verstandes transponieren lässt.

Wenn ich also nach diesen kreativen Schwingungsprozessen suche, jenseits von Titeln und Zeugnissen, dann lag es wohl nicht ausschließlich an meiner Arroganz gegenüber der »kleinen« Verkäuferin, dass ich bisweilen etwas wie Herablassung für Nelly Kutscher empfand. Du bist doch nicht Frida Kahlo, war mir in den Sinn gekommen. Frida Kahlo: eine Frau, die Schmerz kunstvoll in Szene setzte. Und warum sollte Nelly das nicht dürfen? Weil ihr das Ausnahmetalent Kahlos fehlte. Aha, und warum sollte ausgerechnet ich das beurteilen können? Neidete ich Nelly etwa ihre Begeisterung an der Staffelei? Ich beschloss, mir ihre Aquarelle anzusehen. Überhaupt hatte Nelly in den Jahren, seit sie Pfaffendorf verlassen hatte, einen bewundernswerten Lerneifer entwickelt. Sie schleppte Stöße von Kunstbüchern aus der Leihbibliothek nach Hause, sie sparte auf ein Abonnement in der Volksoper, und in ihren Träumen kamen Don Carlos und die Königin der Nacht vor. Was für eine bornierte Hybris ließ mich auf sie herabsehen?

Während ich Nellys Stolz auf ganz reale Fortschritte erfreut mitfühlte, etwa, wenn sie einen Computerkurs abschloss oder sich in einem Rechtsstreit mit ihrem Arbeitgeber behauptete, empfand ich immer wieder eine Art stellvertretende Beschämung bei Äußerungen, die mir wie Größenphantasien vorkamen. Da spürte ich wohl die Pein der Erniedrigung, der dieses Mädchen jahrelang ausgeliefert gewesen war. Ein leicht überhöhtes Selbstbild war ihre einzige Chance, die unsägliche Entwertung auszugleichen.

»Ich bin ein ungeschliffener Diamant!«, sagte Nelly einmal, als sie sich Gedanken über ihren beruflichen Werdegang machte. »Ich möchte unbedingt etwas Besonderes sein. Ich möchte meinen Horizont erweitern. Abitur, das wäre das Größte. Abitur hat niemand in unserer Familie. Abi-Ball, das wäre das Größte!« Sie verfiel in einen schwärmerischen Ton. »Ich am Flügel, ich trage ein langes weißes Kleid, ich singe ›Merci Chérie‹, und dann kriege ich öffentlich das Zeugnis überreicht.«

»Ein roter Teppich wird für Sie ausgerollt. Alle feiern Sie.«

»Dann hätte ich endlich meinem Papa bewiesen, dass ich nicht dumm bin. ›Aber da kann der Papa doch nichts dafür‹, sagt die Mutti immer, ›dass du nicht das Abitur hast.‹ Ich war so schlecht in der Volksschule, damals hieß es, ich soll in die Sonderschule. Ich habe mich so gefreut, weil ich dachte, Sonderschule, das ist was Besonderes, so blöd war ich damals, ich war richtig enttäuscht, als die Lehrerin das verhindert hat.« Blick seitwärts ins Leere, hängende Unterlippe. Dann schüttelte sie den Kopf. »Wie ich das alles überlebt habe, das frage ich mich wirklich. Ich bin wahrscheinlich eine einzigartige, starke Persönlichkeit.« Sie kicherte melodisch. »Das klingt jetzt wie Eigenlog. Ah, ich meine Eigenlob. Aber das muss eine Riesenpersönlichkeit sein. Das schält sich erst jetzt allmählich heraus.«

Wenn Nelly von ihrem Freund erzählte, glühte sie vor Stolz. Eric Goodman war nicht nur der Leiter des Volkshochschulkurses für Aquarellmalerei, sondern auch Englisch- und Zeichenlehrer an einem traditionsreichen Innenstadt-Gymnasium. Seine eigenen Bilder wurden nicht nur in Galerien ausgestellt, sondern sogar verkauft. Als Nelly das erste Mal zu einer Vernissage eingeladen war, überlegte sie wochenlang, was sie anziehen sollte, und berichtete anschließend etwas bedrückt: »Erics Freunde sind alle Akademiker. Und ich sag halt: ›Ich bin im Einzelhandel.‹ Klingt nicht so toll.«

»Haben Sie sich herabgesetzt gefühlt?«

Nelly schob die Unterlippe vor. »Ach wo. Man ist doch was Besonderes, wenn man mit einem Künstler zusammen ist. Ich stehe eben in seinem Schatten.« Allerdings zeigte sich im Lauf der Therapie, dass sie selbst ebenfalls künstlerisches Talent besaß. Sie malte, schrieb und hatte ein feines Musikempfinden. »Manchmal finde ich mich wahnsinnig toll! Da bin ich ganz begeistert, dass ich das alles aufschreiben kann. Ich bin ja so froh, dass die Uschi alles weiß. Und dann die Senger Gitti aus dem Nachbarhaus, die wusste es ja sogar von meiner Mutter. Die soll es ruhig weitersagen. Am liebsten würde ich ein Buch darüber schreiben. Ich hätte auch schon einen Titel: ›Das Schweigen brechen‹. Oder vielleicht: ›Die Liebe lässt uns überleben‹. Mein Pseudonym wäre: Carmen Altmann. Einen Verleger habe ich im Bekanntenkreis von Eric. Das Buch sollte dann verfilmt werden, ich habe mir schon die Hauptdarsteller überlegt. Paul Hogan als Eric! Ich – das kann nur ich spielen. Oder eventuell Emma Thompson. Die Therapeutin: Whoopie Goldberg. Ich liebe diese Frau! Herzlich, natürlich, lustig, eine gute Mutter. Meine Mutter müsste Cathy Bates spielen, kennen Sie die, in ›Die Teufelin‹ hat sie mitgespielt. Eine Frau, die alles für ihren Mann tut, kein bisschen Selbstbewusstsein, immer nur Ja sagen. Aber brutal ist sie, sobald *sie* an die Macht kommt. Oder ich gehe ins Fernsehen. Einmal kam bei so einer Talkshow das Thema ›Vom Bruder missbraucht‹, da wurde eine Telefonnummer eingeblendet, ich war total aufgeregt und habe da angerufen, aber die Frau am Telefon hatte keine Ahnung. Man wird da überhaupt nicht aufgefangen.«

Das war wieder so eine Stelle, an der ich innerlich ächzte. Mädchen, Mädchen, dein Schmerz in Ehren, dachte ich, aber du bist schon *sehr* eifrig dabei, aus der Opferrolle narzisstischen Profit rauszuschlagen. Ich riet Nelly dringend davon ab, sich weiter um einen TV-Auftritt zu bemühen.

»Es ist ja so viel, da reicht die eine Therapiestunde in der Woche gar nicht aus«, stöhnte sie öfters. Ja, sie brachte in der Tat viel mit, massenhaft Erinnerungsblitze, Erlebnisse, Traumfragmente. Aber sie wirkte seltsamerweise gar nicht erleichtert darüber, dass sich ihr Stau allmählich entleerte. Vielmehr schien sie von einer Art Horror Vacui dazu genötigt, noch emsiger ihre Mitbringsel zwischen uns anzuhäufen. Kaum hatte sie eine Erzählung abgeliefert, verlor sie das Interesse daran und schweifte zum nächsten Thema. Als ich sie zum Beispiel einmal sanft damit konfrontierte, wie sie es ständig vermied, ihren dramatischen Traumberichten einen zweiten Blick zu widmen, rief sie schwärmerisch: »Ja, toll, was man sich da in der Nacht so zusammenspinnt, nicht wahr? Wenn ich das einer Traumdeuterin erzähle, die findet das sicher phantastisch! Die würde da tausend Dinge rauslesen.«

Da hast du die Retourkutsche für deine abfälligen Gedanken, dachte ich leicht beleidigt. Auch Nelly verstand sich also darauf, unterschwellige Entwertung auszuteilen. Da ich eine Deutung ihrer eigenen feindseligen Impulse an dieser Stelle aber nicht für »fällig« hielt, nahm ich lieber die Gelegenheit wahr, sie nochmals darauf hinzuweisen, dass es sehr aufschlussreich sein kann, über geträumte Erlebnisse ein wenig nachzudenken. In der Folge gelang uns auch manch erhellende Einsicht anhand von Träumen. Offenbar war hier kein unbewusster Widerstand am Werk gewesen, sondern es hatte nur der geduldig wiederholten Anleitung zur Selbstreflexion bedurft.

Immer wieder hatte ich in dieser Therapie mit unangenehmen Gefühlen zu kämpfen. Wenn Nelly zum tausendsten Mal ihre Häufchen brachte, ohne sich selbst um eine Einordnung der Puzzleteile in ein provisorisches Gesamtbild zu bemühen, dann erfasste mich ein panischer Widerwille, als stünde ich vor einer dieser unmöglichen Aufgaben, die den Helden im Märchen von bösen Hexen gestellt werden: einen Glasberg hochklettern; ein Gebirge aus Mehl mit dem Teelöffel vertilgen; einen Haufen von Splittern zu einem fugenlosen Spiegel zusammensetzen. Und immer wieder sagte ich mir: So ist es nun einmal. Man hat ihr tatsächlich den Spiegel zerbrochen. Es ist dein Job, die Fragmente aufzuheben, damit sie sich nicht weiter wehtut, damit ein erträgliches Selbstbild entsteht.

Kurz vor dem Ende der Therapie brachte Nelly mir ein Aquarell mit. »Ich habe gemalt. So ein schönes Bild! Ein Mädchen sitzt in einer schillernden Seifenblase. Es weint. Die Tränen bilden einen See. Oben sieht man ein helles Fenster mit Ausblick auf eine Allee, das ist die Zukunft. Um dorthin zu kommen, müsste das Mädchen aber die Seifenblase verlassen.« Nelly hatte das Bild kommentiert wie eine Führerin im Museum. Jetzt lächelte sie listig. »Damit sie herauskommt, habe ich ihr eine Leiter hingemalt. Aber nur ganz zart.«

Ein Weg für mich allein

»Eigentlich war ich ein wildes Kind, früher. Ich bin stundenlang allein mit dem Fahrrad herumgefahren. Ich bin immer gern allein draußen gewesen, im Wald, da höre ich so gern die Bäume rauschen.«

»Da hatten Sie keine Angst.«

»Ich wusste, mir passiert da nichts. Nur zu Hause passiert mir was.«

»Allein in der Natur fühlten Sie sich frei und leicht, so ähnlich wie in dem Traum mit dem roten Teppich. Aber im Kontakt mit Ihren Eltern war es vorbei mit der Freiheit.«

»Nein sagen ging einfach nicht! Wenn ich etwas nicht essen wollte, Speck zum Beispiel oder Rouladen, dann wurde ich dazu gezwungen. Wenn ich von jemandem eingeladen wurde, dann hat meine Mutter über meinen Kopf hinweg zugesagt. Auch beim Herrn Kitzmüller. Und beim Herrn Göbner. Ich bin gar nicht gefragt worden. Und wenn ich einmal versucht habe, mich zu behaupten, dann ist das meistens in die Hose gegangen. Da bekam ich ganz schnell ein schlechtes Gewissen, schon wenn ich mit meiner Mutter im Wald spazieren ging und wollte bloß einen Weg für mich allein durch die Büsche gehen.«

✳✳✳

Beim Jugendlager am Klopeiner See hat sich die 15-jährige Helene zum ersten Mal jemandem anvertraut. Eva Billwein, eine ältere Schülerin aus Klagenfurt, ist eine Zeit lang Brieffreundin und Ratgeberin. »Meine Mutter funkt mir immer dazwischen«, beklagt sich Helene, als sich der Klausberger Erwin ernsthaft für sie zu interessieren beginnt. »Dann musst du ihr auf die Finger klopfen«, empfiehlt Eva resolut, leider auf einer Postkarte – die von der Mutter natürlich prompt gelesen wird. »Ich habe geglaubt, wir sind Freundinnen!«, jammert die Mutter und weint.

✳✳✳

»Arm war die Mutter, die das Briefgeheimnis missachtete. Böse waren Sie. Schon wieder eine von diesen merkwürdigen Verzerrungen.«

»Genau. Viertes Gebot: Du sollst Vater und Mutter bemitleiden.« Wir mussten beide lachen, so trocken war das herausgekommen. »Es ist ja heute noch so. Ich habe immer noch ein schlechtes Gewissen, wenn ich etwas für mich mache. Ich denke immer: Die Mutti ist mir deshalb böse. Die Mutti ist allein. Dann bin ich ja mit siebzehn ausgezogen, aber das ging nur, weil mir der Erwin geholfen hat. Ich habe sie täglich angerufen. Fast täglich besucht. Das habe ich erst abgestellt, seit ich Therapie mache. Ich habe die Nestwärme gesucht. Es gab sie aber gar nicht! Ich habe sie immer gesucht!«

»Da wird es plötzlich verständlich: dass eine immer wieder dorthin zurückgeht, wo sie schlecht behandelt worden ist. Wegen der Hoffnung. Wenn ich es nur immer weiter versuche … Wenn ich nur eine gute Tochter bin … Nur nicht aufgeben. Dann werden sie mich eines Tages gut behandeln, und dann wird alles gut. So bleibt man kleben wie eine Fliege auf dem Leim.«

»Meiner Mutter passt es zum Beispiel gar nicht, dass ich mich so oft mit Eric treffe. Wahrscheinlich hat sie Angst, dass ich mit ihm weggehe, nach England. Und das würde ich wirklich am liebsten tun. Aber ich habe ja die Mutter hier, die zerfällt mir. In letzter Zeit sieht sie schon ganz krank aus.« Nelly imitierte gehässig den weinerlichen Tonfall der Mutter: »Haben dir die Ärzte jetzt auch schon verboten, mich anzurufen?« Sie schnaufte ärgerlich, rollte die Augen. »Aber wenn ich mir vorstelle, dass sie hier allein bleibt mit diesem Mann, dann stellen sich mir die Haare auf. Ich will mein eigenes Leben haben, aber das würde das Leben meiner Mutter zerstören.«

»Eine schreckliche Zwickmühle. Sie fühlen sich genötigt, auf den eigenen Weg zu verzichten, um die Mutter zu retten.«

»Ich glaube manchmal, ich schaffe es erst, frei zu sein, wenn sie tot ist. Das wäre mir mehr Erleichterung, als wenn *er* stirbt. Wenn er vor ihr stirbt, dann hat sie niemanden mehr, um den sie sich kümmern kann, dann geht sie ein. Obwohl … Bei jedem Begräbnis geht es mir durch den Kopf: Es sterben immer die Verkehrten. Mein Vater lebt noch immer.«

Etwa ab der Hälfte der Therapie begann sich eine zornige Empörung in Nelly zu regen. Dass ihr allmählich auch aggressive Impulse zu Bewusstsein kamen, verstand ich als Start der inneren Ablösung von den Eltern und als progressive Auseinandersetzung mit der Ablösungsschuld.

»Letzte Woche war ich mit dem Papa essen, im ›Wienerwald‹. Da geht er mich schon wieder so an. ›Hast du einen Freund? Schläfst du mit jemand? Du kannst mir vertrauen!‹ Da habe ich schon gewusst: Ich kann ihm natürlich *nicht* vertrauen. Ich habe ihm nichts gesagt.«

»Diese Tür konnten Sie also verschließen.«

»Ja! Das wird mir selber erst langsam klar. Ich kann eigentlich stolz drauf sein, dass ich ihm was entgegensetze. Mein Bruder Hermann war ja immer total fassungslos, wenn ich mich nicht nur geziert habe, sondern richtig deutlich wurde: Hör auf! Neulich sagt noch der Papa: ›An dich darf man ja jetzt gar nicht mehr dran.‹ Und ich sag drauf: ›Nein. An mich darf man nicht dran, wenn ich es nicht will.‹ Daraufhin hat mir die Mutti sofort Geld in die Hand gedrückt, ich soll mir was Süßes kaufen. Schweigegeld.«

Die Idee von der angemessenen Abgrenzung, die im Notfall auch aggressiv sein darf, wurde von Nelly auf verschiedenen Gebieten mit Eifer umgesetzt. Ihre rosa Sachen gab sie komplett zur Caritas-Altkleidersammlung. Die Kommode, die ihr der Herr Kitzmüller als Geschenk aufgedrängt hatte, schmiss sie zum Sperrmüll. Sie verließ den Kirchenchor, ungeachtet der Klagen ihrer Mutter, und ging nur noch am Sonntag zum Essen ins Elternhaus. In der Sonntagsmesse zeigte sie sich stolz Arm in Arm mit Eric.

»Es geht mir darum, dass sie alle sehen: Ich bin eine normale Frau geworden. Wissen Sie, so«, sie warf sich bewusst theatralisch in Pose. »Ha! Jetzt zeige ich's euch allen! Ich genieße meine Verruchtheit! Euch brauche ich jetzt nicht mehr!«

Zwischendurch tauchten mehrmals drastische Phantasien von Gegenwehr und Vergeltung auf. Mit leuchtenden Augen malte sie sich aus, wie sie einen eventuellen Angreifer mit dem Nudelholz in die Flucht schlagen würde. Sie besuchte einen Selbstverteidigungskurs und informierte sich über Kampfhunde. Triumphierend berichtete sie von Racheträumen.

∗ ∗ ∗

Ein Speisesaal voller Kinder. Ich bin erwachsen. Der Herr Kitzmüller sitzt zwischen den Kindern wie ein verschrecktes Karnickel. Ich sage ihm die Meinung. Ich beschimpfe ihn. Er isst Grießbrei wie die kleinen Kinder. Er kommt mir so klein vor.

∗ ∗ ∗

Ich bin im Schlafzimmer meiner Eltern. Da ist ein Mann. Ich erschlage ihn mit dem Hammer. Er hat ein Loch im Kopf, darin sieht man das Hirn. Seine blauen Augen sind offen. Er ist tot. Sieht aus wie Tom Hanks. So ein schöner Mann, denke ich. Den erschlägt man doch nicht!

∗ ∗ ∗

Dann kam der Traum von der Rettung:
Ich komme aus einer Hofeinfahrt in der Wolfgasse und sehe ein kleines Mädchen, vielleicht vier Jahre alt, mit langen Zöpfen und einem rosa Kleid. Ich schreie: »Lasst die Kleine in Ruhe!« Da sehe ich sie um die Ecke laufen. Ich schreie: »Ihr

müsst das Kind zurückholen!« Und tatsächlich kommt es zurück, aber dahinter ein ganzes Gespann Biergäule, immer zwei nebeneinander. Die sind hinter ihr her, galoppieren auf mich zu. Ich bekomme einen Hufschlag ab. Aber ich habe die Kleine beschützt.

∗∗∗

»Ein rosa Kleid hatte die Kleine an?«

»Ja, so eines wie mein Taufkleid.«

»Fast hätte man die Kleine um die Ecke gebracht. Aber Sie retten sie, unbefleckt in Ihrem Taufkleid.«

»Ich habe das Taufkleid vor kurzem selber aufgetrennt. Ich habe es für Puppenkleider verwendet.«

»Gute Idee.«

»Damit können andere Kinder auch noch ihre Freude haben.«

»Das Taufkleid ist zerstört. Aber weil Sie so erfinderisch sind, hat es einen neuen Sinn bekommen. Und mutig sind Sie auch. Dieses Kind, das der kleinen Helene recht ähnlich sieht, haben Sie gerettet, weil Sie heute kämpfen können.«

Der Rettungstraum ist mir als eine Art Wendepunkt in Erinnerung geblieben. Der Schwerpunkt unserer Gespräche verlagerte sich allmählich von der Vergangenheit auf die Gegenwart und die Zukunft. Indem sie sich aus den alten Verstrickungen befreite, bekam Nelly mehr Bewegungsfreiheit. Aber damit konnte und *musste* sie nun ihre Schritte selbst wählen. Fremden Hunden und Pferden konnte sie Paroli bieten. Sollten ihr aber selbst die Gäule durchgehen, war sie nun selbst verantwortlich.

∗∗∗

Ich werde von einem Pferd angegriffen, von so einem richtigen Luder. Ein zweites Pferd stellt sich schützend vor mich.

∗∗∗

Zu diesem Traumbericht brachte Nelly gleich ihre Interpretation: »Steht nicht Pferd für Manneskraft? Also für die Stärke des Mannes? Das erste Pferd ist mein Vater. Das zweite ist Eric.«

Nachdem sie in dieser Stunde alle möglichen anderen Themen gestreift hatte, kam sie wieder einmal auf das besitzergreifende Verhalten ihrer Mutter zu sprechen.

»Ich habe ihr gesagt, dass ich jetzt wahrscheinlich nicht mehr jeden Sonntag bei ihr essen kann, weil ich doch so viel wie möglich mit Eric zusammen sein will.« Sie warf mir einen koketten Seitenblick zu. »Ich bin schon ein Luder!«

»Da muss ich jetzt an Ihren Traum denken. Dieses aggressive Luder von einem Pferd: War das etwa weiblich?«

Nelly lachte. »Aber nein. Ich war doch das Opfer.«

»Na, dann konnten Sie ja unmöglich das Luder sein.«

Sie nickte zufrieden.

Ganz in Weiß

Nelly hatte einen Traum:

* * *

Ich habe ein neues Kleid an. Ein Brautkleid ist es nicht, aber es ist weiß, mit roten Rosen und einer roten Schleppe. Dazu trage ich ein Diadem mit Gold und Silber und einen Schleier. Ich spüre das Gewicht dieser Krone, sie ist sehr schwer. Ich bin gerade angezogen worden – wie zu einer Krönung oder einer Hochzeit.

* * *

Als Nelly Kutscher sich in Eric Goodman verliebte, war sie fast dreißig und er Mitte vierzig. Es begann mit einem Augenflirt in der Volkshochschule. Nelly wusste das genaue Datum.

»Die Aufmerksamkeit in seinen Augen. Das werde ich nie vergessen. Da war Liebe von Anfang an. Er ist so attraktiv! Wie er dasteht und den Kurs leitet. Er hat so einen schönen Brustkorb und …«, sie kicherte, »also sein Hintern ist auch nicht ohne.«

In der für sie typischen kunterbunten Mischung hielt Nelly mich jede Stunde auf dem Laufenden, wie es mit Eric weitergegangen war, während sie parallel ihre schlimme Geschichte abarbeitete. Die beiden Erzählstränge waren manchmal recht unübersichtlich ineinander verflochten, aber allmählich lösten sie sich voneinander. Rückblickend scheint mir, dass sie sehr gut daran tat, die alten Verstrickungen fortlaufend aus den neuen Erlebnissen herauszukämmen, ähnlich wie man Spinnweben abstreift. Gerade dass sie innerhalb der Therapie die alten Wunden jedes Mal sozusagen »anklickte«, sobald sie im Wachstum der neuen Liebesbeziehung aktualisiert wurden, hat es ihr wahrscheinlich möglich gemacht, sie weitgehend zu »löschen«.

* * *

Eine Verkäuferin will mir das Brautkleid überstülpen. Es ist aber nicht das, was ich haben wollte. Es sieht eher aus wie ein Kimono, golden und rot, wie bei Madame Butterfly.

* * *

Ein paar hundert Meter von meiner Praxis entfernt befindet sich ein Geschäft für Brautmoden. Ich stelle mir vor, dass Nelly auf dem Weg zur Therapiestunde häufig vor dem Schaufenster verweilte. Sie träumte sich schon ins Brautkleid hinein, als sie mit Eric erst Händchen hielt. Immer wieder hörte ich mit Rührung, wie entzückt sie von ihrem Freund berichtete. Sie zeichnete das Bild eines klugen, freundlichen, großzügigen, aber auch spröden Mannes, der in seinen Vierzigern bereits auf eine Reihe von Enttäuschungen in der Liebe zurückblickte und daher vorsichtig war.

»Ich denke oft: Ich liebe diesen Mann! Aber das kann ich ihm doch nicht sagen, oder? Er ist oft so reserviert. Hach, was kann ich den Mann abschmusen! Du sollst wissen, dass ich dir vertraue, habe ich zu ihm gesagt. War das kitschig? Hach, der Mann ist zu gut für diese Welt!«

In die begeisterten Schilderungen von Fahrradtouren und Eishockey-Matches und Opernbesuchen mischten sich immer wieder düstere Einsprengsel, sobald die Entwicklung eine erotische Färbung bekam.

»Er war bei mir, als meine Mutter vorbeikam. Die ist dann sowas von blöd! Bricht sofort wieder auf und blinzelt mir so zu, na, ihr beiden, ich lass euch dann allein. Ich habe ihm dann ein bisschen vom sexuellen Missbrauch erzählt. Eric ist ja der erste Mann, bei dem ich mich traue, so richtig offen zu sein. Aber dass er gar nicht mehr wissen will, als er jetzt schon weiß, das enttäuscht mich.«

»Als wollte er *von Ihnen* nichts wissen, wenn er vom Missbrauch nicht alles wissen will. Vergessen Sie nicht, er lernt Sie *jetzt* kennen. Er sieht verschiedene Nellys, die Verliebte, die Malerin, die Einzelhandelskauffrau, die Hübsche, die Köchin …«

»… die Leserin, die Radfahrerin, die Zuhörerin, den Opernfan …«, setzte sie eifrig fort. »Er soll ruhig auch meine Schattenseiten kennen lernen. Die Verklemmte zum Beispiel. Oder die Jähzornige. Manchmal möchte ich auf eine Schublade hintreten vor Zorn. Und dass ich es nicht mehr hören kann, wie meine Mutter betet! Die fragt mich doch glatt so Sachen wie: ob man schon in der Beichte Vergebung kriegt oder ob das beim Jüngsten Gericht alles noch einmal kommt. Nein, dass ich nicht mehr in die Kirche gehe, das ist sicher eine Schattenseite. Und dass ich mich manchmal wie erdrückt fühle, wenn ich sein Gesicht so nah vor mir sehe. Aber ich will das! Und wenn es das Letzte ist, was ich tue!«

Mir gefiel diese lebenshungrige junge Frau, die sich beharrlich ihren Zielen aus dem Erstgespräch (Schwimmbad, Zungenkuss) annäherte. Von Frau zu Frau zeigte sie mir den spitzenbesetzten Träger ihres neuen champagnerfarbenen BHs und erzählte triumphierend von der Satinbettwäsche, die sie für ihre »Liebeshöhle« erstanden hatte.

»Das wäre meiner Mutter gar nicht recht. Die will, dass ich als Jungfrau in die Ehe gehe«, sagte sie treuherzig. »Die ist ja so engstirnig erzogen worden, nur mit Zucht und Ordnung. Wenn ich mit meinem kleinen Neffen schwimmen gehe, packt sie mir extra einen Bademantel ein, damit der mich ja nicht nackt sieht.«

Da war sie, eine blühende Frau Ende zwanzig, ein missbrauchtes Mädchen und dennoch eine Jungfrau, die bis auf einige halbherzige Versuche noch nie freiwillig Sex gehabt hatte.

»›Ist das nicht Sünde‹, habe ich den Hermann damals gefragt. ›Ach, das ist die beste Art für ein Mädchen‹, hat er gesagt, ›zuerst einmal mit einem Verwandten. Nur so kannst du deine eigene Sexualität finden‹, hat er gesagt.« Stille. »Aber so habe ich sie verloren.«

»In Wirklichkeit sind Sie noch unschuldig.«

»Wenn ich je einen drüberlasse, hat mein Vater gesagt, dann hat er mich nicht mehr lieb. Dann bringt er mich um. Er kann das spüren, ob ich einen drübergelassen habe, das hat er gesagt.«

* * *

In der Kiste mit den Fotos gibt es Bild von Helene mit dem Vater. Man sieht, wie sie den Vater heiratet. Sie ist vielleicht fünf Jahre alt. Die Kleine trägt den Brautschleier der Mutter. Eine Perlenkette ist über die Stirn drapiert. Nanu, spielt sie hier etwa eine Haremsdame? Alsdann sagt der Vater, sie hat ihn geheiratet, und jetzt muss es auch eine Hochzeitsnacht geben.

* * *

»Und sofort war das Gefühl da: Hätte ich nur diese Hochzeit nicht gespielt, dann wäre vielleicht alles anders gekommen!« Nelly seufzte verzagt.

»Ja, genau!«, rief ich sarkastisch. »Und alle Kinder, die jemals Räuber und Gendarm gespielt haben, sind selber schuld, wenn sie jetzt verhaftet sind oder erschossen!«

Mein Ausbruch von heiligem Zorn spiegelte wider, wie tief offenbar die Überzeugung eigener Schuld in meiner Patientin eingegraben war, sodass ich mich genötigt fühlte, so starke Geschütze aufzufahren. Was für eine aberwitzige Idee: Das Kind hätte irgendeine Wahl gehabt! Hätte irgendeinen Fehler vermeiden können! Ich kann es mir nur so zusammenreimen, dass kleine Kinder offenbar nichts so notwendig brauchen wie die Vorstellung, sie hätten Einfluss auf die Dinge und die Menschen. Lieber nehmen sie ein völlig überzogenes Schuldgefühl in Kauf, als sich von ihrer realen Machtlosigkeit erdrücken zu lassen.

»Sie können nichts dafür!«, sagte ich eindringlich. »Sie können nichts dafür! Was der kleinen Helene da widerfahren ist, das sagt doch gar nichts über sie aus. Genauso wenig, wie wenn sie Opfer eines Erdbebens geworden wäre. Sie konnte nichts dafür! Sie, die erwachsene Nelly, Sie haben in Ihrem Leben gewiss schon eine Menge Fehler gemacht, und für die sind Sie auch verantwortlich. Aber hier sind Sie ganz und gar unschuldig!« Ich redete mich in Hitze. »Es ist normal, dass Kinder ihre Eltern lieb haben, sogar, wenn sie nicht besonders gut behandelt werden. Sie sind zum Überleben auf die Eltern angewiesen. Es ist normal, dass Mädchen erste Phantasien vom Geschlechtsleben um ihre Väter oder Brüder herum spinnen, denn die haben sie eben vor der Nase. Es ist normal, dass sich da eine erotische Färbung beimischt. Es kann sogar vorkommen, dass sich einmal ein Elternteil vom Kind erotisch angesprochen fühlt. Aber es ist die Pflicht der Erwachsenen, die Grenze zwischen Vorstellung und Wirklichkeit zu halten. Für kleine Kinder ist diese Grenze ja noch nicht so scharf, die leben ja zum Teil in einer magischen Welt, die glauben es ja wirklich, dass Träume Wahrheit werden und dass Gedanken und Worte und Taten das gleiche Gewicht haben. Dass Blicke töten können. Dass Wünsche in Erfüllung gehen, wenn man nur fest genug wünscht. Ich glaube, ja, das glaube ich«, schloss ich meine flammende Rede, »dass wir auch als Erwachsene für unsere Träume und Phantasien nicht verantwortlich sind. Aber für unsere Taten!«

Nelly starrte mich beeindruckt an. Oder war sie nur verdutzt über meine Heftigkeit? »Aber dieses Bild war mir schon sehr wichtig«, sagte sie nach einer kleinen Pause, als habe sie meine Predigt gar nicht gehört. »Da konnte ich sehen, dass ich den Papa in diesem Alter noch furchtbar lieb hatte, sonst hätte ich nicht Hochzeit mit ihm gespielt, oder? Das wäre nicht möglich gewesen, wenn er mich vorher schon missbraucht hätte, oder? Und dass ich als Baby so viel erbrochen habe, das hatte dann wahrscheinlich doch andere Gründe, vielleicht nach der Umstellung vom Stillen auf die Flasche. Und das Schulversagen kam ja dann viel später. Auch die Blasenentzündungen. Ich war furchtbar schlecht in Mathematik.« Fröhlich fügte sie hinzu: »Ich hatte einfach keine Lust auf das ganze Zeug!« Und lachte.

»Sie waren eben nicht nur ein missbrauchtes Kind, sondern auch ein faules Luder!« Wir lachten.

Mit der Angst, sie könnte vielleicht wirklich ein Luder sein, hat sich Nelly noch viel herumschlagen müssen. Wie Ebbe und Flut lösten Wellen von Wunsch und Angst, von Genuss und Scham einander ab.

»Hier, schauen Sie, Safaristil!« So wies sie mich stolz darauf hin, dass sie zum ersten Mal einen Rock zu tragen wagte. Sie ließ sich die Haare schneiden und trug sie offen, sodass sie in Wellen ihr schönes Gesicht umrahmten. Der neue Pony stand ihr sehr gut. Sie experimentierte mit dem Hippie-, dem Ethno- und dem Dandy-Stil. »Ich werde immer dreister mit der Kleidung! Gestern war ich sogar schulterfrei in der Volkshochschule. Wissen Sie, was Eric gesagt hat? Gib doch zu, dass du schön bist! Man hat mir früher schon einmal gesagt, ich soll Fotomodell werden. Aber ich werde doch lieber im Verkauf bleiben.« Sie lachte plötzlich auf. »Das hätte es früher nie gegeben, dass mich ein Kollege ins Knie zwickt und ich zwicke zurück. Mir geht's so saugut, es ist eine Frechheit!«

Eine Woche später plagte sie sich mit Zweifeln. »Wie weit kann ich gehen mit meinen Wünschen? ›Ich möchte deine Geliebte sein‹, kann ich ihm das sagen? Und was ist, wenn ich bei einer Umarmung lachen muss? Ich bin ja so kitzlig.«

»Am liebsten würden Sie alles genau planen.«

»Ja, weil ich früher so oft überrumpelt worden bin. Und dann habe ich so Angst, dass sein … also, er könnte zu groß sein.«

»Der Penis von Ihrem Vater war zu groß, weil Sie ein Kind waren. Jetzt haben Sie einen Frauenkörper. Wenn eine Frau will, dann passt der Penis schon in die Scheide.«

Sie kicherte aufgeregt: »Ich stelle mir das gerade bildlich vor!« Und hielt sich verschämt die Hand vor den Mund. »Ich träume ja schon davon! Beim Aufwachen hatte ich so eine Art Krampf, so auf und zu.«

»Klingt wie ein Orgasmus.«

Nelly lächelte verschämt. »Jaaa …, das gibt man nicht gerne zu …«

»… wenn man davon überrumpelt wird, ohne dass man es gewollt hat.«

Sie nickte. Stille. »Und ich habe so Angst, dass ich ihm vielleicht nicht gefalle.«

»Mit dieser Sorge stehen Sie wieder einmal in einer Reihe mit allen anderen. An anderen Punkten sind Sie außerhalb mit Ihren außergewöhnlichen schlechten Erfahrungen. Aber der Angst, nicht zu gefallen, muss sich jede und jeder stellen.«

»Ja, in einer Reihe mit den anderen Frauen.« Nelly hat diese Formulierung offenbar hilfreich gefunden. Sie hat sie später noch oft zitiert, wenn sie sich bemühte, ihre krankheitsbedingten Schwierigkeiten von allgemeinen Widrigkeiten des Lebens zu unterscheiden. »Ich gehe im Zickzack an dieser Reihe entlang.«

Wieder eine Woche später berichtete sie stolz: »Ich bin beim Frauenarzt gewesen, wegen der Pille. Ich habe eine ganz normale Gebärmutter, da passt jede Menge hinein! Ich meine, jede Menge Babys. Erst seitdem ich die Therapie mache, empfinde ich mich als Frau, wissen Sie. Und über Kinder sind wir uns schon einig. Er will Kinder, ich will Kinder. Zwei so künstlerische Menschen! Meine Söhne werden kleine Van Goghs!«

Nächste Woche: »Ich weiß gar nicht, wie ich ihm zeigen könnte, dass es mir gefällt. Ich will ja jetzt nicht für ihn die Sexbombe sein. Oder vielleicht doch. Was weiß ich. Hach, ich habe Angst vor meinen eigenen Reaktionen. Der Hermann wollte immer, dass ich stöhne, da habe ich es getan. Obwohl ich nichts empfand.«

»Vielleicht befürchten Sie, dass Sie auch mit Eric so tun als ob?«

»Dieses unbedingt der Norm entsprechen wollen. Als Eric mich am Busen berührte, da hat er gefragt: ›Gefällt es dir?‹ Und ich: ›Ja.‹ Und dann habe ich mich so geschämt!«

»Warum?«

»Bloß nie zugeben, dass du bei der Schweinerei etwas empfunden hast.«

»Haben Sie denn bei der Schweinerei was empfunden?«

»Nur beim Hermann. Ein … ein nicht unangenehmes Gefühl. Ich habe meinen Körper dafür gehasst. Aber ich habe ja geglaubt, das machen alle Geschwister. Um den Körper kennen zu lernen. Damit ich einen Mann einmal ordentlich befriedigen kann, hat der Papa gesagt.«

»Sind Sie beim Hermann auch spazieren gegangen?«

Sie schüttelte den Kopf. »Bei ihm war ich da. Ich weiß viel mehr Begebenheiten mit Hermann als mit anderen. Sogar als ich gemerkt habe, dass ich stärker bin als er, habe ich mich nicht gewehrt. Ich war schon zwanzig und er schon verheiratet, da ist er mir noch an die Brust gegangen.«

»Wie haben Sie das gestoppt?«

»Ich habe ihm keine Gelegenheit mehr gegeben. Ich bin ausgezogen.«

»Wenn Sie bei der Schweinerei etwas Nicht-Unangenehmes empfunden haben, dann kommen Sie vor sich selbst in den Verdacht, dass Sie nicht nur das Opfer sind, sondern auch eine Mittäterin. Sie haben sozusagen den Feinden, die Ihr Gebiet bedrohten, eine Tür geöffnet. Eine Art Kollaboration. Es ist, als hätten Sie zugelassen, dass die Eindringlinge eine Filiale des Bösen innerhalb der Mauern Ihres Selbst eröffnen. Leute aus dem Rotlichtmilieu kommen in Ihr ordentliches Wohnviertel und eröffnen ein Pornokino. Und Sie stöhnen vor Vergnügen. Dieser Teil Ihres Selbst passt nicht zu den Idealen, die Ihnen von der Mutter und von der Kirche gepredigt wurden, also fühlen Sie sich schuldig und schämen sich. Aber just dieses Sexkino wird angepeilt, wenn Sie sich durch Ihren Freund erregt fühlen und wenn Sie für ihn gerne eine Sexbombe sein wollen.«

Nelly starrte mich an. »Gut erkannt!«, rief sie.

***

Eine Schlange ringelt sich um mein Bein. Ich sehe ihr aufgerissenes Maul vor meinem Gesicht. Eine andere gibt mir eine Spritze in den Rücken, das ist das Gegengift. Ich habe keine Angst mehr.

***

Nächste Stunde: »Stellen Sie sich vor, wir tun es am Wochenende, dann kann ich es Ihnen gar nicht erzählen!«

»Dann tun Sie es eben und sprechen nicht darüber.«

Nächste Stunde: »Und was ist, wenn ich seine Bettwäsche versaue? Das wäre mir total peinlich.«

***

Im Bett des Vaters ist eine blutige Matratze. Die Mutter sagt, dort sind die Kinder geboren worden. Aber die Kleine ist sicher, dass die Flecken von ihr sind. Sie sitzt auf dem Vater. Analverkehr. »HoppaHoppaReiter«. Dann wechselt er das Leintuch. Das macht er sonst nie. Hauptsache, keinen Dreck hinterlassen.

***

Nächste Stunde: Nach ein paar Minuten fing Nelly zu schluchzen an. »Oh Gott, ich glaube, das wird nichts mit Eric! Er will mich nicht. Jetzt kennen wir uns schon so lange, und er will nicht, dass ich bei ihm übernachte. Ich komme von dem Mann aber nicht los! Oh Gott, ich glaube, ich werde noch hörig. Es ist so demütigend! Bäh, und dann habe ich auch noch den Hermann getroffen, der hat mir die Zunge hineingesteckt. So ein ekelhaftes Schwein. Ich habe so Angst, dass der auch an meinen kleinen Neffen geht. Ach, Eric. Ich wünsche mir so, mit ihm zu schlafen. Weil ich ihn total liebe. Na toll, jetzt heule ich.«

»Jetzt fühlen Sie einen gegenwärtigen Schmerz. Der Mann, den Sie lieben, scheint Sie nicht so zu begehren wie Sie ihn. Begehrt wurden Sie von den falschen Männern zur falschen Zeit.«

»Ich war ja auch ein hübsches Kind, lange Locken, kurze Röcke. Ach, ich komme mir so unanständig vor, dass ich es von Eric überhaupt gewollt habe.«

»Weil Sie bis jetzt noch nicht bei ihm landen konnten?«

»Allein, dass ich abgewiesen wurde, das zeigt doch schon, es war ein abwegiger Gedanke.«

»Das Gefühl, sich zu weit vorgewagt zu haben … sich gezeigt und geöffnet zu haben … und dann kommt nichts Entsprechendes von der anderen Seite … Man schämt sich. Steht da wie bestellt und nicht abgeholt.«

»Und ich blödle noch mit der Uschi über Kondome. Und habe es noch nie getan! Ich wundere mich, dass ich nicht rot werde.«

Ich lächelte freundlich. »Vielleicht sind Sie eine gute Schauspielerin?«

»Ja, das bin ich wohl.« Sie lächelte auch.

»Vielleicht ist einfach der richtige Zeitpunkt für Sie und Eric noch nicht gekommen.«

Der richtige Zeitpunkt kam, als Eric sich bei einem Eishockey-Match den rechten Arm brach. Nelly begleitete ihn ins Krankenhaus und brachte ihn dann nach Hause.

✳ ✳ ✳

Weil Eric mit der linken Hand so ungeschickt ist, muss Nelly für beide einen Whisky eingießen, als ob sie in seiner Wohnung zu Hause wäre. Er kriegt dann noch einen Bärenhunger, und sie zaubert ein Omelett aus den Resten in seinem Junggesellenkühlschrank. Schließlich kommt ihre Mutter ja aus der Gastronomie. Nelly denkt die ganze Zeit daran, dass Eric sie vor der ganzen Eishockey-Mannschaft geküsst hat. Küssen kann er auch mit Oberarmgips. Umarmen kann er sie mit links. Sie hat ja sein Versprechen, dass er ihr nie wehtun wird. Jetzt ist er ganz wehrlos. Sie hätte ihn durchkitzeln können! Eric findet die richtigen Worte: »Ich bin nicht gefährlich. Ich bin nur nackt.«

✳ ✳ ✳

»Unsere erste Nacht zusammen. Ich war immer *da*. Mein Geist will es. Mein Körper ist verstört.«

In der nächsten Nacht hatte sie einen Albtraum.

✳ ✳ ✳

Da ist ein gedeckter Tisch. Alles ist hergerichtet für eine deftige Mahlzeit, so eine Art Brettljause, wie mein Vater es gern hat. Am Tisch sitzt eine Horde von älteren Männern. Alle schreien wild durcheinander. Mein Vater schreit: »Wenn du noch einmal freiwillig Sex machst, schlag ich dich zusammen!« *Ich habe ein Gefühl wie Blasenentzündung. Es ist eine Eifersuchtsszene. Wie Gericht über mich. Ich sitze zusammengesunken in der Mitte.*

✳ ✳ ✳

In den folgenden Wochen erlebte Nelly eine Welle des Glücks. »Es kommt mir vor, als würde ich mich von einer langen schweren Krankheit erholen. Schritt für Schritt.« Sie lachte. »Gestern habe ich unsere Bettwäsche – *unsere* Bettwäsche – in die Wäscherei gebracht. Der Besitzer fragt, ob die Sachen nicht gestärkt werden sollen. Wegen der Lebensqualität. Ich habe nur gegrinst und mir gedacht: Unsere Lebensqualität im Bett ist eh schon sehr gut, auch ohne gestärkte Bettwäsche. Das habe ich ihm dann erzählt. Nein nein, natürlich nicht dem Mann von der Wäscherei, keine Angst, dem Eric habe ich es erzählt. Mit ihm mache ich gerne so zweideutige Witze. Ich bin so schlimm geworden!«

Ein eigener Traum legte mir nahe, mich – als Mutterfigur – aus dem Raum der Tochter zurückzuziehen.

* * *

Ich bin mit Nelly und Eric in einem amerikanischen Motelzimmer. Ich sehe die Schattenstreifen von den Jalousien, während ich zuschaue, wie sie sich lieben. Ich sage in Gedanken zu mir: Ich wohne dem Akt bei. Wahrscheinlich habe ich mich hierher verirrt. Ich schäme mich und sage mir, dass ich mich unbemerkt hinausstehlen sollte. Das hier geht mich nichts an.

* * *

Nächste Woche: »Ich hatte ein schreckliches Erlebnis mit Eric. Mitten in der Nacht, im Dunkeln, hatte ich plötzlich das Gefühl, mein Vater liegt neben mir. Ich musste tasten. Ich hatte große Angst. Eric hat eine Kerze angezündet. Dann ging die Angst weg.«

»Gestern Nacht ein tolles Liebesabenteuer. Aber heute in der Früh ist mir total schlecht. Es tut mir manchmal so weh, als wäre da eine Nadel im Unterleib. Etwas, was da nicht hingehört. Früher hatte ich ja die Vorstellung: Wenn ich alles zusammenkrampfe, dann zieht sich alles nach innen, dann ist nichts mehr da, was man angreifen kann.«

* * *

Eine dicke Frau im Krankenhaus. Sie sieht aus wie Tante Grete. Sie hat überall Schläuche, in allen Körperöffnungen. Jemand gibt mir Waschpulver. Beim Aufwachen habe ich einen Waschpulvergeschmack im Mund.

* * *

»Da muss irgendwas sauber gemacht werden. Die schmutzige Bettwäsche vielleicht?«

»Hm … Als meine Mutter einmal ins Krankenhaus musste, sollte ich bei der Tante Grete übernachten. Niemand hat mir gesagt, warum, obwohl alle wussten, es war wegen dem Papa. Die Mutti hatte damals eine Unterleibsgeschichte. Ich habe mich ja dort nicht gewaschen. Ich habe geschwindelt. Ich habe gesagt, ich hätte mich schon gewaschen, aber der Waschlappen war trocken.«

»Was für ein Gefühl hatten Sie im Traum?«

»Verwundert. Verstört. Da kam ein Schlauch mit brauner Flüssigkeit aus der Scheide. Das war geronnenes Blut.«

»Eine Nadel im Unterleib, das muss ja wehtun und bluten. Ich glaube, Ihre seelische Kühnheit hat den Körper ein Stück überholt. Sie trauen sich allerhand, aber der Körper erinnert sich an den Missbrauch. Die alten Verletzungen werden berührt, die alte Angst, das alte Schuldgefühl. Aber Sie spüren jetzt, was Sie wert sind. Sie gehen Ihren eigenen Weg. Trotz allem.«

* * *

In einem Schönheitssalon liegt ein Mädchen auf einer Liege. Das bin nicht ich, das ist ein fremdes Mädchen. Sie hat ein schönes Gesicht und dunkle lockige Haare. Um sie herum stehen Männer mit Operationsmasken. Man sagt zu ihr: »Aus dir machen wir ein Monster.« Das Mädchen liegt mit dem Gesicht nach unten. Man sieht schon, wie die Haut auf dem Rücken aufplatzt. Der Kopf ist eine Art Fleischhaufen, richtig hässlich. Das hässliche Monster steht auf und verfolgt mich. Ich fliehe ins Nebenzimmer. Da ist Eric. Er steht hinter mir. Ich schnappe mir einen Eishockey-Schläger und haue das Monster mitten ins Gesicht, da ist es verschwunden.

* * *

Diesen Traum erzählte mir Nelly in der letzten Stunde. Im Traum obsiegte also die tapfere Erwachsene mit dem guten Mann als Rückhalt über das narzisstische Kind und die verunstaltete Kranke.

Fast ein Jahr später, es war in den Osterferien, habe ich von Nelly Kutscher geträumt.

* * *

Nellys Hochzeit. Nelly und Eric heiraten also tatsächlich. Sie hat mich nicht eingeladen, was ich ein bisschen beleidigt registriere. Irgendwie bin ich aber doch dabei. Sie kommt mir entgegen. Offenbar hat sie beträchtlich abgenommen. Ihr Busen ist üppig wie früher, aber ihre Taille ist lang und sanft geschwungen. Sie bittet mich um den Rat der Expertin: »Soll die Korsage schwarz oder weiß sein?« Ich sage: »Weiß.« Dann gerate ich in eine Besprechung mit älteren Ärzten. Alle sind auffallend braungebrannt und arrogant. Ich verhalte mich reserviert, mache einige spitze Bemerkungen. Wer wüsste denn besser über Nelly Bescheid als ich?! Die maßen sich ein Urteil an! Wahrscheinlich alles Gynäkologen. Männer!

* * *

Ein halbes Jahr später, das heißt viereinhalb Jahre nach dem Beginn der Therapie bekam ich einen Brief von Nelly Goodman. Er kam aus Manchester, Erics Heimatstadt. Darin lag ihr Hochzeitsfoto. Zwei Jahre später erhielt ich die Nachricht von der Geburt ihrer Tochter Emily.

Das Sandkorn im Schuh

Nelly Kutscher hat sich im Verlauf ihrer dreijährigen Psychotherapie äußerlich stark verändert. Sie nahm an die fünfzehn Kilo ab. Sie experimentierte mit verschiedenen Looks, begann Röcke und Kleider anzuziehen, schminkte sich und probierte alle paar Monate eine neue Frisur aus. Statt sich zu verhüllen, begann sie sich zu zeigen. Sie holte die pubertäre Suche nach dem eigenen Stil nach. Mir scheint rückblickend, dass Nellys Schönheit, die ja schon bei der ersten Begegnung zu ahnen war, immer klarer aus der verschwommenen Skizze hervortrat; ähnlich wie eine Fotografie immer deutlicher wird, sobald das Negativ mit der Entwicklerflüssigkeit in Kontakt kommt. Die hoheitsvolle Körperhaltung kam mir nun stimmig vor, sie trug den Kopf hoch und schaute mir gerade in die Augen. Wenn sie Jeans trug, adrett mit weißer Bluse kombiniert oder kess im Western-Look, dann saß sie breitbeinig da, den schlanken Knöchel salopp auf das Knie des anderen Beins gestützt. Die Arme lagen lässig auf den Sessellehnen, die Hände ließ sie baumeln. Ihre Ausschnitte wurden immer gewagter. Sie wirkte oft fröhlich und lachte viel. Ich hatte meine helle Freude an ihr.

Parallel dazu wandelten sich die Themenschwerpunkte. Sie sprach mehr von ihrer aktuellen äußeren Wirklichkeit, von ihrer Arbeit, ihren Hobbys und ihrer Liebschaft. Gegen Ende des ersten Behandlungsjahrs bekam sie im Farbengeschäft Moser plötzlich die Kündigung, ohne Angabe von Gründen. Erst aus diesem Anlass erfuhr ich Einiges von ihrem Berufsalltag.

»Die sagen jetzt keinen Grund, aber ich weiß genau, was los ist. Die Chefin hat mich gesehen, wie ich abends in den Malkurs gegangen bin, und offiziell war ich im Krankenstand, Magendarmgrippe. Die hat mich sowieso schon immer belauert. Hat sich in jedes Verkaufsgespräch eingemischt, hat ständig so herumgestichelt, dass ich zu doof bin. Gut, ich muss schon zugeben, meine Leistungen waren, naja, schwankend. Aber die wussten doch, warum! Ich habe denen doch vom Missbrauch erzählt. Mir scheint, die wollen sich vor dem Weihnachtsgeld drücken. Meine Vorgängerin hat sich alles gefallen lassen. Aber nicht mit mir! Der Chef war am Anfang ganz begeistert von mir. Keine Ahnung, wieso sich seine Meinung so gedreht hat. Ob das mit der Geschichte zusammenhängt, die er von mir kennt? Der Chef hat mich ja nie belästigt. Aber einer von den Aushilfen, das ist ein Fummler, und bei mir ist der nicht gelandet. Na, jedenfalls die Reaktion von meiner Mutter war ganz toll. ›Ich geh da nie wieder hin‹, habe ich gesagt, im ersten Schock. Und sie: ›Wenn du nicht willst, dann musst du nicht hin.‹«

Ich vermittelte Nelly den Kontakt mit einem Rechtsanwalt, mit dessen Hilfe sie tatsächlich den Prozess beim Arbeitsgericht gewann und 25 000 Schilling Abfindung erhielt. »Ich als Klägerin!«, strahlte sie stolz. Da sie zu dem Anwalt Vertrauen gefasst hatte, sprach sie mit ihm über die Aussichten einer Anzeige wegen des Missbrauchs. Sie entschied, sich so einen Prozess, obwohl ermutigt durch ihren Erfolg, nicht zuzumuten.

Vorübergehend arbeitete sie als Putzfrau in einer Arztpraxis. Sie berichtete frustriert von der körperlichen Anstrengung. Eigentlich war sie sich für diesen Job zu gut. Aber vor anspruchsvolleren Tätigkeiten hatte sie große Angst. Im Selbstverteidigungskurs lernte sie dann eine Frau kennen, die ihr Zugang zu Qualifizierungsmaßnahmen im städtischen Frauenberatungszentrum verschaffte. Ermutigt von Eric und Uschi absolvierte sie einen Computerkurs und bewarb sich schließlich erfolgreich für einen Bürojob. Den hat sie allerdings nach sechs Wochen wieder aufgegeben, weil sie dafür bis nach Eisenstadt fahren musste, und das hieß: vor fünf aufstehen, um halb sechs allein an der finsteren Straßenbahnhaltestelle, dann noch eine Stunde eingezwängt zwischen den Pendlern in der Ostbahn. Obwohl sie über diesen Misserfolg sehr verzagt war, versuchte sie gleich etwas Neues. Eine junge Mutter aus dem Malkurs vermittelte ihr eine Stelle als Praktikantin in einem kleinen Privatkindergarten. Dort verdiente sie zwar ganz wenig, aber sie war glücklich, sang und malte mit den Kindern und wurde eine treue Stütze der Einrichtung, die man nur ungern ziehen ließ.

Als sich die Liaison mit Eric zur Blüte entfaltete, zeigte Nelly nämlich eine verblüffende Entschlusskraft. Ja, sagte sie. Ja, sie wolle mit ihm nach England ziehen.

»Er geht nach Manchester. Kunstunterricht und eine kleine Galerie. Und was mach ich? Unsere eigene Eishockey-Mannschaft aufziehen!«

Es kam ihr sehr zupass, dass sich zu dieser Zeit auch im Leben ihrer Eltern ein Umbruch abzeichnete.

»Mariazell – das war immer schon der Traum meiner Mutter. Jedes Jahr bei der Wallfahrt hat sie sich kaum von dort losreißen können, und jetzt hat sie das Angebot als Pfarrersköchin. Ihren Mann darf sie dort auch einquartieren. Wenn er sich dort totsäuft, dann ist sie wenigstens in einer schönen Gegend. Ich habe früher geglaubt, ich kann sie nicht verlassen. Und sie hat das umgekehrt auch geglaubt. Aber jetzt, meint sie, bin ich ja versorgt.« Nelly rollte die Augen. »Mein Vater will Eric kennen lernen. Ich schäme mich jetzt schon. Er wird vielleicht etwas ganz Idiotisches sagen, zum Beispiel: ›Aha, und Sie pudern meine Tochter …‹«

Es gab natürlich immer wieder aktuelle Anlässe, bei denen die alten Geschichten gestreift wurden. Aber im Großen und Ganzen hatte das Trauma als Allzweck-Erklärung ausgedient. Ja, Nelly hatte gelitten. Und ja, Nelly hatte ihr Leiden mitunter benutzt. Ein Mann sah in ihr nur den guten Kumpel? »Weil ich sexuell missbraucht worden bin.« Ein Mann starrte sie lüstern an? »Weil ich missbraucht worden bin.« Schlechte Schulleistungen? Mobbing? Kündigung? »Weil ich missbraucht worden bin.« Vom Unwetter überrascht? Vom Auto angefahren? Ziegelstein auf den Kopf gefallen?

»Das ist jetzt aber übertrieben«, widersprach sie beleidigt. »Es ist schon was dran, aber nur bei Dingen, die mit Leistung zu tun haben. Die Nerven gehen mir halt so schnell durch.«

Sie lernte zu differenzieren. Wenn ihre Freundin Uschi auf einmal nicht mehr so viel Zeit für sie hatte, wenn ein Vater im Kindergarten sie komisch ansah, wenn ein Bus-Chauffeur sie anschnauzte oder der Bademeister in ihre Richtung schaute – immer konnte es ein Dutzend oder mehr Gründe geben, die gar nichts mit ihr zu tun hatten. »Schon kapiert«, strahlte sie verstehend. »Ich stehe wieder einmal in einer Reihe mit den anderen.«

In dem Maße, wie der Stau ihrer traumatischen Erinnerungen nachließ, konnte ich es riskieren, ihr Konfrontationen zuzumuten, sobald ich bei aktuellen Problemen vermutete, dass sie selbst darauf Einfluss hatte – anders als bei den Verstrickungen der Kindheit.

»Sie haben eben eine feste Hand«, sagte sie dazu. »Meine Mutter hat keine feste Hand. Zu Ihnen habe ich Vertrauen.«

»Woran merken Sie eigentlich, dass ich Ihr Vertrauen verdiene?«

»Ihre Reaktionen auf meine Geschichten. Wie Sie mir zuhören. Oder wenn Sie mir etwas erklären. Sie bringen etwas von sich hier herein.« Stille. »Ihre Erschütterung manchmal, das hat mir gezeigt, dass ich Ihnen nicht egal bin. Das kann man nicht spielen, echt.«

Auch bei Menschen, zu denen sie Vertrauen gefasst hatte, kam Nelly häufig der Verdacht, sie könnte für andere eine Zumutung sein, wenn sie sich nicht deren realen oder vermuteten Bedürfnissen unterwarf. Einmal fragte ich, ob das auch in unserer Beziehung eine Rolle spielte.

»Phh«, machte sie und rollte die Augen. »Ich bin sicher anstrengend für Sie. Weil ich nie zur Sache komme. Weil ich immer so viel um den heißen Brei herumrede, statt an meinem Missbrauch zu arbeiten. Jetzt habe ich schon wieder die ganze Stunde von Eric geredet. Dabei überlege ich mir oft vor der Stunde: Jetzt musst du doch wieder Erinnerungen ausgraben!«

»Genauso klingt es dann auch. Ein Mitbringsel für die nette Lehrerin.«

»Wir sollten einmal einen Aufsatz über ein Feuerwerk schreiben. Ich habe den ganzen Rand von dem Heft vollgemalt und war total stolz drauf. Aber die Lehrerin hat gesagt: ›Der Rand ist nicht zum Malen da.‹ Die Lehrerin hieß Frau Koller, Irene mit Vornamen, in die war ich ganz verknallt. Ich wollte am liebsten immer neben ihr stehen. Die hatte so einen Rossschwanz, den habe ich gern so hochgeschubst. Einmal hat sie gesagt, sie will das nicht mehr haben. Das war ein Schock für mich. Jajaa … Ach so, was ich sagen wollte. Am Anfang habe ich ständig an den Missbrauch gedacht. Jetzt ja viel weniger.«

»Das klingt fast bedauernd.«

»Dann weiß ich ja nichts zu reden. Meine Freundin Uschi hat einmal zu mir gesagt: ›Du brauchst gar nicht zu meiner Geburtstagsparty kommen, da wird eh nur über Sachen geredet, die du nicht verstehst.‹« Nelly ließ traurig die Unterlippe hängen.

»Aber vom sexuellen Missbrauch verstehen Sie was, und wie. Da sind Sie Expertin. Bei dem Thema wendet sich niemand ab, das ist, ja, vielleicht sowas wie … heilig? Ich glaube, Sie fürchten sich ein bisschen, dass Sie da einen interessanten Teil von sich aufgeben, wenn das Thema allmählich in den Hintergrund tritt.«

»Ich kriege kein Mitleid mehr! Keine Fürsorge!« Sie machte ironisch über-
zogene Theatergesten. »Die Leute sagen dann: ›Geht's dir gut? Ja? Toll! Und
tschüss!‹« Wir lachten über ihre drollige kleine Aufführung.

Wieder ernst geworden, beschrieb ich ihr das Bild, das gerade in mir aufgetaucht war: »Stellen Sie sich vor, in einem schönen Garten ist ein riesiger schwerer Felsblock, der ist in ein Beet gefallen und hat fast alle Knospen erdrückt.
Er hat sich dann aber …«

»Ja genau«, unterbrach sie mich eifrig. »Genau das habe ich auch einmal
zur Uschi gesagt. Ich sehe mich als Mädchen mit langen dunklen Haaren, das
hat sich einen kleinen Garten angelegt. Und der Vater hat alles niedergetram-
pelt.«

»Mhm«, setzte ich wieder an. »Also, dieser Felsbrocken, dieses schwere Trumm,
das so vieles vernichtet, hat sich dann zum wichtigsten Blickfang in diesem
Garten entwickelt. Wenn man den Felsbrocken entfernt, bleibt zuerst einmal
ein Loch. Wenn man aber ein bisschen abwartet, werden sich die robusteren
Knospen wieder aufrichten. Allerdings sind da auch ein paar Brennnesseln
dabei. Es ist nicht alles gut, bloß weil es unterdrückt war.«

»Ja, das gefällt mir!«, rief Nelly begeistert. »Meine Blumenträume sind ja eh
spektakulär. Und gestern habe ich Gladiolen in die Blumenkästen gepflanzt.
Irgendwer hat sie abgerissen. Ich war so sauer, echt. Aber die Zwiebeln sind
noch drin.«

Einen wichtigen Hinweis für ihre Veränderung sah ich darin, dass in der zweiten Hälfte der Behandlung auch positive Kindheitserinnerungen auftauchten.
Plötzlich fiel ihr ein, dass es einen Schulfreund gegeben hatte, den Heißen-
berger Hubert, der immer nett zu ihr gewesen war, der den ganzen Schulweg
mit ihr ging, hin und zurück, und sogar ein Foto von ihr haben wollte. Nach
zwanzig Jahren dachte sie plötzlich wieder an die Ebner Margit, ein kräftiges
Mädchen aus der nächsthöheren Klasse, das sie oft vor anderen Kindern in
Schutz genommen hatte. Wenn die anderen mit Schneebällen warfen, rief Margit gebieterisch: »Nicht auf die Kutscher!« Kleine schöne Szenen kamen hoch:
Wie die kleine Helene mit ihrer Mutter am Küchentisch saß und lachte. Kuchen
backen. Baden mit dem Hermann. Im Maisfeld mit dem Vater. Erdbeereis.
Weihnachtslieder.

Da lag es nahe, gegen Ende der Therapie noch einmal einen gezielten Blick auf
die Ressourcen meiner Patientin zu richten. Was hatte ihr geholfen zu überleben? Die Liebe zur Natur. Zur Kunst. Zu Jesus. Ein paar gute Fäden in ihren
Beziehungen, Mutter, Freund, Freundin, Lehrerin. Ihre Vorstellungskraft. Liebe
und Phantasie also.

»Als Kind habe ich dem Schneewittchen blutige Wunden gemalt. Ich habe mich
manchmal auf dem Klo eingesperrt und mir allerhand ausgedacht. Oft habe
ich mir die Geschichte von der eingeschlossenen Prinzessin ausgemalt. Manchmal habe ich gespielt, ich wäre ein Bub. Ich hieß Engelbert. Damit ich mir den
Namen merken konnte, musste ich immer an Spiegeleier denken. Komisch,
nicht? Einmal habe ich zu meiner Mutter gesagt: ›Mutti, wenn man am Klo

Wichtelmänner sieht, ist man dann verrückt?‹ Sie hat Ja gesagt. Dabei habe ich das Phantasieren doch von ihr. Die Wichtel haben mich beobachtet und beschützt.«

Seit Nelly mit ihrem Freund und späteren Ehemann verbunden war, fühlte sie sich von ihm beschützt. Er sagte ihr gescheite Dinge, zum Beispiel: »Nie drüber reden ist nicht gut. Immer drüber reden ist auch nicht gut.« Er sagte ihr wunderbare Dinge: »Du hast deine Seele bewahrt. Da ist etwas in dir heil geblieben, das leuchtet. Da ist eine ganz reine Stelle in deiner Seele, und deswegen liebe ich dich.«

Mir scheint, eine Therapie gleicht einem vielteiligen Puzzle. Auf den ersten Blick erhascht man mit etwas Glück eine Ahnung vom Gesamtbild. Mit dem verschwommenen Entwurf im Kopf macht man sich daran, jedes einzelne Teilchen zu betrachten und zu überlegen, wo es seinen Platz findet. Zwischendurch sieht man den Wald vor lauter Bäumen nicht mehr. Man schwankt zwischen Faszination und schierer Verzweiflung ob der Komplexität des seelischen Geschehens. Mit der Zeit aber fügen sich Einzelheiten zu Inseln und Nestern und Mustern, da und dort blitzt ein Sinnprovisorium auf, dann wieder Dunkelheit, Konfusion, Rückschläge. Manche Puzzleteile sind so vieldeutig, dass man sie ein dutzend Mal falsch einordnet. Am Ende fehlen immer ein paar Bestandteile, und wenn man meint, es sei vollbracht, dann kommt ein Windstoß und wirbelt alles wieder durcheinander.

Erhellend finde ich in jedem Fall die Einsicht: Wir sind alle nicht aus einem Guss. Gute und schlechte Anteile in einem Bild nebeneinander sehen zu können, das stellt immer einen Fortschritt für das Selbstgefühl dar. Nelly erkannte in sich mehrere einander zum Teil widersprechende Gestalten: Da gab es das Opfer, das unschuldig litt und verzweifelt hasste. Da gab es eine strenge Gouvernante, die sich mit der offiziellen Lehrmeinung der Großfamilie, mit der christlichen Sexualmoral und den triebfeindlichen Regeln der Mutter identifizierte. Eine Genießerin gab es, die sich ein schönes Leben wünschte, und eine Träumerin, die in ihrer Seifenblase allem Bösen standhielt. Schließlich musste es die Herrin im Haus geben, die all diese Figuren unter einem Dach vereinte.

»Bald sind die hundert Stunden zu Ende, jaaa … Ich will mir das Schlussdatum auch in den Ring eingravieren lassen. Es fehlt halt sonst so ein richtiger Abschluss. Es fehlt die Genugtuung, die Rache. Eine Strafanzeige ist hoffnungslos, weil ich ja keine Zeugenaussagen kriege. Eine Konfrontation, wie Sie das einmal vorgeschlagen haben, ist auch hoffnungslos, weil meine Eltern sicher nicht hierher kommen. Meine Mutter würde sterben vor Scham. Und mein Vater, ach du liebe Zeit, der ist so alt und klapprig geworden. Zum Vergeben ist noch zu viel Hass da. Ein bisschen Hass, eine große Portion Wut. Das klingt ja wie ein Kochrezept! Der Eric sagt: ›Du rächst dich mit deinem Glück!‹«

In einer der letzten Stunden erzählte sie, dass sie plötzlich am Vatertag das Bedürfnis gespürt habe, ihren Vater anzurufen.

»Ich glaube, ich habe genug gehasst, echt. Vielleicht geht das irgendwie mit der

Vergebung. Am Wochenende war es dann besonders schön mit Eric. Als hätte sich da etwas gelockert, was vorher eingeschlossen war. Wissen Sie, der Missbrauch wird nie ganz weggehen. Das Leiden wegen dem Missbrauch wird immer da sein. Wie ein Sandkorn im Schuh. Ich spüre es. Aber es stört mich nicht beim Gehen. Es hindert mich nicht daran, meinen Weg zu gehen.«

Frage nicht

Wer Fragen stellt, hat ein Verlangen: Neugier, Wissensdurst, Erkenntnishunger. Fragen heißt Anklopfen, Aufschließen, Eindringen. Fragen lenken unsere Wahrnehmung, strukturieren unsere Erinnerung. Einer, der gefragt wird, kann antworten, mehr oder weniger aufrichtig; er kann die Frage überhören, übergehen, missverstehen, er kann schräg vorbeireden, den Frager mit Gegenfragen auf Abstand halten oder lächerlich machen, auf Beton prallen oder im Nebel herumirren lassen.

»Frage nicht«: Ein klares Verbot ist es nicht, was wir in Österreich mit dieser Redensart meinen. »Frage nicht« ähnelt zwar eindeutigen Negativbefehlen, wie zum Beispiel »Schrei nicht«. Um Fragen zu unterbinden, würde man sich aber anders ausdrücken: »Das geht dich nichts an«, »Hör auf mit der blöden Fragerei« oder »Halt's z'samm«.

»Frage *nicht*«, mit der Betonung auf »nicht«, ist eine Art verbales Abwinken. Man stelle sich dazu ein Kopfschütteln, hochgezogene Augenbrauen und einen kurzen Lidschluss vor. Die Botschaft, die so kommentiert wird, überschreitet die Grenzen des Gewöhnlichen so weit, dass sie der Beschreibung spottet. Da wird eine neue Dimension eröffnet, im Guten oder im Bösen. Genaueres Nachfragen bringt nichts, so wird dem Gegenüber bedeutet; entweder, weil man der schlichten Mitteilung gar nichts mehr hinzuzufügen braucht, wo doch jedes Kind weiß, wovon die Rede ist: »Sechs Viertel Rotwein, frage nicht«; oder, weil man Sensationen andeutet, über die man nicht eingehender sprechen kann, weil man so beeindruckt oder erschüttert ist: »Schaut aus wie die junge Bardot, frage nicht.« – »Autounfall mit drei Toten, frage nicht.« Das Fragen ist also nicht direkt verboten, sondern überflüssig oder aussichtslos. Die Antwort ist entweder allgemein bekannt oder ganz unerreichbar jenseits des Verständnishorizontes. Ein Deutscher würde in diesem Fall vielleicht »Junge Junge« sagen oder »Mein lieber Mann«, im gleichen ehrfürchtigen Tonfall.

Frage nicht. Was passiert, wenn ein Kind oder ein Jugendlicher mit einer existenziellen Frage nicht landen kann? Diese Frage kristallisierte sich als Brennpunkt in Lukas Schweighofers Therapie heraus. Lukas war der einfallsreichste und beharrlichste Frager, den ich je als Patienten kennen gelernt hatte.

Warum habt ihr mich so im Dunkeln gelassen?

»Da bin ich. Wie geht's los?«, eröffnete er das Erstgespräch.

Es war gar nicht so leicht gewesen, einen Termin dafür zu finden. Lukas Schweighofer besuchte offenbar seine literaturwissenschaftlichen Seminare mit größtem Eifer, weshalb er drei von mir vorgeschlagene Termine ablehnte. Nach ein paar Minuten Telefongespräch ertappte ich mich schon bei einer leicht gereizten Reaktion. *Er* will doch was von mir, dachte ich, also soll er gefälligst meine Vorschläge dankbar annehmen. Immerhin war es bei der Überweisung um eine akute Angstsymptomatik gegangen. Dieser junge Typ mit seiner angenehmen, leicht überheblichen Telefonstimme bildete sich wohl ein, ich stünde auf Knopfdruck bereit, sobald *er* mir Audienz zu geben geruhte?!

Beim ersten Treffen wirkte er überhaupt nicht arrogant, sondern nervös und sehr jung. Er sah aus wie die Studenten in den 70er Jahren, als ich selbst studierte. Seine wirren Haare trug er halblang wie ein Hirtenjunge, dazu eine enge Glockenhose und ein indianisch gemustertes Hemd. Hippie oder Bauer? Obwohl von mittlerer Körpergröße, kam er mir klein vor. Breite Schultern, breite Hände. Der Händedruck überraschend zaghaft, als fürchte er, meine Hand zu zerquetschen. Schönes breites Grinsen. Um den muskulösen Hals hatte er einen dicken Wollschal gewickelt, obwohl das Herbstwetter noch sehr mild war. Mamabubi, dachte ich.

Lukas erzählte: In ein schwarzes Loch sei er gefallen. Eine Woche vor dem Beginn der Vordiplomprüfungen, für die er sich ein halbes Jahr lang vorbereitet hatte, kam alles ins Rutschen. Angst vor dem Einschlafen, Panik beim Aufwachen. Plötzlich traute er sich die einfachsten Dinge nicht mehr zu. Stundenlanges Grübeln über jede Kleinigkeit. Vor lauter Gedankenspiralen kam er kaum mehr zum Schlafen. Stundenlanges Wälzen im Dunkeln, die Brust wie in einen Schraubstock gezwängt. Also ging natürlich gar nichts. Abmeldung, Prüfungen ein halbes Jahr verschoben. Und genau jetzt, wo er sie wirklich brauchte, ließ Anita ihn im Stich und brach rücksichtslos zu ihrem Sprachkurs nach Sevilla auf. Sie könne nicht mehr mit Respekt zu ihm aufschauen, sagte sie zum Abschied. Er solle jetzt endlich sein Leben selbst in die Hand nehmen.

»Ich habe auf mein Studium und auf meine Freundin gebaut, und jetzt sind mir beide Standbeine gleichzeitig eingebrochen«, sagte Lukas Schweighofer sachlich. »Die Kollegen von der Lerngruppe haben die Prüfungen jetzt alle schon hinter sich. Und ich komme von dieser Anspannung einfach nicht herunter.«

»Eine Art Fehlstart, stelle ich mir vor. Alles auf eine Karte setzen, los, stopp, aber das Rennen ist noch gar nicht gelaufen.«

»Genau. Und ich möchte jetzt schnellstens einen Weg finden, um diesen übertriebenen Stress abzubauen. Es muss ja irgendwie an mir selbst liegen, dass ich mich so unter Druck setze.« Er hielt einen Moment inne. »Ja, vielleicht schon auch an meinen Eltern. Zuerst beschwichtigen sie mich, ist schon okay, verschiebst du halt die Prüfungen, ein paar Tage später höre ich von meiner Mutter wieder die alte Leier vom Staudinger Heinzi, der Sohn von unserem Nachbarn ist das, und ich komme aus dem tiefsten Burgenland, aus so einem Weinbauerndorf, da schaut man auf die Nachbarn, und der Heinzi ist schon beim Gericht, so ein tüchtiger Bub, bla bla bla. Es ist schon so in mir drin: Du musst es schaffen, du musst es schaffen, du musst es schaffen.« Er trommelte den Rhythmus auf seinen Oberschenkel. »Du musst es einfach schaffen. Sonst bist du total blamiert und wirst nie wieder glücklich.«

Lukas erinnerte tatsächlich an einen nervösen Sportler, der zappelt und trippelt, Positionen in den Startlöchern ausprobiert, schnell noch einmal die Hände am Trikot abwischt, mit Seitenblicken die Konkurrenz einzuschätzen sucht und sich zur Konzentration zwingt, um den zweiten Start nicht auch noch zu verpatzen.

»In den letzten Wochen haben wir außerdem ständig gestritten, ob ich sie wegfahren lasse. Die Anita ist so eine Powerfrau, die geht über Leichen, wenn sie was erreichen will. Ich meine, ich will sie ja nicht einschränken. Aber diese Sprachkurse haben doch einen zweifelhaften Ruf. Da könnte es schon passieren, dass sie mir fremdgeht.«

»Mir?«

Lukas hielt verdutzt inne. Dann erwiderte er mit einem herausfordernden Grinsen: »Natürlich mir. Sie gehört ja mir. Also gehört *zu* mir. Also gehörte, denn jetzt sieht es ja nicht so gut aus. Jedenfalls will ich aus dieser Lebenskrise herauskommen. Und überhaupt hat mich so etwas immer interessiert!« Die düstere Spannung war auf einmal weg. Er sah mich strahlend intensiv an. Hellgraue Augen in reizvollem Kontrast zum dunklen Haar. »Ich glaube, dass da was in meiner Seele steckt, das verbalisiert werden sollte.«

»Was könnte das denn sein?«

»Es ist wohl schon in meinen Eltern zu identifizieren, würde ich sagen«, antwortete er prompt. Wieder kam er mir ein wenig blasiert vor. Er muss wohl zeigen, dass er auch schon ein paar psychologische Bücher gelesen hat, dachte ich, und wunderte mich über meine Unduldsamkeit. »Ich denke, man muss die Gründe finden, die dahinterstecken«, fuhr er fort, »und sie beseitigen.«

»Und wie stellen Sie sich dieses Beseitigen vor?« Blitzartig hatte ich die bizarre Vision eines Lukas Schweighofer in Gummistiefeln, wie er die Leichen seiner Eltern im Weingarten verscharrt, eine Art Hitchcock-Parodie.

Lukas grinste. »Keine Ahnung. Das müssen schon Sie wissen. Wie soll das denn überhaupt gehen hier?«

Für diese Antwort nahm ich mir Zeit. »Also, Sie sind hier eingeladen, so ehrlich wie möglich über alles zu sprechen, was Ihnen durch den Kopf geht. Insofern ist das eine ganz ungewöhnliche Gesprächssituation, denn im normalen Leben haben wir ja gute Gründe, uns nicht rückhaltlos zu offenbaren. Ich fordere Sie also ausdrücklich auf, hier alle Ihre Einfälle zu sagen, auch wenn sie Ihnen banal, nicht zur Sache gehörig, feindselig, albern, obszön oder sonstwie unpassend vorkommen. Außerdem sind hier auch Ihre Träume und Tagträume willkommen, alle Erinnerungen oder Bilder oder Empfindungen, körperliche wie seelische, die in Ihnen auftauchen.« Lukas schien fasziniert zu lauschen. »Das ist nämlich die Idee bei der tiefenpsychologischen Psychotherapie: dass es seelische Schwierigkeiten gibt, deren Wurzeln dem Bewusstsein nicht direkt zugänglich sind. Deswegen suchen Sie ja auch Hilfe, obwohl Sie gewiss etliche andere Probleme schon aus eigener Kraft lösen konnten. In unserem Gespräch werden sich da und dort Hinweise auf diese Wurzeln zeigen. Meist ergibt sich daraus allmählich ein ganz typisches Muster. Dabei wird uns auffallen, dass sich das Muster nicht nur in Ihren Erzählungen abzeichnet, sondern auch in dem, was sich hier zwischen uns abspielt. Und an diesem gemeinsamen Erleben lassen sich Veränderungen entwerfen und erproben.«

Jetzt machte er ein skeptisches Gesicht. »Das ist mir zu global. Könnten Sie nicht mehr ins Detail gehen?«

Ganz schön anspruchsvoll, der junge Mann, dachte ich. Als hätte *ich* hier eine Prüfung abzulegen. Ich antwortete reserviert: »Ich denke, für den Anfang sind das genug Erklärungen. Wir werden schon sehen, was sich so entwickelt. Mir scheint, Sie mögen die Unsicherheit in dieser neuen Situation nicht und wünschen sich einen übersichtlichen Stundenplan.«

Lukas hob lachend die Hände: »Das sollte kein Angriff auf Ihre Therapiemethode sein!«

Angriff ist *dein* Einfall, dachte ich, und machte mir eine kleine Notiz im Hinterkopf. Da sich die erste Stunde dem Ende zuneigte, fragte ich abschließend: »Und? Wie war dieses erste Gespräch für Sie?«

»Ach, ganz okay«, sagte er lässig.

»Könnten Sie etwas mehr ins Detail gehen?«, fragte ich süffisant. Da war mir eine Retourkutsche herausgerutscht.

Lukas dachte nach. »Ich habe mir gerade überlegt: Was hält die jetzt von dir? Dass du ganz alltägliche Problemchen hast und ihnen zu viel Bedeutung beimisst?«

Seine überraschende Offenheit veranlasste mich, die aggressiven Regungen, die ich an mir beobachtet hatte, in meiner Entgegnung zu verwenden: »Ich könnte vielleicht denken, dass Sie wehleidig sind.« Er nickte lebhaft. »Einer, den man warm einpacken muss?«

Er lachte. »Wie ist eigentlich die psychoanalytische Position zu Erkältungskrankheiten?«, konterte er mit einer Gegenfrage.

In den ersten zehn, fünfzehn Stunden fragte er mir buchstäblich ein Loch in den Bauch.

»Ist das immer so, dass Sie den Patienten anfangen lassen? Oder geben Sie auch einmal selber ein Thema vor?«

»Sitzen Sie immer auf diesem Platz?«

»Entscheidet man sich eigentlich als Therapeutin bewusst für oder gegen die Couch?«

»Was ist das eigentlich bei mir? Was für eine Diagnose geben Sie mir?«

»Wie viele Patienten haben Sie? Was für Krankheiten haben die? Welches Alter? Ach so, bin ich doch nicht der jüngste Patient? Und was hat der Achtzehnjährige? Wie viel zahlt eigentlich die Krankenkasse pro Stunde?«

»Und die anderen Patienten, fragen die nicht so viel?«

Mama, wieso hast du ein Loch im Bauch, dachte ich. Mit dieser Frage endet ein Kinderlied über das Fragealter.

Auf Fragen, die den Prozess der Therapie und meine Vorgehensweise betreffen, antworte ich ohne Umschweife, denn nach meiner Erfahrung ist es gut für die Zusammenarbeit, wenn meine Patienten den konzeptionellen Hintergrund verstehen. Was sich in einer Psychotherapie abspielt, ist ohnehin derart komplex, dass trotz Aufklärung noch genügend Rätsel übrig bleiben. Auskünfte über andere Patienten darf ich natürlich nur unter Wahrung der Schweigepflicht geben. Der Fragesteller konnte ruhig erfahren, dass ich zu diesem Zeitpunkt etwa fünfundzwanzig Patienten hatte, die zwischen achtzehn und siebenundfünfzig Jahren alt waren, und dass die meisten von ihnen unter Depressionen, Angstzuständen, Zwangssymptomen, Suchtproblemen, Persönlichkeits- oder Beziehungsstörungen litten. Außerdem behandelte ich einige Patienten, die paranoide oder schizophrene Episoden hinter sich hatten. Bei allen anderen Erkundigungen musste ich ihn in die Schranken weisen.

Was Lukas Schweighofer über meine Person wissen wollte, beantwortete ich aufrichtig, aber knapp. Warum hätte ich ihm verheimlichen sollen, dass ich doppelt so alt war wie er, aus einer niederösterreichischen Kleinstadt stamme, verheiratet bin und zwei Töchter habe. Bei persönlichen Fragen entschied ich mich, vor oder nach meiner Antwort zu beleuchten, was das betreffende Thema für meinen Patienten bedeutete. Damit konnte ich im Zweifelsfall auch etwas Zeit gewinnen, um mir zu überlegen, ob meine Auskunft seiner Behandlung dienlich war. Keinesfalls wollte ich höchstpersönlich zu viel Raum einnehmen. Für eine Frau, die viele Stunden am Tag zuhört, könnte es ja recht verführerisch sein, wenn ein netter intelligenter junger Mann Interesse an ihrer Person zeigt. Ich blieb ihm keine Antwort schuldig, aber ich beharrte darauf, jedes Mal zu erkunden, was seine Fragen mit ihm, seinen Phantasien und seiner Beziehung zu mir zu tun hatten.

»Kennen Sie ›Good Will Hunting‹?«, fragte er, nachdem sich die erste längere Schweigepause ergeben hatte. Ich erinnerte mich gut an den Film. Will, ein Mathematikgenie aus der Unterschicht (Matt Damon), gefährdet seine glänzenden Zukunftsaussichten durch Gewalttätigkeit, bekommt statt Gefängnis eine Therapie verordnet, lässt etliche Therapeuten auf Granit beißen und offenbart sich erst dem Psychologen Sean (Robin Williams), der bereit ist, sich seinerseits als Mensch zu zeigen.

»Da gab es doch eine Szene, wo sich der Patient und der Therapeut eine Stunde lang anschweigen«, fuhr Lukas eifrig fort. »Und keiner gibt nach. Der Patient ist ziemlich stur, und der Therapeut auch. Das ist so eine Art Machtkampf. Wie bei diesen Kinderspielen: Wer zuerst wegschaut, hat verloren.«

Ich lachte, nickte, wartete. Der Film hat das Kräftemessen zwischen den beiden Männern tatsächlich gut abgebildet, überlegte ich. Wie Will sofort das Heft in die Hand nimmt, jede Erkundigung über sein Problem mit Gegenfragen pariert, wie er seine Fragen zu Waffen zuspitzt, als sei sein Gegenüber ein Gegner, als könne er nur gewinnen, wenn er sich keinerlei Blöße gibt. Wie Sean ein paar Sträuße mit ihm ausficht, darunter auch den Schweigekampf, damit der Jüngere die Stärke des Älteren kennen lernt. Wie er danach aber Wills Fragen beantwortet, damit der nicht weiterhin Stärke mit Undurchdringlichkeit verwechselt. All das mit Musik und Happy End zum Weinen, aber brauchbar immerhin zum Anknüpfen.

Rückblickend denke ich, dass es Lukas mit diesem Einfall gelungen ist, schon am Anfang der Therapie ein Leitmotiv beim Namen zu nennen.

»Machen Sie das eigentlich bewusst, dass Sie das Schweigen so stehen lassen, wenn der Patient nichts sagt?«

»Je nachdem, wie es sich anfühlt. Es ist ja auf jeden Fall etwas Ungewöhnliches, wenn zwei Erwachsene in einem Raum sind und längere Zeit nichts sagen. Im normalen Leben kommt das nur vor, wenn man miteinander sehr vertraut, verliebt oder verfeindet ist. Eine ganze Stunde schweigen, also ich schätze, mir wäre das zu viel. Aber lassen Sie uns doch auf das Thema Machtkampf zurückkommen. Dass Ihnen jetzt Will Hunting einfällt, lenkt unsere Aufmerksamkeit darauf, dass Schweigen eine Funktion in einem Machtkampf haben könnte. Ebenso wie Erzählen oder Fragen.« Zum Beispiel ist der Frager bzw. Schweiger davon entbunden, sich zu zeigen, dachte ich. Beim Verhör bleibt der Inquisitor im Dunkeln.

»Hm, kann sein«, räumte Lukas ein. »Ich kann mich als Sprecher vielleicht nicht so gut verkaufen. Oder komme irgendwie zu kurz, keine Ahnung. Als ich mich neulich bei meinem Freund Martin ausheulen wollte, ging es ganz plötzlich um *seine* Probleme, und ich blieb übrig.« Er räusperte sich. »Also, mir ist das schon klar, dass Sie nicht alle meine Fragen beantworten können. Es könnte ja Ihr Konzept stören, wenn ich alle Hintergründe kenne. Eigentlich wäre es mir eh lieber so, dass Sie hier die Fragen stellen.«

»Aha? Also doch die klassische Rollenverteilung Arzt und Patient?«

»Ich kann ja bei einem Schachspiel auch nicht den Gegner nach seiner Strategie befragen.«

»Also doch Gegner? Ebenbürtige Gegner?«

Lukas grinste. »Das gilt es herauszufinden.«

✳ ✳ ✳

Im Dunkeln wacht der Körper vor dem Bewusstsein auf. Das Gerumpel aus dem Elternschlafzimmer erreicht zuerst das animalische Gehirn, das keine Zwischentöne kennt, nur Alles oder Nichts: Sicherheit oder Lebensgefahr. Geräusche im Dunkeln lösen Alarm aus. Lukas schläft noch, wenn auch nicht mehr ruhig, seine Augäpfel zucken unter den geschlossenen Lidern, vielleicht ein Albtraum. Vom Hirnstamm geht ein unterschwelliges Grollen aus, ähnlich einer Filmmusik, die dem Ohr Gefahr ankündigt, während sich das Auge noch in Sicherheit wiegt. Wenn es dann in der Küche kracht und klirrt, wird Lukas aus seinem Traum heraus in einen voll aufgedrehten Alarm hineingerissen. Die Sirene in seinem Körper gellt so laut, dass er die Worte seiner Eltern nicht verstehen kann, er hört nur, sie schreien sich an. Seine Hirnrinde blickt überhaupt nicht durch. Bei diesem nächtlichen Getöse ist er jedes Mal wieder ein Baby, nichts als verstört. Sein Sprachzentrum schaltet sich ordnend ein: Ach so, das schon wieder. Aber das hilft ihm nicht. Er verkörpert die Angst lehrbuchmäßig. Sein Herz rammt das Zungenbein. Ein Schraubstock quetscht es aus dem Brustkorb heraus, es arbeitet wie ein Presslufthammer in der Gurgel, im Gehörgang, unter der Schädeldecke. Stocksteif liegen, sich tot stellen. Wenn Lukas es schafft, ganz reglos liegen zu bleiben, dann wird es vorbeigehen.

Als er wieder aufwacht, ist es hell. Ein paar Mal hat er gefragt, dann nicht mehr. Sie wissen von nichts mehr, und ihm geht es nicht aus dem Kopf.

∗∗∗

Man trinke halt viel in diesen Dörfern am Neusiedlersee, meinte er achselzuckend. Georg und Lore Schweighofer seien halt beide in Weinbauernfamilien aufgewachsen. Lores Ehrgeiz sei es zu verdanken, dass sie mit der Fliesenlegerei so viel Erfolg hatten. Sie habe immer hoch hinaus gewollt. Immer noch ein Kostüm für die Chefin, maßgeschneidert in einem Wiener Nobelbezirk, und nächstes Jahr zu den Salzburger Festspielen. Aber zupacken könne sie, das traue man ihr auf den ersten Blick gar nicht zu, bei ihrer mädchenhaften Figur, und trinken könne sie auch, frage nicht. Sie werde respektiert im Dorf, Geschäft und Weingärten und noch zwei Kinder, und die Tochter so tüchtig, ganz die Mama. Ja, Lukas' Schwester werde demnächst fertig, Röntgenfachärztin im Eisenstädter Krankenhaus, die habe ordentlich was vorgelegt, frage nicht. Eleonore, genau wie die Mutter, aber sie nenne sich Nora. Nein, unverheiratet, die habe gar keine Zeit für Liebschaften. Nein, keinen Tropfen, Nora doch nicht, nicht einmal Bier. Von König Alkohols Herrschaft hätten sie beide fürs Leben genug gesehen. Der Vater werde laut, die Mutter spitz, bei jeder einzelnen beschissenen Feier in diesem Kaff, Taufe, Geburtstag, Kommunion, Goldene Hochzeit, ganz egal, man könne Gift drauf nehmen, dass die Schweighofer-Leute wieder voll abgefüllt heimgehen würden.

Lukas karikierte den polternden Vater mit grotesk verstellter Stimme. Seine Mutter sei ja eigentlich süß, sagte er, aber sie trinke völlig ungebremst, auch hier irgendwie intensiver als der Vater. Zuerst werde sie kindisch, rede abwegiges Zeug, völlig primitiv, ordinär sogar, sie suche sich ein blödes Thema und reite darauf herum, so lange, bis der Vater endgültig durchdrehe. Gebrüll, Gezänk, Selbstmorddrohungen, alles entsetzlich peinlich. Man schleife sie heim, man versuche zu vermitteln, alles für die Katz.

»Und am nächsten Morgen ist immer alles vorbei, es ist nie irgendwas passiert. Es wird nie darüber geredet. Es wäre wirklich leichter für mich gewesen, wenn man mir etwas erklärt hätte. Ich habe gefragt, und da hieß es: ›Wieso? Was soll sein? Ist doch nichts.‹«

»Wie haben Sie das verstanden, dass diese Antworten so gar nicht zu dem passten, was Sie erlebt hatten? Ahnten Sie, dass die Eltern gelogen haben? Oder haben Sie an sich selbst gezweifelt?«

»Nein, nein, ich wusste schon, was ich gehört und gesehen habe. Ich konnte es nur nicht einordnen.« Lukas sah irgendwie beleidigt aus, Unterlippe vorgeschoben, Mundwinkel verzogen, wie ein Bub, der das Heulen unterdrückt. »Ich wusste nie, was ich tun sollte, ob ich eingreifen sollte oder ob es mich eigentlich nichts angeht. Ich wusste nicht, was ich sagen sollte. Es sind so viele Fragen offen geblieben. Ich habe dann zu lesen angefangen, Hamlet zum Beispiel, Dostojewskij, Harold Robbins, Henry Miller, Religion, Philosophie, Hesse, Thomas Mann, alles Mögliche kreuz und quer. Ich habe total gierig gelesen, wahllos, auch Dinge, die ich überhaupt nicht verstanden habe, nur mit dem Ziel, dass ich zu allem etwas sagen konnte.«

»Mit den Büchern waren Sie nicht mehr allein.« Er nickte. »Sie fanden Gestalten, die von Widersprüchen zerrissen waren wie Sie. Gewiss haben Sie Ihre Eltern trotz allem gern, als Kind waren Sie noch dazu von ihnen abhängig, aber diese Szenen haben ganz ekelhafte Gefühle bei Ihnen erzeugt.«

Lukas nickte, ließ den Kopf hängen. »Ich habe mich so für sie geschämt«, murmelte er. »Ich habe mir zusammengereimt, dass meine Mutter sich auch so geschämt haben muss. Dass sie deshalb nicht drüber reden konnte, wenn sie wieder nüchtern war.«

Er hatte hier eine bemerkenswert reife Bewältigungsform gewählt. Sein Erlebnis der betrunkenen Szenen hatte nie ein bestätigendes Abbild in der Sprache gefunden, sondern war verleugnet worden. Den Widerspruch zwischen Erlebnis und offizieller Sprachregelung hatte er weder durch Ausblenden der Eltern-Realität noch durch Entwerten der eigenen Wahrnehmung eingeebnet. Er identifizierte sich mit Mutters Erleben, schlüpfte in ihre Schuhe und erkannte einfühlend die Scham, die ihre Vernebelungstaktik und die Betonmauer des Vaters notwendig machte.

Plötzlich hörte ich ein unterdrücktes Knurren. Lukas hatte den Unterkiefer vorgeschoben. Seine hellen Augen sahen gefährlich aus. »Sie weiß von nichts mehr«, fauchte er. »Und mir geht es nicht aus dem Kopf.« Sein Gesicht war völlig verändert. Die zusammengepressten Brauen zuckten. »Warum haben sie mich so im Dunkeln gelassen?« Gleich darauf war die böse Miene verschwunden wie ein Wetterleuchten.

»Ich hätte sie lieber konfrontieren sollen«, fuhr er ruhiger fort. »Bei kleineren Lügen habe ich es ja versucht. Zum Beispiel bin ich Vegetarier, aber sie hat mir heimlich Fleisch ins Essen getan. Sie hat es stur abgestritten. Ich würde ja auch heute nur enttäuscht werden, wenn ich … Ich hätte schon lieber aufrichtigere Eltern, die sich stellen. Eltern, mit denen ich …« Er stockte und sah mich finster an.

»… mit denen ich kämpfen kann«, ergänzte ich.

In der darauf folgenden Stunde wirkte Lukas Schweighofer entspannt, fast heiter. »Ich habe keine Ahnung, worüber ich reden soll«, begann er mit einem vergnügten Grinsen, das ihm ebenso gut zu gefallen schien wie mir. »Könnten Sie nicht anfangen? Das fände ich sehr erleichternd.«

Ich erwiderte sein Lächeln. Er bewies wirklich viel Geschick bei dem Versuch, mich aus der Reserve zu locken. Unvermittelt fiel mir Strip-Poker ein. Zeig du mir deins, dann zeig ich dir meins. Wer verliert, muss mit dem Ausziehen anfangen. Während ich noch überlegte, ob ich an die letzte Stunde anknüpfen sollte, hatte er aber schon die Geduld verloren.

»Also, ich bin draufgekommen, dass ich gar nicht viel über Sie weiß. Das ist doch einfach für die Vertrauensbasis wichtig. Wo ich Ihnen doch ziemlich intime Sachen erzähle. Ich könnte fragen, wie Sie so leben, Ihre Hobbys, Ihre Freundschaften, Ihre Vorlieben … Man möchte doch wissen, mit wem man es zu tun hat.« Er lächelte gewinnend.

Ich muss auf der Hut sein, dachte ich, dass er mich nicht demütigt. Plötzlich meinte ich etwas Tückisches in seinem Charme zu verspüren, ein leicht sadistisches Bohren. Gegen Ende der Therapie hat er selbst entdeckt, dass er manchmal den Drang hatte, mich zu erniedrigen, sobald er eine Überlegenheit auf meiner Seite verspürte. Er bemerkte außerdem, dass es ihm gefiel, andere durch Herausforderungen zu verunsichern. Und dass er nicht sicher war, ob er das ändern wollte.

Lukas wiederholte also in seinen zahlreichen Fragen die Bewegung, mit der er sich in seine Mutter hineinversetzt hatte, um sich ihr rätselhaftes Verhalten verständlich zu machen. Andererseits benutzte er die Fragerei zu diesem Zeitpunkt – im Gefolge einer Therapiestunde, die schmerzhafte Erinnerungen zutage gefördert hatte – in erster Linie als Abschottungsmanöver, um vor weiteren unangenehmen Gefühlen gefeit zu sein. Seine Fragen führten nicht zu ihm hin, sondern von ihm weg. Ich entschied mich dennoch dagegen, diese Schutzfunktion augenblicklich zu interpretieren. Angriff ist die beste Verteidigung, dachte ich. Was du kannst, das kann ich auch.

»Fühlen Sie sich frei, alles zu fragen, was Ihnen durch den Kopf geht«, ermunterte ich ihn. Seine etwas kleinlaut wiederholten Fragen beantwortete ich wahrheitsgemäß, aber kurz.

»Mir ist das schon öfter durch den Kopf gegangen, was Sie gesagt haben«, kam er schließlich von selbst drauf. »Dass es mehr um den Akt des Fragens geht, weniger um den Inhalt.«

»Da gibt es Fragen, die sich in Wahrheit nicht an Frau Dr. Evers richten, sondern an Herrn und Frau Schweighofer.«

Lukas richtete sich aus seiner gewohnten lümmelnden Haltung ruckartig auf. »Wow«, machte er verblüfft. »Das ist jetzt hart.« Wetterleuchten auf seiner Stirn. »Ja, Sie haben es erfasst. Aber an meine Eltern hätte ich ganz andere Fragen. Warum habt ihr mir nichts erklärt? Warum habt ihr mich angelogen? Warum habt ihr mich im Dunkeln gelassen?«

Es war, als sei er aus einem Dämmerschlaf aufgewacht. Im letzten Teil der

Stunde empfand ich ihn als sehr präsent. Er gewann an Fahrt, sprach mit Gefühl. So paradox es klingen mag, ich hatte die Vorstellung: Ich habe ihn bei mir ankommen lassen und ihm dadurch ermöglicht, bei sich zu sein. In der letzten Stunde hat Lukas diese Vermutung bestätigt. Wichtiger als der Inhalt der Enthüllungen, so sagte er, sei die Tatsache, dass das Gegenüber etwas von sich hergibt.

Die Szene des Machtkampfes hat sich durch die ganze Therapie fortgesetzt, und zwar mit unterschiedlichsten Vorzeichen. Es gab spielerisches Säbelrasseln und nervtötendes Hickhack, intellektuelles Kräftemessen und kokettes Geplänkel. Dabei war häufig spürbar, wie das Kämpfen eine unvergleichlich spannungsreiche Nähe gewährte. Lukas war als Frager ebenso wie als Duellant überaus hartnäckig und hat es mir nicht leicht gemacht, mich gut zu schlagen. »Total aufregend« empfand er es, wenn ich ihm standhielt. Er legte also Wert darauf, dass ich ihn zwar als ebenbürtigen Erwachsenen achtete, aber in der Konfrontation keinesfalls in die Knie ging.

Offenbar wollte er bei mir sowohl Respekt als auch Halt finden. Ich lernte, seine Stärken anzuerkennen und gleichzeitig ein Gespür für das verunsicherte Kind hinter seiner Großspurigkeit zu bekommen; dem zornigen Kämpfer Paroli zu bieten, ohne den verängstigten Flüchtling zu verjagen.

Der Lichtkegel

»Ich hätte da wieder einmal eine Frage«, sagte Lukas Schweighofer am Beginn einer Stunde, als wir uns etwa ein halbes Jahr kannten. »Was soll das eigentlich mit Ihrem Eingangsritual? Sie haben da immer so einen negativen Blick, so herausfordernd irgendwie.«

»Aha?« Das war mir neu. »Und was sagt dieser Blick?«

»›Na, was wird er denn heute wieder daherreden?‹ Mit einem genervten Unterton.«

»Kann ich nicht bestätigen.« Ich schüttelte den Kopf. »Aber wenn ich mir anschaue, wie Sie mit den Fingern trommeln, dann frage ich mich, ob Sie vielleicht selbst genervt sind?«

»Schon möglich«, brummte er. Immerhin plage ihn seit Wochen der Heuschnupfen. Dazu die Nervosität wegen eines blöden Referates in einem ganz unbedeutenden Seminar. Die Mitstudenten seien tatsächlich nervig, besonders die Frauen, die immer so fleißig mitschreiben. Und seine zwei Mitbewohner in der WG, die gingen ihm auch gehörig auf die Nerven. Bei Christian reiche es schon, wenn der ihn nur blöd anschaue. Und wenn er sehe, wie Martin sich fortwährend Labello auf die Lippen tupfe, da kriege er schon die Krise. Dabei hätten die ihm doch gar nichts getan! Genervt sei er gewöhnlich, wenn jemand besser sei als er, intelligenter, anregender. Aber auch Unterlegene seien lästig, Langweiler, Duckmäuser, Dummköpfe. Manchmal habe er regelrecht Lust, Leute abzuschießen, knurrte er und stieß eine Faust in die Luft. Dann bremste er sich, seufzte und formulierte seine Verwunderung darüber, dass manchmal so viel übertriebene Aggression in ihm sei. Ob ich »Das Experiment« kenne? Die wahre Geschichte eines aufsehenerregenden psychologischen Experiments, bei dem freiwillige Versuchspersonen Gefangene oder Wärter darstellten, war kürzlich verfilmt worden.

»Da sind wir also wieder einmal bei der Frage der Rollenverteilung«, sinnierte ich, nachdem er mir von der gewalttätigen Entgleisung des Experiments erzählt hatte. »Wer hat die Macht? Wer ist Therapeut, wer Patient? Wer hat den Schlüssel in der Tasche?«

»Fühlt man sich denn als Therapeutin nicht auch manchmal wie eine Gefangene? So: Ich will hier raus?« Er stellte parodistisch dar, wie einer an Gitterstäben rüttelt.

»Ich sage Ihnen gleich, wie sich das bei mir verhält. Zuerst möchte ich aber wissen, was für eine Vorstellung Sie darüber haben.«

»Ich stelle mir vor, dass Sie sich oft belästigt oder gelangweilt fühlen. Ich meine, Sie sitzen da eine Stunde nach der anderen, Sie hören sich das alles an, das muss Ihnen doch auf die Nerven gehen. Und jeder hält sich wahrscheinlich für den Nabel der Welt. Die Leute sind doch nicht alle gleich interessant, oder?«

»Sie irren sich. Ich mache diese Arbeit gern. Es kommt sehr selten vor, dass ich mich langweile.« Meine Antwort hatte ich bewusst knapp gehalten, denn ich hielt es für sehr wahrscheinlich, dass er eigene Empfindungen auf mich, genauer: auf sein Bild von mir projizierte, und wollte daher eng bei ihm bleiben.

»Aber wenn es oberflächlich oder banal ist, was die Leute erzählen?«

»Ich interessiere mich für Oberflächen.«

»Also, mir wird da oft fad. Ich erwarte, dass Aussagen gewinnbringend sind, dass man sich nicht wiederholt, dass man nicht endlos um den heißen Brei herumschwafelt.«

»Das erwarten Sie auch von sich selbst.« Er nickte. »Auch am Beginn jeder Therapiestunde.«

»Ich soll ja hier was bringen. Das soll auf keinen Fall langweilig sein.« Er lächelte. »Und das gelingt mir ja auch, denn am Ende der Stunde ist Ihr Blick dann positiv und freundlich.«

»Da stehen Sie also jede Stunde vor der gleichen Bewährungsprobe: den negativen Blick in einen positiven zu verwandeln. Ganz schön anstrengend.«

»Ich kann das einfach nicht ablegen«, sagte Lukas. Das Wetterleuchten auf seiner Stirn zeigte dieses Mal mehr Missmut als Zorn. »Diese Nervosität, wenn ich mich präsentieren soll. Das ist hier das Gleiche wie bei einem Referat im Seminar. Auf keinen Fall darf etwas passieren, was das Image stört. Dass ich mich lächerlich mache. Ich habe auch bei Ihnen Angst, dass ich verlieren könnte, wenn ich etwas Schlimmes oder Lächerliches erzähle.«

»Sie beschreiben die Schwelle zur Selbstoffenbarung. Was Sie daran hindert, sie zu überschreiten, ist Scham.«

Lukas schluckte geräuschvoll. »Wenn ich von hier nach Hause gehe, ist mir schon öfter aufgefallen, dass ich was zurückgehalten habe. Es gibt da einige Ereignisse aus meiner Jugend, die ich bewusst verheimliche, weil sie mir so peinlich sind.« Er schüttelte mehrfach den Kopf. »Nur ja nichts erzählen, wo ich dann bei Ihnen im Kurswert sinke.«

»Was könnte ich denn von Ihnen denken?«

»Versager, könnten Sie denken.« Seine Worte kamen stockend, er sah mich nicht an. »Dass ich nur ein … kleiner … krimineller … Stöpsel bin.« Langes Schweigen. »Jetzt fällt es mir wieder ein, wie schrecklich das war, als meine Mutter mich einen Versager genannt hat, nur wegen der verschobenen Prüfung. Sie war halt wieder angesoffen.« Er blickte irritiert hoch. »Wow, das ist ja jetzt wohl die klassische Übertragung, oder? Dass ich Ihnen andichte, was von meiner Mutter her kommt.« Fast entschuldigend fügte er hinzu: »Sie sind ja nicht meine Mutter, aber Sie sind halt diese Generation.«

In den folgenden Stunden gestand Lukas Schweighofer eine Handvoll Streiche, die allesamt glimpflich ausgegangen waren. In mindestens drei Fällen aber war er mit knapper Not einer polizeilichen Festnahme entgangen. Die Rolle des Gefangenen hatte er in der Realität glücklicherweise noch nie übernehmen müssen. Auch seinen Eltern waren die meisten Missetaten aus seiner Revoluzzerphase verborgen geblieben.

Dennoch hatte er dafür bezahlt. Wir verstanden, dass die Erinnerung an diese heimlichen Sünden einen Beitrag zu seinem Angstproblem lieferte. In versiegelten Kisten, die er im Keller seines Unbewussten versteckt hielt, wurde ein peinliches Selbstbild konserviert. Pubertäre Verfehlungen vermischten sich da im Dunkeln mit viel älterem Schrott aus der Kinderzeit. Davon hatte sich der Fünfundzwanzigjährige in der äußeren Realität natürlich schon weit entfernt. Aber jedes Mal, wenn ihn die überfürsorglichen Warnungen seiner Mutter auf die Palme brachten, wurde er auf dieses alte Selbstbild gestoßen und musste es beschämt und über die Beschämung verärgert extra weit von sich weisen. Und fahr vorsichtig! Und nicht, dass du was trinkst! Erst vorige Woche war wieder einer in der Zeitung, der an einen Baum gefahren ist, total blau, und erst neunzehn Jahre alt! Und melde dich gleich, wenn du angekommen bist! Das Gezeter der Mutter und das autoritäre Poltern des Vaters entsprachen dem Bild der Schmach: Unserem Lukas kann man nicht trauen.

Was immer er als vernünftiger, zielstrebiger Mann bisher erreicht hatte – nichts konnte den Peinlichkeitsgeruch aus dem Keller außer Kraft setzen. Seine Erfolge gewichtete er gering. So hat er zum Beispiel die Tatsache, dass er ein paar Monate nach Therapiebeginn sein Vordiplom ablegte, nur beiläufig erwähnt und seine ausgezeichneten Noten erst auf Befragen genannt. Sobald er sich in den Lichtkegel einer Aufmerksamkeit begab, fühlte er das alte Bild wie Spinnweben an sich kleben. So sehr er sich danach sehnte, mit Interesse gesehen zu werden, so sehr fürchtete er sich davor, als nichtswürdiger kleiner Stöpsel bloßgestellt zu sein.

»Warum mache ich mir bloß vor jedem Referat ins Hemd?«

»Weil Sie ein kleiner Hosenscheißer sind«, rutschte mir heraus. Ich grinste schief. Dieser Scherz war hart an der Grenze zur Beleidigung. Hatte ich im Machtkampf einen Trumpf nötig? Ich kannte doch seine Verletzlichkeit!

Tatsächlich schien Lukas ein wenig gekränkt. Er lachte übermäßig laut und ruckelte nervös mit dem Oberkörper herum. Meine unpassende Bemerkung führte aber dennoch weiter, denn indem er sich dagegen verwahrte, trainierte er Selbstbehauptung: »Also, eigentlich habe ich doch beinharte Karten, wenn mir jemand Versagen vorwerfen wollte«, erwiderte er. »Überhaupt, wenn ich mich mit den Leuten aus dem Dorf vergleiche, die immer so obergescheit waren. Ja, gut, der Staudinger Heinzi, der ist halt Jurist, bitte sehr, aber sonst, Bauzeichner, Versicherungsangestellte, Geografielehrer, sie verdienen schon ihr eigenes Geld, aber vom Prestige her … Das soll jetzt nicht überheblich klingen. Aber immerhin, nach dem Vordiplom könnte ich eigentlich direkt die Diplomarbeit ansteuern, ein paar Praktika, Verlage, Zeitungen, also …«

»Also steht es gar nicht so schlecht um Ihren Kurswert.«

Mit Lukas' griffigem Bild »Kurswert« ließ sich gut an narzisstischen Themen weiterarbeiten. So erkannte er, dass er sich in Beziehungen stark am Kurswert der Partner oder Partnerinnen orientierte. Seine Studienkollegin Bianca, in die er sich ein wenig verliebt hatte, stand höher in der Rangliste als seine langjährige Mitbewohnerin Karin. Bei Karin witterte er Ansprüche, die er nicht befriedigen wollte. Bianca hingegen hielt ihn auf Abstand, und das reizte ihn, ihre Grenzen zu belagern.

»Wer weniger will, hat mehr Macht«, meinte er. »Bianca sitzt eindeutig am längeren Hebel.« Fingertrommeln, Wetterleuchten zwischen den Augenbrauen, wegwerfende Handbewegung. »Aber man weiß ja ohnehin nicht, ob es sich überhaupt lohnt. Und dann sind ja auch noch die Konsequenzen zu bedenken.«

»Wenn Sie dranbleiben, haben Sie Bianca womöglich am Hals«, sagte ich provokant.

Lukas blies die Wangen auf, stieß die Luft aus. »Dann läuft es auf eine Beziehung hinaus. Da hat man dann eh nur Stress.« Seine Miene verfinsterte sich. »Verschwind!«, knurrte er eine Fliege an, die ihn in den letzten Minuten umkreist hatte.

»Beziehungen können so lästig werden wie Insekten«, sagte ich flink.

»Die meisten Menschen sind irgendwie lästig!« Lukas schien über seine eigene Heftigkeit erschrocken. »Zum Glück habe ich keine Ambitionen, einen Beruf wie den Ihren zu ergreifen. Mir ist echt nicht klar, wie Sie das aushalten.«

Klarer wurde ihm allerdings, wie er wegen seiner eigenen hohen Kurswert-Ansprüche die Erwartungen anderer oft überschätzte. Das Rampenlicht, das ihm Lampenfieber verursachte, hatte er oft genug eigenhändig eingeschaltet. Da eine Therapiestunde fünfzig Minuten lang ungestörte Aufmerksamkeit bietet, bestand für Lukas regelmäßig die Notwendigkeit, sich gegen allzu grelle Beleuchtung abzuschirmen. Sein vertrautes Abwehrmanöver war, die Richtung des Scheinwerfers umzudrehen und das Gegenüber zur Enthüllung zu nötigen.

Ein Film mit dem Titel »The Watcher«, in dem der Mörder seine zukünftigen Opfer lange vor der Tat beobachtete, in dem es also um Wissen als Macht ging, brachte Lukas Schweighofer auf die Idee, mich zu fragen, ob er eine Stunde auf Tonband mitschneiden dürfe. Obwohl ich keinen Einwand hatte, wurde das Vorhaben nie verwirklicht. Offenbar reichte ihm die Phantasie, sich mit technischen Hilfsmitteln lebendiger Ereignisse bemächtigen zu können, anstatt ihrem Ansturm, wie in der Kindheit, hilflos ausgeliefert zu sein.

»Eine Kamera hier«, spann er das Thema weiter, »ohne dass die Leute davon wissen, das wäre echt geil!«

»Ach, haben Sie es endlich herausgefunden, dass Sie gefilmt werden«, konterte ich scherzhaft.

Nach einem winzigen Moment der Bestürzung kapierte er und spielte mit. Seine Augen glänzten. Nein, das würde ihm gar nichts ausmachen, nur seine Eltern dürften nichts davon zu sehen bekommen. Man könne doch einen Deal machen, schlug er vor. Er erkläre sich bereit, sich aufnehmen zu lassen, dürfe dafür aber die Videos von den anderen Patienten sehen. Ich lehnte ab. Ich säße sowieso am längeren Hebel, die Aufnahmen seien doch längst gemacht. Ich entwarf boshaft die Vorstellung, wie ich mich abends mit meinem Mann über komische Passagen amüsierte. Lukas wand sich in gespielter Pein. Nein, schon okay, es sei trotzdem cool. Er bewundere das ja, Leute verarschen, ohne dass die es merken. Ich könne die Kopien ruhig verkaufen, wenn ich einen Nebenverdienst bräuchte, sagte er gönnerhaft. Da sei ich aber recht skeptisch, was den Unterhaltungswert dieser öden Sitzungen angehe, gab ich zurück.

In der vertrauten Kampfmanier kreisten wir um Zeige- und Schaulust sowie die entsprechenden Ängste. Lukas Schweighofer malte sich genüsslich Szenen aus, in denen er andere heimlich beobachten konnte, hatte aber einen Horror davor, seinerseits beobachtet zu werden. Er drückte sich vor Referaten. Er plagte sich mit den überschätzten Erwartungen, die er bei Seminarleitern oder Studienkollegen vermutete. Quälend wurden solche Bilder insbesondere in Zuständen, in denen sich, wie er das formulierte, das Ich zurückzog, also an den Rändern des Schlafs oder im Rausch. Er schlief wieder schlecht und erinnerte Reste von Verfolgungsträumen.

»Ich merke mir ja nur wenige Träume. Aber ich bin mir absolut sicher, dass ich immer der Beobachter bin. Ich bin sozusagen wie ein Kameramann hinter dem Akteur her, also, ich sehe ihn, das heißt *mich*, von hinten. Manchmal schließt sich eine Tür, dann muss der Beobachter draußen bleiben.« Er parodierte einen, der verzweifelt klopfend Einlass verlangt. »Müsste übrigens interessant sein, einmal auf der Couch zu liegen, und die Therapeutin sitzt unsichtbar dahinter.«

Ich dachte über diesen in der Tat interessanten Einfall nach. Er wollte also mich in der Position seines geträumten Selbst-Beobachters erleben. Ohne von ihm gesehen zu werden, sollte ich ihn sehen und gleichzeitig mit seinen Augen schauen. Wie bei diesen Computerspielen, die man »Ego-Shooter« nennt.

Nach einer kurzen Schweigepause sagt er in einem humoristisch-onkelhaften Tonfall, der wohl Verlegenheit verbergen sollte: »Na, das ist doch schon ein Ansatz – oder ist das unbrauchbar?«

Ich fände das gewiss brauchbar, bestätigte ich. Mir fiel aber wieder einmal auf, wie *er* die Mitteilungen aus seinem Seelenleben herabsetzte. Es gab da offenbar eine innere Instanz, die seine Performance fortwährend kritisch beäugte und streng kommentierte. Wenn er müde, betrunken oder bekifft in den Halbschlaf glitt, fand er sich gleißendem Licht ausgesetzt, und die kritische Stimme verwandelte sich in einen furchterregenden Chor von Anklägern.

Mir fiel ein, dass man im Englischen den Scheinwerfer, der den Darsteller begleitet, »Verfolger« nennt. Dass mich meine Assoziation in die Welt der Bühne führte, passte gut zu Lukas' narzisstischem Wunsch, ein besonders beachtenswerter Mensch zu sein.

»Der Verfolger holt den Star aus dem Dunkel der Bedeutungslosigkeit. So werden zwar auch Mängel gnadenlos ausgeleuchtet, aber das nimmt man in Kauf. Alles ist besser als ein unbeobachtetes Leben.«

»Wow«, machte Lukas. »Ich habe ein ganz mulmiges Gefühl. Das heißt: Treffer.«

Ein dienstbarer Geist

»Ich muss verrückt sein, dass ich mich auf einen Termin um neun in der Früh eingelassen habe«, ächzte Lukas Schweighofer anlässlich einer kurzfristig verschobenen Therapiestunde.

Ich musste darüber lachen, wie er seinen kraftstrotzenden jugendlichen Körper in den Sitz sinken ließ. Wie so oft, hatte er die Tür beim Betreten meines Sprechzimmers offen stehen gelassen. Ich schloss sie.

»Na sicher sind Sie verrückt. Deswegen sind Sie doch beim Psychiater«, erwiderte ich trocken.

Sein Grinsen wirkte etwas angespannt. »Normalerweise lege ich mich ja nicht so gern fest. Vielleicht komme ich morgen vorbei, sage ich zum Beispiel. Ich halte mir normalerweise gern ein Hintertürchen offen.«

Ich deutete lächelnd auf die Tür. »Aber der andere soll sich schon festlegen und gefälligst da sein.«

»Na sicher. Deswegen gibt es manchmal Ärger mit den Leuten.«

»Wahrscheinlich spüren die, wie Sie den Kurswert taxieren.«

»Na sicher!« strahlte Lukas. »Und natürlich hängt es davon ab, auf was ich gerade Lust habe.«

»Und wie geht es Ihnen da mit unseren Terminen?«

»Ich weiß jetzt, dass ich das will, also lege ich mich halt fest. Aber besser wäre es schon, wenn ich sagen könnte: ›Heute habe ich gerade Lust auf eine Therapiestunde!‹« Er tat, als winke er einen Kellner herbei. »Und noch besser wäre es, wenn Sie zu mir nach Hause kämen.« Er grinste herausfordernd. »Bereitschaftsdienst rund um die Uhr.«

»Eine Therapeutin auf Abruf, ohne jedes Privatleben …«

»… die wartet ja dann quasi sehnsüchtig auf meinen Anruf …«

»… die ist selig, wenn ihr die Ehre zuteil wird, von ihrem ganz besonderen Patienten gebraucht zu werden …«

»… sozusagen ein Privatpatient …«

»… sozusagen der Gnädige Herr. Der junge Herr Graf. Also eine Therapeutin, die sich im Souterrain bereithält wie ein Butler, ein dienstbarer Geist …«

»… und wenn der junge Herr klingelt …«

»… oder kräht …«

»… dann können Sie mir ein eisgekühltes Bier ans Bett bringen!«

Es war ziemlich lustig, diese Phantasie miteinander auszuspinnen. Wir lachten und gerieten ein bisschen außer Atem.

In die kurze Stille danach sagte ich nachdenklich: »So ein dienstbarer Geist – das wäre für ein kleines Kind die ideale Mutter.«

Lukas blies die Backen auf, stieß die Luft aus. »Komisch, man könnte meinen, ich hätte das nicht gehabt. Ich hatte es aber! Meine Mutter hat alles für mich getan.« Also doch: verwöhntes Mamabubi. »Zuerst hat sie gesagt, das kannst du selber, gleich darauf hat sie es doch für mich getan. Aber ich musste dafür der brave Bub sein, kurze Haare, gut in der Schule, lauter Anforderungen, die ich nie erfüllen konnte. Oder wollte.«

»Anforderungen, vor denen Sie versagten. Sodass Sie noch heute das Urteil ›Versager‹ fürchten, ungeachtet Ihrer realen Leistungen. Sie hatten die Wahl zwischen zwei Übeln. Erstens: sich verwöhnen lassen, korrekt mit Bravheit bezahlen, damit aber ein abhängiges Muttersöhnchen bleiben. Zweitens: die mütterliche Fürsorge einstreifen, die Unterwerfung unter die elterlichen Leitlinien aber verweigern. Damit bleiben Sie den Eltern etwas schuldig. Kann sein, dass der jugendliche Revoluzzer mit seinen riskanten Missetaten unbewusst den Ausgleich dieser Schuld anstrebte, Sie kennen das sicher, so eine Art Betteln um die Watschen, damit das Gewissen Ruhe gibt. Mit dieser Verwöhnung im Hintergrund kommt es mir jedenfalls einleuchtender vor, dass Sie sich als ›kleiner krimineller Stöpsel‹ fühlen mussten. Ein Teufelskerl, aber abhängig. Ein domestizierter kleiner Kläffer. Statt wild und frei.«

»Ich habe mich ja äußerlich abgelöst, Studium, eigene Wohnung und so. Aber irgendwie hätte ich es trotzdem gern, dass meine Eltern stolz auf mich sind. Eigentlich könnte ich etwas Lob und Wohlwollen schon ganz gut gebrauchen.« Lukas hatte sich vorgebeugt und redete leise zu seinen Knien hinunter. »Eigentlich bin ich doch ziemlich enttäuscht, dass sie meinen Weg nicht wirklich würdigen.« Er schwieg. Es war ein weiches, trauriges Schweigen. Dann hob er das Kinn. »Na? Noch irgendwelche Ideen dazu?«

Mit solchen Kippfiguren konnte Lukas in Sekundenschnelle eine Verunsicherung in Überheblichkeit verwandeln. Ich genoss seine kleinen Frechheiten zwar durchaus als Auftakte zu den vertrauten Scharmützeln, ärgerte mich aber bisweilen, wenn sein Ton zu herablassend ausfiel. Diese wiederkehrenden Eindrücke versuchte ich in mehreren Durchgängen so genau wie möglich zu benennen. Wenn er mir von Anfang an auffallend oft das Gefühl vermittelt hatte, er halte seine Anwesenheit für eine Gnade, dann kam hier eine Facette des Machtkampfes ins Spiel, die mehr mit Geltung als mit Stärke zu tun hatte. Auch die Phantasie vom jungen Grafen und seinem dienstbaren Geist verwies auf eine von diesen Grandiositätsvorstellungen, die wir bisweilen brauchen, um unsere eigene Durchschnittlichkeit zu ertragen.

Als ich einmal den Patienten, der vor ihm dran war, verspätet entließ, sprach Lukas Schweighofer sein Missbehagen direkt an: »Also, am liebsten würde ich niemandem begegnen. Ehrlich gesagt, es stört mich, dass es überhaupt andere Patienten gibt. Am liebsten hätte ich eine Privattherapie nur für mich. Sonst bin ich ja nur einer unter vielen, einer, der in der Menge untergeht.«

»Sie wünschen sich, dass ich nur für Sie da bin. Dass Sie für mich etwas ganz Besonderes sind.«

Lukas schwenkte zum komischen Onkelton. »Schauen Sie, genau genommen, wer so toll ist wie ich, der bräuchte doch eigentlich gar keine Größenphantasien.« Er parodierte ein gönnerhaftes Gelächter. »Der bräuchte eigentlich auch gar keine Therapeutin.«

Offenbar erlebte er Bedürftigkeit als einen beschämenden Makel.

»Was kann ich für Sie tun?«, eröffnete er manches Gespräch sozusagen mit vertauschten Rollen, als sei er der Anbieter der Dienstleistung und ich die Kundin mit dem Anliegen.

»Ist das schlimm, drei Monate Pause?«, fragte er, bevor er sich für ein Auslandspraktikum verabschiedete.

»Sie fragen sich, ob wir einander vermissen werden?«

Er sah demonstrativ auf die Uhr. »Naja, wenn Sie einen Sehnsuchtsanfall kriegen, können Sie mich ja anrufen.«

Soll ich wütend sein oder mich entschuldigen?

In fast jeder Therapie gibt es Zeiten der Stagnation. Man hat das Gefühl, im Kreis zu gehen oder gar auf der Stelle zu treten. Man schaut sich verzagt nach dem roten Faden um. Man fragt sich: Was tun wir hier eigentlich?

Das Wesen der Psychotherapie wird gerne mit einer Wanderung oder Reise verglichen. Auch Lukas Schweighofer hat dieses Bild in einem Traum verwendet:

✶✶✶

Ich habe das Vordiplom nicht bestanden. Die Prüfung soll nun im Lauf einer Weltreise abgelegt werden. Der unsympathische Professor für Vergleichende Literaturwissenschaften macht diese Reise mit mir. An jeder Station muss ich eine Frage beantworten. Gleich am Anfang geht schon alles in die Hose. Aber ich muss die ganze Reise weiter mit ihm machen. Alles ist versaut, und ich kann die Schönheit der Welt nicht mehr genießen.

✶✶✶

Obwohl sich dieser Traum vor allem um die biographisch bedeutsamen Themen Versagen, Blamage und Angst drehte, obwohl mit dem nicht wieder gut zu machenden Unbill auf das Große Ganze angespielt wurde, auf die versaute Kindheit, die den Rest des Lebens verdirbt, auf die entsprechenden Anklagen und Selbstanklagen, war hier gewiss auch ein Verweis auf den therapeutischen Prozess zu finden. Zum Beispiel war die Pein des Befragtwerdens dargestellt, und es ließ sich erkennen, dass Lukas gute Gründe hatte, sie von sich abzuhalten, indem er den Spieß umdrehte.

Ich finde die Reise-Metapher allerdings zu linear. Kaum eine Therapie ist mit einem geraden Weg vom Start zum Ziel zu vergleichen. Passender erscheint mir ein Bild, das ich mir aus einem Buch über Kinderpsychotherapie gemerkt habe. Man stelle sich vor, Leben sei Schwimmen. Wer schwimmen gelernt hat, kommt gut voran. Plötzlich bemerkt man eine Behinderung. Die Fortbewegung wird mühsam oder schmerzhaft, man strengt sich doppelt an, man strampelt und zappelt, man bekommt Angst unterzugehen. Der herbeigerufene Helfer empfiehlt, hinabzutauchen, um hemmende Schlingpflanzen lösen zu können. Selbst ein erfahrener Taucher, wird der Helfer den Leidenden nach unten begleiten. Mit vorübergehender Atemnot ist zu rechnen. Und leider ist nicht ganz auszuschließen, dass man sich noch stärker als vorher in die Schlingpflanzen verstrickt. Aber es bestehen gute Chancen, sich nachhaltig zu befreien. Gewöhnlich sind zahlreiche Tauchgänge mit dazwischen geschalteten Erholungsphasen vonnöten.

Manchmal kommt mir das Vorgehen in der Therapie sogar noch weniger zielsicher als in dieser Schlingpflanzengeschichte vor. Ich sehe einen nächtlichen Teich oder Sumpf, über dem wir einen Suchscheinwerfer kreisen lassen. Wir wissen nicht genau, was wir suchen. Erst wenn es auftaucht, werden wir erkennen: Das ist es. Bisweilen blitzt etwas im Lichtkegel auf. Ich sehe eine oszillierende Suchbewegung, unsystematisch, auf wechselnden Längen- und Breitengraden, in wechselnden Tiefenschichten, schwungvoll oder träge, dahinhuschend oder verweilend. Ich denke an das Kinderspiel: Ich hab die ganze Nacht gefischt und keinen Fisch erwischt. Manche Gegenden werden immer wieder gestreift, scheinen aber jedes Mal anders auszusehen. Manche geben ihr Geheimnis erst nach langer Zeit preis, manche niemals. Immer mehr Puzzleteile fügen sich zu einer Landkarte des Teichs. Aber die Nacht ist dunkel und die Lampe schwach. Nie tritt das ganze Mosaik auf einen Blick in Erscheinung.

Lukas Schweighofers Kummer mit seinen Eltern war so eine dunkle Stelle, der er sich nur allmählich, in etlichen Anläufen, annäherte. Gleich am Anfang der Behandlung hatte er die familiären Fakten ordentlich auf den Tisch gelegt. Es dauerte fast ein Jahr, bis er wieder darauf zurückkam, diesmal mit Gefühl. Er hatte in seiner WG einen nächtlichen Streit zwischen einem Mitbewohner und dessen Freundin mit anhören müssen. Seine Schilderung klang gequält.

»Man liegt da im Dunkeln. Man hört den Mann herumbrüllen. Irgendwelche dumpfen Geräusche. Man hört nichts von der Frau. Es ist genau die gleiche Angst wie damals. Genau die gleiche Unsicherheit: Muss ich mich raushalten? Muss ich einschreiten? Was tut er ihr an?«

Lukas erzählte: Georg Schweighofer habe seiner Frau unzählige Male vorgeworfen, sie mache anderen Männern schöne Augen. Immer öfter sei der Name Franz gefallen. Mit dem Franz Wandl, der im Nachbardorf eine Sägemühle betrieb, sei die flotte Lore fast jede Woche ins Spielcasino gefahren. Georg, dem der allgemeine Eifersuchtswahn den Blick fürs Konkrete getrübt hatte, seien erst die Schuppen von den Augen gefallen, als Franz, noch keine fünfzig, seinem ersten Herzinfarkt erlag, und Lore einfach nicht zu weinen aufhörte. Lukas sei schon alt genug gewesen, um zu verstehen, was mit »Hure« gemeint war. Natürlich wusste er auch schon, was eine Scheidung war. Aber er habe nicht herausfinden können, ob es eine Einbildung war, dass er nachts hörte, wie dieses Wort fiel. Sonst habe ja Stummheit zwischen ihnen geherrscht. Irgendwann hätten die Eltern einfach aufgehört, miteinander zu reden. Nur im Suff seien die Dämme gebrochen. Ach ja, Georg habe seine Matratze ins Wohnzimmer geschleift. Und ein paar Monate später sei wieder alles wie vorher gewesen.

»Am liebsten hätte ich gar nichts davon mitgekriegt. Aber dann war ich ja sowieso wach. Wenn die einmal angefangen haben, war ja die Hölle offen, frage nicht. Völlig absurd, dann habe ich noch den Aufpasser gespielt. Hört auf mitten in der Nacht, habe ich gesagt, ihr seid ja total betrunken. Und am nächsten Tag: Wollt ihr nicht einmal nüchtern darüber reden? Bla bla bla. Hat natürlich alles nichts gebracht.«

»Wie ist das jetzt für Sie, drüber zu sprechen?«

»Uh, ganz üble Emotionen. Das will gar nicht heraus. Man spürt direkt, wie es sich sträubt.« Lukas war ungewöhnlich bleich. Anders als sonst saß er zusammengekrümmt am vorderen Rand des Sitzes. Mir fiel auf, dass er nach jedem Satz seufzend Luft holte, als sei er nach einem Sprint außer Atem. Bei passender Gelegenheit würde ich ihn darauf hinweisen, dass sich auf diese Art unmerklich Hyperventilation einschleichen und einen Angstanfall begünstigen kann.

»Was für ein Gefühl haben Sie denn heute mir gegenüber?«

»Sie sind leitend«, antwortete Lukas prompt. »Sie sind der Fixpunkt. Ich gehe da weit hinaus aus dem Zimmer.«

✴✴✴

Aus dem Bett, aus dem Zimmer, aus dem Haus hinaus. Lukas weiß nie, was gerade angesagt ist. Stillhalten, sich tot stellen, damit es schnell vorbeigeht. Oder ein Bewegungssturm, aus dem Schlaf gerissen, in die Höhe gezerrt, hinein in die Schuhe, hinaus ins Dunkle. Wenn Papa mit einem komischen grauen Gesicht ins Kinderzimmer stürzt, geht es immer darum, Mama zu suchen. Was ist, wenn sie sich was angetan hat? Wenn sie im Straßengraben. Wenn sie einen Unfall. Komischerweise vergisst Papa ein ums andere Mal, dass Mama sich immer im Haus versteckt, ganz hinten auf dem Dachboden. Lukas hat es sich gemerkt, aber wie in einem bösen Traum weiß er es gleichzeitig nicht und sieht sie kaputt im Straßengraben.

✴✴✴

Lukas suchte das Gespräch mit seiner Schwester. In vielen Punkten waren ihre Erinnerungen deckungsgleich. Von der um fünf Jahre älteren Nora erfuhr Lukas, dass nicht die Mutter, um die man sich ständig Sorgen machte, sondern der Vater um ein Haar seinem Leben ein Ende bereitet hätte. Er sei zu betrunken gewesen, um einen anständigen Knoten zustande zu bringen. Nora habe am Morgen den Strick im Treppenhaus hängen sehen.

»Mit den Eltern, da hellt sich was auf«, begann Lukas Schweighofer kurz danach eine Therapiestunde. »Es ist aber trotzdem nicht so, dass mir das Thema jetzt schon total zu Füßen liegt.«

Eine merkwürdige Formulierung, fand ich, und machte einen zustimmend-abwartenden Laut.

»Ich könnte es einfach wegkicken!«, fügte er hinzu.

Auf seinen angedeuteten Fußtritt antwortete ich mit einer theatralisch übertriebenen Schutzgeste.

»Nein, nein, keine Angst«, beschwichtigte er. »Ich würde sagen, ich versenke es bloß ganz vorsichtig in einer von Ihren Schubladen.«

»Wie bitte«, tat ich entrüstet, »Sie wollen meine antike Kommode mit Ihrem Mist anfüllen?«

»Nicht die ganz große Schublade. Ich will ja nicht unverschämt sein. Aber loswerden würde ich die ganze Scheiße schon sehr gerne. Als wir über diese üblen nächtlichen Auftritte geredet haben, da kam wieder der Druck in der Brust, wie ein Schraubstock. Ein total unangenehmes Gefühl. Und das Schlimmste ist: Ich weiß nicht: Soll ich wütend sein – oder mich entschuldigen.«

∗∗∗

Ich bin im Auto mit meinen Eltern und meiner Schwester. Sie wollen mich unbedingt mitnehmen, ich wäre viel lieber getrampt, deswegen bin ich ziemlich gereizt. Wir halten an einem Würstchenstand in der Nähe des Praterstadions. Alle kriegen was, nur ich nicht. Direkt vor mir geht der Rollladen herunter. Ich bin total frustriert, schaffe es aber trotzdem irgendwie, mir noch ein Würstchen zu besorgen. Plötzlich sind da massenhaft Verwandte, die sich auch noch ins Auto quetschen wollen, die muss ich erst aussortieren. Als ich kurz mein Würstchen aus den Augen lasse, frisst meine Schwester es mir weg! Ich schlage sie mit der Faust voll ins Gesicht. Mein Vater, der sonst immer eingreift, flüstert nur apathisch vor sich hin, meine Mutter hält sich ganz im Hintergrund. Alle sind verrückt geworden. Beim Aufwachen Gereiztheit und schlechtes Gewissen.

∗∗∗

Lukas' Zorn trat immer stärker zutage. Die wütende Enttäuschung über seine unvollkommenen Eltern drängte danach, den »Schraubstock« zu sprengen. In der äußeren Realität war Lukas ausgebrochen, hatte sich über väterlichen Beton und mütterliche Nebelwand hinweggesetzt und getan, was er wollte. Da diese Ablösung aber nicht durch Verhandlungen und Kompromisse abgefedert worden war, schmeckte der »Sieg« über die eingebrochenen Eltern schal. Statt zu triumphieren, empfand er es als Schuld, sich den Eltern nicht gefügt zu haben. Unerwartet bitter entbehrte er ihren Segen.

Eines Tages erzählte er bestürzt, dass Bianca, die es ihm immer noch angetan hatte, auf einer Party völlig ausgeflippt sei und im Vollrausch ihre Eltern lautstark angeklagt habe. Wegen ihrer Eltern sei sie seit Jahren in Therapie! Ihr Leben sei verkorkst, und die Eltern seien daran schuld!

»Sie hat ausgesprochen, was ich denke, aber mir nicht eingestehe«, sagte er erschüttert.

»Also da gibt es eine Verantwortung Ihrer Eltern. Eltern machen Fehler, machen sich sogar schuldig. Es gibt Vorwürfe an die Adresse Ihrer Eltern, die Sie nie aussprechen konnten. Stellen wir uns doch einmal vor, Georg und Lore Schweighofer seien hier in der Sitzung anwesend.« Lukas hob abwehrend die Hände und sah erschrocken aus. »Nur vorstellen. Also, die zwei sitzen da drüben auf dem grünen Sofa. Was müsste sich in diesem Gespräch entwickeln, dass Sie hinterher sagen: Es hat sich gelohnt, meine Eltern einzuladen?«

»Hm. Auf jeden Fall müssten Sie eindeutig auf meiner Seite sein. Meine Anwältin. Sie müssten meine Eltern ganz subtil dazu bringen, dass sie zur Einsicht kommen. Sie sollen einsehen, dass sie Fehler gemacht haben. Sie sollen sich entschuldigen.«

»Wie soll diese Entschuldigung lauten?«

»Tut uns Leid, dass wir dich in so eine Richtung gelenkt haben. Tut uns Leid, dass wir dich so in den Streit hineingezogen haben. Dass wir dich so vom Verstehen ausgeschlossen haben.«

Lukas saß ganz still. Seine Lippen zitterten.

Wenn schon Lore und Georg diese Worte nie aussprechen werden, so sind sie doch wenigstens einmal gesagt und gehört worden, dachte ich. Sie sind in der Welt.

»Aber es wird nicht funktionieren. Meine Eltern werden mir diese Antworten, um die es mir geht, nicht geben können«, sagte er langsam. »Was ich alles wissen will, über Ehe, Ehebruch, Scheidung, Sucht … Mein Vater vielleicht, nach dem fünften Bier, aber meine Mutter sicher nicht. Vielleicht wissen sie die Antworten gar nicht.« Er schwieg ungewöhnlich lange. »Die Frage ist, ob ich ihre Antworten überhaupt brauche. Rückwirkend lässt sich ja eh nichts mehr ändern. Die Eltern, die ich mir gewünscht hätte, kriege ich eh nicht mehr.«

»Willkommen im Club«, sagte ich freundlich. »So geht es uns allen.«

Lukas trommelte auf seinen Schenkel. »Ich bin nichts Besonderes, ich weiß schon«, sagte er mürrisch. »Okay. Einer unter vielen, die mit ihren Eltern Troubles hatten. Halt noch so ein armes Würstchen. Zu blöd, dass ich dachte, das sei irgendwie was Besonderes.« Er stieß die Faust nach vorne wie beim Schattenboxen. »So, und das ist also jetzt die Selbsterkenntnis, ja? Also, ich weiß nicht, ob ich diesen Lukas Schweighofer überhaupt kennen will …«

* * *

Mein Traum:
Ich erwarte Lukas Schweighofer in einem öffentlichen Gebäude zur Therapie-stunde. Er läutet, ich mache die Tür auf, sofort entschuldigt er sich: Er sei betrun-ken. Plötzlich ist er wieder weg. Im Foyer des großen Hauses, das jetzt an eine Hochschule erinnert, spielt eine Jazzband. Ich weiß, dass Lukas in dieser Gruppe als Schlagzeuger mitspielt. Ich gehe von einem Musiker zum anderen und frage jeden: »Kennen Sie Lukas Schweighofer?«

∗ ∗ ∗

Als ich Lukas diesen Traum erzählte, meinte er gönnerhaft: »Mhm …, sehr interessant … Gut, dass Sie mir das erzählt haben. Also dieser Typ – zuerst sich betrinken, dann sich entschuldigen, dann verschwinden, da muss man sich ja Sorgen machen … Kennen *Sie* denn diesen Lukas Schweighofer?«
Ich sah ihm einen langen Moment stumm in die Augen. »Eines verrät uns jedenfalls der Traum«, sagte ich dann. »Wer sich verbirgt, wird nicht erkannt.«
»Aber es muss halt schon ein Interesse da sein«, wandte er ein. »Das ist ja der sensationelle Kontrast zwischen Ihnen und meinen Eltern: dieses Interesse an meinem Wesen.« Pause. »Okay, auch wenn Sie dafür bezahlt werden.«
»Sie hatten das Gefühl, Ihre Eltern seien nicht an Ihrem Wesen interessiert? Die stellten also nicht so viele Fragen wie ihr Sohn?«
»Schon, gefragt wurde schon, aber mehr kontrollierend. Hast du für Physik gelernt? Wann kommst du nach Hause? Wieso lässt du dir nicht die Haare schneiden? Ich sehe das schon, sie hat sich schon um mich gekümmert, aber eben nicht in dem Sinn: Wer ist der Lukas wirklich? Also, zum Beispiel, was denkt der sich, dass er jetzt auf einmal kein Fleisch isst? Oder: Was liest er gerade? So etwas.«
»Während Sie sich für das Wesen von Lore und Georg brennend interessier-ten.«
Lukas schaute zu Boden und schwieg.
»Mir fällt nämlich gerade auf«, fuhr ich fort, »dass Ihre Eltern als Personen für mich eigentümlich blass geblieben sind. Vater Beton, Mutter Nebel, aber nett …«
»Das trifft es eh schon ganz gut«, unterbrach Lukas ungeduldig. »Stellen Sie sich einen hektischen Fliesenlegermeister vor, fett, rote Birne, schnauft bei drei Treppenstufen, aber Rauchen und Saufen wie ein Weltmeister. Der ideale Herz-infarktkandidat. Die Raulederjacken und die Krawatten sucht ihm die Gattin aus, aber er hat sowieso den ganzen Tag den blauen Schurz umgebunden und den speckigen Hut auf. Und wenn er sich ärgert, haut er mit dem Zeigefinger auf den Tisch. Sie steht dann auf, holt sich einen Schnaps, zieht sich die Lippen nach und fängt zu meckern an. Sie sieht wirklich super aus für ihre achtund-vierzig Jahre, immer etepetete angezogen. Eine richtige Geschäftsfrau, ziemlich schick, und verbal ist sie ihm natürlich überlegen. Den Georg hat sie genom-men, weil er als erwachsener Mann noch weinen konnte, hat sie mir einmal erzählt. Wissen Sie, sie ist so eine zierliche Person, man glaubt es gar nicht, dass

die schon auf die fünfzig zugeht.« Sein Gesicht wurde weich. »Es gibt da ein ganz süßes Foto von ihr, als Mädchen, auf einem viel zu großen Fahrrad. Sie ist ja ohne Vater aufgewachsen.«

»Was war mit ihm?«

»Im Krieg geblieben. Oder? Weiß ich jetzt gar nicht genau. Oder war der herzkrank? Wissen Sie das denn alles von Ihren Eltern? Meine Eltern haben halt stark selektiert. Bei heiklen Fragen haben sie nicht geantwortet, und dann weiß ich die Antwort eben nicht!« Er verstummte mit finster zusammengezogenen Brauen. Ich schwieg auch. »Manchmal komme ich drauf, dass ich mir Wichtiges aus Gesprächen nicht merke«, sagte er dann leise. »Ich glaube, mein zwischenmenschliches Interesse ist auch ziemlich selektiv. Ziemlich … egoistisch. Und ich bin auch ziemlich ökonomisch im Vergessen. Vielleicht weiß ich genau so wenig von meinen Eltern wie sie von mir.«

Dass Lukas auf die Idee kam, über Lore und Georg Schweighofer als Personen, jenseits ihrer Elternfunktion, nachzudenken, half ihm, sich aus der Zwickmühle »Beschuldigen/Entschuldigen« zu lösen. Er initiierte eine Aussprache, in der er die Eltern klar, aber nicht anklagend, mit seiner Sorge über ihren Alkoholmissbrauch und ihre ungesunde Lebensführung konfrontierte. Zwar hätten sie ihn in der üblichen verleugnenden Manier beschwichtigt, erzählte Lukas, aber ihm sei dennoch seither leichter ums Herz. Das Gespräch unter Erwachsenen sei kein Misserfolg gewesen, und er habe es wenigstens versucht, etwas Fürsorgliches für die beiden zu tun.

Das Kind

»Ich hätte schon noch Fragen, aber die gehen an die Grenze«, eröffnete Lukas Schweighofer eine Stunde kurz vor dem Therapieabschluss. »Was würden Sie einem sagen, der besonders große Angst vor dem Tod hat?«

Ich erkundigte mich zunächst nach seinen eigenen Einfällen.

»In der Erde liegen … von Würmern aufgefressen werden … Tja, es lässt sich eben nicht aufklären!«

»Es gibt kein Wissen und keine Vorbereitung. Eine Frage, auf die es keine Antwort gibt. Eine existenzielle Frage, der wir nicht ausweichen können. Und trotzdem lassen sie uns im Dunkeln.«

Lukas erinnerte sich an seine verstorbenen Großeltern und an einen Schulkollegen, der bei einem Unfall ums Leben gekommen war.

»Das Schlimme war: Er war einfach weg. Grad noch da und plötzlich weg.«

Wir philosophierten ein bisschen über Sein und Nichtsein. Es stellte sich heraus, dass Lukas auf einer Party von einer Studienkollegin auf das Thema angesprochen worden war und die Frage nun an mich weitergab, damit er beim nächsten Treffen »etwas vorzuweisen« habe. Ich hatte sowieso den Eindruck, dass es ihm, auch angesichts unseres bevorstehenden Abschieds, eher um Trennung und Verlust und weniger um eine Auseinandersetzung mit dem Thema

Tod ging. Tatsächlich fing er unvermutet an, über seine Freundin Anita zu sprechen. Seit unseren ersten Gesprächen hatte er nicht mehr eingehend über sie geredet, ebenso wenig wie über Bianca, die er umwarb, und über Karin, von der er umworben wurde.

Zu meiner Überraschung teilte er mir mit, dass Anita schon vor mehr als einem halben Jahr einen endgültigen Schlussstrich gezogen habe.

»Hätte mir doch auch nichts genützt, wenn ich Ihnen davon erzählte hätte«, erwiderte er achselzuckend, als ich meiner Verwunderung Ausdruck gab. »Sie konnte eben ›nicht mehr zu mir aufschauen‹«, zitierte er sarkastisch. »Früher war sie total von mir hingerissen. Naja, da kann man nichts machen. Eine Powerfrau eben, schon toll, aber doch auch ziemlich anstrengend, das ist die Anita. Nein, Sie würden sie nicht mögen. Die ist raumfüllend, sage ich Ihnen, da würden Sie gar nicht zu Wort kommen.« Er lachte. »Und keine Ahnung von Literatur hatte die.«

Er kramte seine Geldbörse aus der Fell-Umhängetasche und holte ein zerschlissenes Foto hervor. »Voll die junge Bardot, sagen viele.« Er betrachtete das Bild mit schief gelegtem Kopf und hielt es mir dann hin. »Davon sollen Sie mich heiraten. Ah, ich meine heilen!« Er lachte laut auf. »Es gibt sie wirklich, die Freudschen Versprecher! Also gut, mit der sollen Sie mich verheiraten. Ja, ich … es gab diesen Wunsch. Wir wussten schon die Namen von den Kids.« Er gab wieder einen seiner Knurr-Fauch-Laute von sich. »Aber in Wahrheit gehen mir die Weiber doch nur auf den Sack. Auf jeden Fall sollte man die Monogamie abschaffen.«

»Ganz schön schwer, so einen Wunsch zu behalten, wenn die Erfüllung fast aussichtslos erscheint.«

»Es gibt zwei Möglichkeiten. Entweder heilt mich eine von Anita. Oder ich hole sie mir zurück!«

»Aber sie kann doch nicht mehr zu Ihnen aufblicken.«

»Das sieht heute doch wohl anders aus!«

»Sie hat Sie abserviert, als es Ihnen am dreckigsten ging.«

»Das ist nicht mehr so schlimm. Das verzeihe ich ihr.«

»Aber wenn sie wieder herumflirtet, kaum dass Sie ihr den Rücken zudrehen. Wenn sie Ihnen fremdgeht. Das müssten Sie ihr schon verbieten, oder?«

»Vielleicht habe ich damals abgefahrene Forderungen gestellt. Vielleicht hat sie sich kontrolliert und eingeengt gefühlt.« Er tat einen komisch übertriebenen Seufzer. »Ach ja, wenn die große Liebe da wäre und ein Haufen Geld, dann bräuchte ich keine Therapie mehr!«

Am Beginn der nächsten Stunde lehnte sich Lukas Schweighofer besonders lässig in den Sessel. »Was kann ich für Sie tun?«, fragte er gönnerhaft.

»Spät, aber doch. Vier Stunden vor Schluss fällt Ihnen endlich ein, nach meinen Wünschen zu fragen«, scherzte ich. »Tja, die Erwartungen der seriösen Therapeutin beschränken sich darauf, ihr Honorar zu bekommen und sich am Wachstum ihrer Patienten zu erfreuen.«

Er wechselte die Sitzstellung, machte ein paar mutwillige Bemerkungen, zappelte herum, grinste herausfordernd und wirkte insgesamt so unruhig, wie ich ihn vom Beginn der Behandlung in Erinnerung hatte. Das Geplänkel mit ihm machte mir Spaß.

»Ist es denn noch nie passiert, dass ein Patient so attraktiv war, dass Sie mehr erwarteten?«

Ich nickte wortlos.

Lukas gab die Parodie eines Verehrers: »›Ich habe mich total in Sie verknallt!‹«, schaltete aber gleich darauf in einen ernsthaft-beflissenen Ton: »Es ist natürlich ein total professionelles Verhältnis. Und außerdem die andere Generation. Das geht ja gar nicht.«

»Sie sagen es. Wünschen kann ich, was ich will. Aber es geht nicht, da haben Sie vollkommen Recht. Sagen Sie, Lukas, haben diese Gedanken irgendwas mit unserer Beziehung zu tun?«

»Diese ständigen Anspielungen auf ›unsere Beziehung‹«, er malte die Anführungszeichen in die Luft und zog eine spöttische Grimasse, »das nervt!«

Seine ungewohnte Heftigkeit hatte mich zusammenzucken lassen, denn gleich darauf warf er mir einen geradezu besorgten Blick zu und sprach deutlich milder weiter. »Es ist manchmal so mühsam, wenn jede Bemerkung analysiert werden muss. Jeden Furz von mir müssen Sie interpretieren, ständig wissen Sie noch einen Kommentar. Das geht mir halt auf die Nerven.« Lukas sah mich plötzlich prüfend an. So genau hatte er mich bisher noch nie ins Auge gefasst.

»Sie sehen jetzt direkt beleidigt aus«, sagte er verdutzt.

»Mhm, da haben Sie was Zutreffendes gesehen. Ich fühlte mich von Ihnen etwas abgewertet. Wo ich mir doch so viel Mühe gab, Ihre Fragen nicht abprallen zu lassen oder Sie billig abzuspeisen.«

»Tut mir Leid, ich wollte Sie gewiss nicht kränken«, sagte Lukas ruhig. »Ich bin ja trotz Genervtsein erschrocken, als ich gemerkt habe, dass nur noch vier Stunden übrig sind. Das ist doch auch sehr … bedauerlich. Man hat sich irgendwie dran gewöhnt, es ist ein Teil des …«

»… des Lebens?«

»Na, so weit will ich nicht gehen. Oder doch. Vielleicht schon. Direkt nach den Stunden war ich meistens ziemlich verunsichert, später dann aber gestärkt. Ich frage mich nur, ob das, was Therapieergebnis ist, nicht nach einiger Zeit hinunterfällt … ich meine, vergessen wird.«

»Wie der Stein des Sisyphos, den man gemeinsam hochgestemmt hat?«

»Ich bin ja sehr ökonomisch im Vergessen. Was langweilig oder bedeutungslos ist, das wird gelöscht.«

»Ich glaube, da geht es vor allem um die Frage, ob wir einander vergessen werden. Ob wir langweilig waren oder ob wir einander etwas bedeuten.«

»Wir haben uns ja noch nie in der Öffentlichkeit gesehen«, sagte Lukas unvermittelt. »Eigentlich bedauerlich. Das wäre noch ein Kick!« Er lachte. »Man trifft sich betrunken an einer Bar, und Sie können dann prahlen: ›Von dem könnte ich so allerhand erzählen.‹«

»Keine Sorge«, sagte ich ernst.

»Da ist doch wieder das Machtgefälle. Sie wissen viel mehr von mir als ich von Ihnen. Und Sie nehmen dieses Wissen mit sich.«

»Sie armer kleiner Stöpsel«, neckte ich ihn.

Er lachte. »Typisch Therapeutin! Sich das Unangenehmste zu merken.«

∗ ∗ ∗

Drei Tage nach Abschluss der Therapie träumte ich:

Ich nehme an Lukas Schweighofers Geburtstagsfest teil. Man führt alte Filme aus seiner Kindheit vor. Ich sitze auf einer Heurigenbank, meine jüngere Tochter schmiegt sich an mich. Als ich sie auf die Wange küsse, merke ich, dass Lukas uns beobachtet. Es ist ein angenehmes Gefühl, dass er mich als zärtliche Mutter sieht. Ich habe außerdem die magische Vorstellung, ich herzte gleichzeitig das Kind Lukas. Und siehe da, dieses Kind steht plötzlich vor mir, ein stämmiger dunkelhaariger Bub von etwa acht Jahren. In seinem verstörten Gesicht zuckt es wie Wetterleuchten. Ach du Armer, denke ich, du bist ja gar nicht wehleidig, man sieht es dir an, du hast ja tatsächlich allerhand mitgemacht, und nehme ihn in die Arme.

Danksagung

Als erster Leser ist mir mein Mann Adalbert Evers, wie stets, ein unvergleichlicher Gesprächspartner. Meine Schwester Elisabeth Grafl und meine Freunde Dieter Wagner und Marianne Rupf haben meine Schreibtätigkeit mit Interesse begleitet. Freundschaftliche Resonanz für meine Entwürfe bekam ich von Marion Breiter, Rainer Gläsel, Christoph Handrack, Peter Jandl, Fritz Jungmayr, Claudia Pairan, Christa Perabo, Renate Ramharter, Christoph Sachße und Petra Schott.

Ulrike Schrimpf hat mich als erste fachkundige Leserin ermutigt und beraten. Jochen Eckert, den ich als Mitherausgeber des Buches »Wir: Psychotherapeuten über sich und ihren ›unmöglichen‹ Beruf« kennenlernte, hat den Kontakt zum Schattauer Verlag hergestellt. Dessen Geschäftsführer Wulf Bertram hat die Entstehung meines Buches mit Begeisterung und Entschlossenheit befördert. Volker Drüke als wissenschaftlicher Lektor und Claudia Ganter als Verlagslektorin haben zugleich energisch und respektvoll gearbeitet.

Mein Kollege Alfred M. Frings ermöglicht mir den alltäglichen Austausch in unserer Praxisgemeinschaft. Meine Supervisoren und meine Intervisionsgruppe haben mir immer wieder zu neuen Gesichtspunkten verholfen. Und meine Patienten und Patientinnen haben mir erlaubt, über unsere gemeinsame Erfahrung zu schreiben.

Ihnen allen sei Dank.
Gertraud Evers